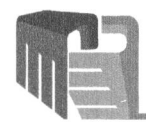"十四五"职业教育国家规划教材

供职业教育护理及其他医学相关专业使用

儿科护理

（第2版）

主　编　李砚池　白永旗
副主编　杜素红　魏　超　赵凤霞
编　者　（按姓氏汉语拼音排序）
　　　　白永旗　西南医科大学附属医院
　　　　杜素红　山东省青岛卫生学校
　　　　江　豪　重庆市医药学校
　　　　姜明明　山东省第一康复医院
　　　　李启立　山东省莱阳卫生学校
　　　　李砚池　首都医科大学
　　　　刘菊红　梅州市卫生职业技术学校
　　　　刘兴琴　西南医科大学附属医院
　　　　提拉古丽·米吉提　新疆巴音郭楞蒙古自治州卫生学校
　　　　汪云燕　北京市海淀区卫生学校
　　　　魏　超　西安市卫生学校
　　　　云玉丹　包头医学院卫生健康学院
　　　　张　雪　长春市第二中等专业学校
　　　　赵凤霞　黑河市职业技术教育中心学校（黑河市卫生学校）
　　　　钟丽明　佛山市南海区卫生职业技术学校

科 学 出 版 社

北　京

内 容 简 介

本教材是"十四五"职业教育国家规划教材。本教材紧扣护理专业人才培养目标，紧紧围绕"以儿童及其家庭为中心"实施全方位整体护理，注重对学生职业道德和人文素质的培养，在坚持基本理论、基本知识、基本技能，"够用"为度的基础上，注入护理专业发展的新知识、新技术、新方法，对接专业标准和岗位需求，做到对国家护士执业资格考试知识点的全面覆盖。本教材共分16章，第1章为绪论，第2、3章内容主要是儿童生长发育、儿童保健等正常儿童的护理；第4、5章内容是住院患儿的护理和儿科常用护理技术；第6～17章内容主要是对不同系统疾病患病儿童的护理。

本教材主要供职业教育护理及其他医学相关专业学生使用。

图书在版编目（CIP）数据

儿科护理 / 李砚池，白永旗主编. -- 2版. -- 北京：科学出版社，2025.1. --（"十四五"职业教育国家规划教材）. -- ISBN 978-7-03-080478-5

Ⅰ. R473.72

中国国家版本馆CIP数据核字第2024FX6993号

责任编辑：谷雨擎 / 责任校对：周思梦
责任印制：吴兆东 / 封面设计：涿州锦晖

版权所有，违者必究。未经本社许可，数字图书馆不得使用

科学出版社 出版
北京东黄城根北街16号
邮政编码：100717
http://www.sciencep.com
北京中科印刷有限公司印刷
科学出版社发行 各地新华书店经销

*

2018年4月第 一 版	开本：850×1168 1/16
2025年1月第 二 版	印张：16 1/4
2026年1月第九次印刷	字数：377 000

定价：**59.80元**
（如有印装质量问题，我社负责调换）

前　言

党的二十大报告明确指出："教育是国之大计、党之大计。培养什么人、怎样培养人、为谁培养人是教育的根本问题。育人的根本在于立德。全面贯彻党的教育方针，落实立德树人根本任务，培养德智体美劳全面发展的社会主义建设者和接班人。"教材是教学内容的重要载体，是教学的重要依据，是培养人才的重要保障。本次修订遵循教材建设规律和职业教育教学规律、技术技能人才成长规律，突显职业教育类型特色，坚持"质量为先、动态更新"原则，结合我国医药职业院校当前的育人需求，组织多家医药职业院校编写了本套教材。本套教材具有以下特点。

1. 属于新形态教材　本教材以纸质教材为核心，借助移动互联网，将纸质教材与各类教学资源相融合。教师和学生通过"中科云教育"平台，可快速实现图片、音频、视频、课件等多种形式教学资源的共享，学生可在线浏览学习，复习重点、考点及对应习题，强化巩固所学知识，提升教学成效。本教材中的实训内容可在"中科云教育"平台上获取。

2. 全面落实立德树人的根本任务　本教材增设大量思德内容，将思政元素融入教材以及案例和实训中，坚持以学生为中心，通过传递国家相关政策、先进人物事迹、人文关怀等，起到"润物细无声"的效果，使学生在掌握儿科护理基础理论的基础上牢固树立正确的世界观、人生观、价值观，着力培养护理专业学生敬佑生命、救死扶伤、甘于奉献、大爱无疆的崇高精神。同时通过临床案例的分享，使学生关注儿童家庭成员的心理感受和服务要求，理解和传承以人为本、医者仁心、敢于拼搏的精神，真正实现德育为先、智教为重的教学理念，从而落实立德树人的根本任务。

3. 满足岗位需求　本教材的内容紧密联系护理岗位能力需求，突出应用性和实践性。编者坚持以儿童及家庭为中心，以护理程序为框架，着重从以下几方面编写教材：①以临床工作实际需求为指导，以提高学生岗位胜任力为目标，严格遵循"够用、必需、实用"的编写原则，将以往教学内容陈旧及与临床实际应用脱节内容进行精简和调整，删除不适用和过时的知识，增设当前发病率较高的内容，如手足口病；②把握中职学生特点，增设大量的图片、案例和实训及护理操作视频，激发学生学习兴趣，培养学生岗位适应能力；③教材中知识链接的设置，旨在扩大学生知识面，鼓励学生探索钻研专业知识，不断进步，更好地满足岗位需求；④设置自测题，便于学生测试自己的知识掌握情况。

4. 紧扣护考大纲　本教材紧扣最新《护士执业资格考试大纲（试行）》的相关标准，侧重与护考考点结合，实现护考知识点的全面覆盖，突出标注考点，便于帮助学生将所学知识及早与护考接轨，适应护理职业岗位需求。

本教材在编写过程中，得到了参编院校领导和老师们的大力支持，在此表示最诚挚的谢意。由于编者水平有限，教材中可能存在不足之处，敬请广大读者批评指正。

编　者

2024 年 12 月

配套资源

欢迎登录"中科云教育"平台，**免费**数字化课程等你来！

本教材配有图片、视频、音频、动画、题库、PPT课件等数字化资源，持续更新，欢迎选用！

"中科云教育"平台数字化课程登录路径

电脑端

- 第一步：打开网址 http://www.coursegate.cn/short/EDSCT.action
- 第二步：注册、登录
- 第三步：点击上方导航栏"课程"，在右侧搜索栏搜索对应课程，开始学习

手机端

- 第一步：打开微信"扫一扫"，扫描下方二维码

- 第二步：注册、登录
- 第三步：用微信扫描上方二维码，进入课程，开始学习

PPT课件：请在数字化课程各章节里下载！

目录

第1章 绪论 … 1
- 第1节 儿科护理的范围与任务及儿科护理的一般原则 … 1
- 第2节 儿科特点及儿科护士的素质要求 … 2
- 第3节 儿童年龄分期及各期特点 … 6

第2章 儿童生长发育 … 8
- 第1节 生长发育规律及影响因素 … 8
- 第2节 儿童体格生长发育 … 10
- 第3节 感知觉、运动、语言功能的发育 … 15
- 第4节 心理发育 … 17

第3章 儿童保健 … 20
- 第1节 各年龄期儿童特点及保健 … 20
- 第2节 免疫规划 … 26

第4章 住院患儿的护理 … 31
- 第1节 儿科医疗机构的组织特点 … 31
- 第2节 住院患儿的心理反应及护理 … 34
- 第3节 儿科护理常规 … 36
- 第4节 儿童用药护理 … 37

第5章 儿科常用护理技术 … 40
- 第1节 婴儿抚触 … 40
- 第2节 婴儿沐浴法 … 41
- 第3节 脐部护理法 … 42
- 第4节 更换纸尿裤法 … 43
- 第5节 臀红护理法 … 44
- 第6节 约束法 … 45
- 第7节 小儿头皮静脉留置针输液法 … 46
- 第8节 颈外静脉穿刺法 … 48
- 第9节 股静脉穿刺法 … 48
- 第10节 经外周静脉穿刺的中心静脉导管 … 49
- 第11节 光照疗法 … 51
- 第12节 温箱使用法 … 52
- 第13节 换血疗法 … 53
- 第14节 婴幼儿灌肠法 … 55

第6章 儿童营养与营养性疾病患儿的护理 … 58
- 第1节 儿童能量与营养素的需要 … 58
- 第2节 婴幼儿喂养 … 60
- 第3节 儿童营养状况评估 … 65
- 第4节 蛋白质-能量营养障碍性疾病的护理 … 66
- 第5节 维生素营养障碍性疾病的护理 … 71

第7章 新生儿及新生儿疾病患儿的护理 … 80
- 第1节 新生儿分类 … 80
- 第2节 正常新生儿和早产儿的特点及护理 … 81
- 第3节 新生儿重症监护 … 85
- 第4节 新生儿窒息 … 87
- 第5节 新生儿缺氧缺血性脑病 … 91
- 第6节 新生儿颅内出血 … 93
- 第7节 新生儿黄疸 … 96
- 第8节 新生儿寒冷损伤综合征 … 99
- 第9节 新生儿呼吸窘迫综合征 … 101

- 第10节　新生儿脐炎……………… 104
- 第8章　消化系统疾病患儿的护理…… 107
  - 第1节　儿童消化系统解剖生理特点……………… 107
  - 第2节　口炎患儿的护理……… 109
  - 第3节　腹泻患儿的护理……… 114
  - 第4节　儿童体液平衡及液体疗法……………… 120
- 第9章　呼吸系统疾病患儿的护理…… 129
  - 第1节　儿童呼吸系统解剖生理特点……………… 129
  - 第2节　急性上呼吸道感染患儿的护理……………… 131
  - 第3节　急性感染性喉炎患儿的护理……………… 133
  - 第4节　急性支气管炎患儿的护理……………… 135
  - 第5节　肺炎患儿的护理……… 137
  - 第6节　支气管哮喘患儿的护理……………… 142
  - 第7节　急性呼吸衰竭患儿的护理……………… 145
- 第10章　循环系统疾病患儿的护理…… 148
  - 第1节　儿童循环系统解剖生理特点……………… 148
  - 第2节　先天性心脏病的分类…… 150
  - 第3节　先天性心脏病患儿的护理……………… 151
  - 第4节　充血性心力衰竭患儿的护理……………… 157
  - 第5节　病毒性心肌炎……… 161
- 第11章　血液系统疾病患儿的护理…… 165
  - 第1节　儿童造血及血液特点…… 165
  - 第2节　贫血患儿的护理……… 166
  - 第3节　出血性疾病患儿的护理……………… 174
- 第12章　泌尿系统疾病患儿的护理…… 180
  - 第1节　儿童泌尿系统解剖生理特点……………… 180
  - 第2节　急性肾小球肾炎患儿的护理……………… 181
  - 第3节　原发性肾病综合征患儿的护理……………… 185
  - 第4节　泌尿道感染患儿的护理……………… 189
  - 第5节　急性肾衰竭患儿的护理…… 192
- 第13章　神经系统疾病患儿的护理…… 196
  - 第1节　儿童神经系统解剖生理特点……………… 196
  - 第2节　惊厥患儿的护理……… 197
  - 第3节　化脓性脑膜炎患儿的护理……………… 201
  - 第4节　病毒性脑炎患儿的护理……………… 206
- 第14章　免疫系统疾病患儿的护理…… 210
  - 第1节　风湿热患儿的护理…… 210
  - 第2节　过敏性紫癜患儿的护理……………… 214
  - 第3节　川崎病患儿的护理…… 216
- 第15章　感染性疾病患儿的护理…… 220
  - 第1节　麻疹患儿的护理……… 220
  - 第2节　水痘患儿的护理……… 223
  - 第3节　猩红热患儿的护理…… 226
  - 第4节　流行性腮腺炎患儿的护理……………… 228
  - 第5节　中毒型细菌性痢疾患儿的护理……………… 231
  - 第6节　流行性脑脊髓膜炎患儿的护理……………… 234
  - 第7节　手足口病患儿的护理…… 236
- 第16章　儿童危重症患儿的护理…… 240
  - 第1节　儿童心肺复苏……… 240
  - 第2节　儿童气管异物吸入…… 243
- 第17章　遗传性疾病患儿的护理…… 248
  - 第1节　概述……………… 248
  - 第2节　21-三体综合征患儿的护理……………… 250
- 参考文献……………………………… 253
- 自测题参考答案……………………… 254

第1章 绪论

儿科护理（pediatric nursing）是研究儿童生长发育规律及其影响因素、儿童保健、儿童喂养与营养、疾病防治和护理，以促进儿童身心健康的一门专科护理学。

第1节 儿科护理的范围与任务及儿科护理的一般原则

一、儿科护理的范围与任务

儿科护理的服务对象是从胎儿至青春期的儿童。随着医学和护理学研究的迅速发展，儿科护理的范围与任务在不断变化，所涉及的范畴越来越广。所有儿童时期的疾病和健康卫生问题都属于儿科护理的范围，包括正常儿童的生长发育及其影响因素、儿童喂养与营养、儿童保健、疾病预防和治疗等全方位护理。儿科护理服务机构除医疗机构外，逐渐转向全社会参与的服务模式。儿科护理除本身的任务外，所涉及的相关学科也越来越多，包括围生医学、急救医学、传染病学、流行病学、心理学、教育学、社会学、医学统计学等多个学科。这些变化和发展将有力地推动和促进儿科护理的发展。

儿科护理学是护理学专业、助产专业中职教育的一门核心课程，其主要任务是从儿童的生长发育规律、儿童保健、住院儿童护理及疾病防治着手，充分利用护理学及相关学科的理论知识和技能，提供以儿童及家庭为中心的集专业性、综合性、广泛性于一体的整体护理，以降低儿童发病率和死亡率，提高治愈率，从而增强儿童体质，保障和促进儿童身心健康，提高人类生命质量。

二、儿科护理的一般原则

（一）以儿童及其家庭为中心

家庭是儿童生活的中心场所，儿童的成长和健康与家庭密切相关。儿科护理工作者应重视家庭的功能，尊重患儿及家长，并与之建立互相信任的合作关系。应针对不同年龄段儿童的生理和心理特点，掌握其护理的特殊性。因此，儿科护理学不能简单看作成人护理学的缩影。儿科护理工作应以儿童及其家庭为护理中心，关注儿童及家庭的服务需求和心理感受，为家长创造机会，鼓励家长参与照顾和护理儿童，帮助他们建立健康信念和健康行为，以促进和恢复儿童健康。

（二）实施身心整体护理

儿科护理工作既要重视儿童的生理需要，促进和维持儿童生长发育，预防疾病发生，促进患病机体恢复，又要帮助和促进儿童心理行为的正常发展，维护儿童身心健康。除此之外，还应重视环境因素对儿童身心的影响。

（三）减少伤害和疼痛

儿科护理人员应清楚认识到疾病本身及治疗护理过程对儿童及其家庭造成的伤害。多数治疗和检查手段可能为有创的且会带来疼痛，常会导致儿童产生恐惧和紧张。护理人员应熟练掌握各项儿科护理技术，正确、安全而有效地完成护理工作，尽可能减少或防止儿童不良情绪的发生。由于某些儿童在表述和行为方面有困难，故应鼓励儿童家长参与安全管理，防止儿童发生可避免的伤害和疼痛。

（四）遵守法律法规和伦理道德规范

儿科护理人员应自觉遵守国家的法律规定和伦理道德规范，尊重儿童的人格及其家庭的宗教信仰，保障儿童的正当权益，促进和维护儿童身心健康发展。

（五）多学科、多元化协同护理

儿科护理涉及多个学科，诸如儿科学、产科学、预防医学、教育学、心理学等。也涉及多个机构，除医疗机构外，还需要社区、学校、家庭等参与，故而需要多学科、多元化协作来促进和维护儿童健康。

考点 儿科护理原则

第2节　儿科特点及儿科护士的素质要求

儿童不是成人的缩影。儿童从生命开始到长大成人都处在不断生长发育的过程中，在机体特点、患病特点和护理特点等方面均与成人存在差异。因此，学习儿科护理学时应充分重视不同年龄段儿童的特点。

一、儿科特点

（一）机体特点

1. 解剖特点　在儿童成长发育过程中，无论是外观形态还是内脏器官，均遵循一定的发展规律而不断发生变化。随着年龄的增加，身体各部分逐渐长大，头、躯干、四肢、骨骼和牙齿等均在发生变化。儿童主要内脏器官的大小、位置等解剖特点亦与成人有所不同，如新生儿时期胃呈水平位，哺乳后易发生溢乳。婴幼儿肝脏可在右肋缘下触及，到6～7岁在正常情况下不应触及。所以，年龄越小，肝脏相对越大。新生儿和婴儿头部也相对较大，婴儿2月龄前因颈椎肌肉和颈椎发育相对滞后不能抬头，抱婴儿时应注意保护其头颈部。婴儿期骨骼柔软而富有弹性，不容易发生骨折，但长期受外力影响易变形。所以，婴儿睡眠时应避免长期单侧卧位，避免肢体过早负重。儿童髋关节周围韧带松弛，髋臼较浅，易发生脱臼。所以，对婴幼儿进行操作时不宜过度牵拉。

2. 生理生化特点　随着儿童年龄增长，各器官系统的功能也在不断发育成熟。不同年龄段的儿童有不同的生理生化正常值，如心率、呼吸频率、血压、血液和体液检验值等。儿童呼吸系统功能发育尚不完善，尤其是呼吸道黏膜柔嫩，血管丰富，纤毛运动功能差，易发生呼吸道感染，甚至导致呼吸道阻塞出现呼吸困难。儿童胃肠道消化功能相对不成熟，但生长发育快，代谢旺盛，营养需求相对较高，故容易发生消化不良和营养不良。婴儿肾脏功能较差，对水和电解质的调节功能较弱，容易发生水、电解质代谢紊乱。

3. **免疫特点** 年幼儿童由于淋巴系统发育不成熟，导致体液免疫和细胞免疫功能均不健全，防御能力差。因此，易患感染性疾病。新生儿可从母体获得IgG，但3~5个月后IgG水平逐渐下降，儿童一般要到6~7岁时自身合成IgG的能力才能达到成人水平。IgM是抗革兰氏阴性菌感染的主要抗体，由于母体IgM不能通过胎盘进入胎儿体内，因此，小婴儿易患革兰氏阴性菌感染。婴幼儿期SIgA水平也较低，易患消化道、呼吸道和泌尿道感染。

4. **心理社会特点** 儿童生存能力较弱，好奇、好动、缺乏安全防范意识，不同时期容易发生不同的意外事故，需要特别保护和照顾；又因为儿童依赖性强，合作性差，医院陌生的环境和各种检查治疗均可能让儿童产生恐惧心理和紧张情绪，常导致护理难度加大，需要护士在护理前做好沟通工作，以取得患儿及其家属的支持和配合。同时，儿童心理发育过程也受家庭、学校、社会环境的影响，在护理中应以儿童及其家庭为中心，与儿童父母、学校教师等共同合作，根据不同时期儿童的心理发育特点和不同的家庭情况，提供适宜的护理措施，促进儿童心理健康发展。

（二）患病特点

案例 1-1

患儿，女，10个月，因咳嗽1周，加重伴气促1天，门诊以"肺炎"收入院。

问题：1. 引起该患儿最可能的病原体是什么？
　　　2. 该患儿可能具有哪些预后特点？

1. **病理特点** 相同的致病因素，儿童的病理反应往往与成人有所不同，且不同年龄段儿童之间也会有差异，如肺炎链球菌所致的肺部炎症，在小婴儿常表现为支气管肺炎，在年长儿和成人则可导致大叶性肺炎。在婴幼儿阶段维生素D缺乏可引起佝偻病，而在成人阶段则表现为骨软化症、骨质疏松症。

2. **疾病特点** 儿童时期各系统疾病的种类与成人有很大区别。例如，新生儿以先天性疾病多见，婴幼儿以遗传性疾病、感染性疾病多见，高热时可出现热性惊厥；儿童恶性肿瘤以白血病多见，而成人则以肝癌、肺癌、食管癌等多见；心血管疾病中儿童常以先天性心脏病为主，而成人则以冠心病、高血压多见。不同年龄的患病儿童有其独特表现，当新生儿患严重感染性疾病时，其表现与病理改变常不相符，缺乏定位性症状与体征。例如，新生儿化脓性脑膜炎，缺少典型临床表现，仅有反应低下、拒乳或体温不升等非特异性表现；当儿童患急性感染性疾病时，可表现为来势凶猛、变化快、易反复，常引起水电解质紊乱或休克。

3. **诊治特点** 由于儿童常常不能正确表述自己的病情，所以，儿科护理人员在临床中应结合儿童起病急、变化快等临床特点，在密切观察病情的同时详细倾听家长或照顾者陈述病史。根据发病年龄、季节及流行病学资料诊治。即使具有相同症状，但不同年龄段的患儿引起的原因通常差异仍很大。例如，儿童惊厥，发生在新生儿时期，首先要考虑产伤、缺血缺氧性脑病和颅内出血等；发生在婴幼儿时期，首先要考虑维生素 D 缺乏性手足搐搦症、热性惊厥等；发生在年长儿时则要考虑癫痫。

在选择儿童疾病治疗药物时，要考虑药物是否会影响儿童的生长发育。为保证用药剂量的准确性，可按儿童的体重或体表面积来计算药物剂量。除药物治疗外，还要重视配合支持疗法和恰当的护理。某个系统疾病在发展过程中，往往会累及多个系统，如肺炎时可能发生腹泻或惊厥。因此，儿科治疗应强调综合治疗，不仅要治疗原发病，也要积极处理和预防各种现存或潜在的并发症。

4. 预后特点　儿童疾病通常起病急、来势凶、变化快，但因其新陈代谢旺盛，组织修复能力较强，如能及时发现，及时处理，疾病恢复也快，较少转为慢性疾病或留下后遗症。新生儿、体弱儿、营养不良儿童往往病情恶化迅速，如果医护人员观察和判断不足，抢救不及时，极易造成患儿残疾甚至死亡。

5. 预防特点　计划免疫是预防工作的重点，通过有计划地进行预防接种，可控制和消灭某些传染病的发生。通过孕前遗传咨询和新生儿筛查，可防止某些遗传性疾病、先天性疾病的发生和发展；开展新生儿访视和定期监测，可早期发现儿童生长发育问题，及早干预；提倡科学喂养，加强户外活动和体育锻炼，可预防儿童营养不良和肥胖症；加强公共卫生和社区保健，有助于控制儿童感染性疾病，如新型冠状病毒感染流行期间，加强儿童防护和隔离，明显降低了儿童住院率。

（三）护理特点

1. 健康评估特点　健康评估是护士对患儿实施整体护理的第一步。儿科健康评估在许多方面与成人有差异。由于儿童年龄较小，收集资料时应注意仔细核实。身体评估时应根据儿童年龄特点及耐受配合程度，对评估顺序进行适当调整。围绕以家庭为中心的护理，全面、准确地评估患儿的生理状况和心理反应，正确提出护理诊断问题。制订护理计划时不能忽略疾病对患儿生长发育的影响，还要评估家长对疾病的认知及接受程度。执行计划时要取得患儿及其家长的合作，正确采取护理措施。

2. 病情观察特点　由于儿童自身不能及时、准确地叙述自己的病情，以及儿童患病后的临床表现特点与预后特点，决定了儿科护理人员在观察病情时责任重、压力大，需要护理人员具有高度的责任心、敏锐的观察能力，以及丰富的专业知识和临床经验，能从细微的变化和指标中及早发现患儿的病情变化及潜在的风险。

3. 工作内容特点　儿科护理不同于成人护理，其护理工作内容除了疾病护理外，还有正常儿童的喂养指导、日常生活护理指导和儿童保健等。儿童生长发育迅速，活动范围渐广，对外界世界充满了好奇，但对周围危险识别能力差，缺少自我保护能力，容易发生意外伤害，如中毒、触电、烫伤、坠床、外伤等。因此，加强儿童安全管理，防止意外伤害发生，仍是儿科护理的重要工作内容。

4. 操作特点　由于儿童解剖特点及其认知功能发育不成熟，且又惧怕打针、输液等各种治疗和检查，通常配合度低，依从性差，导致儿科护理操作难度大，所花费的时间和人力较多，对儿科护理人员提出了更高的要求（图1-1）。要求护理人员具备娴熟的操作技能、较强的沟通能力和亲和力。在操作前与患儿及其家属建立良好的关系，也需要护理人员具有较强的心理素质，面对操作难度高的患儿，能沉着冷静，避免因紧张而造成操作失败。

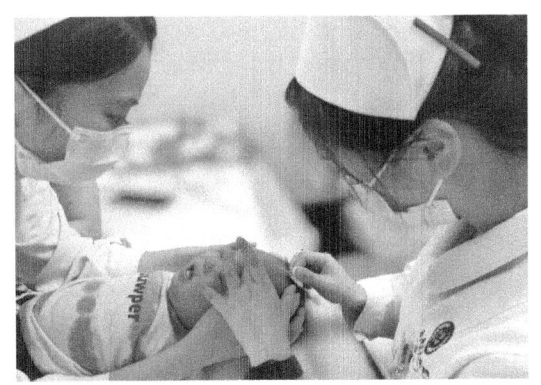

图1-1　操作特点

 儿科特点

二、儿科护士的素质要求

随着国家卫生政策和医疗模式的转变及护理学科的延伸发展，儿科护士的工作范围在不断扩展，对护士素质提出了越来越高的要求。

（一）思想道德素质

首先，儿科护士应热爱儿科护理事业，具有高度的责任感和奉献精神。其次，儿科护士应具备高尚的道德情操和职业操守，对待儿童应具有爱心、耐心和同情心，为儿童及其家庭提供帮助。最后，儿科护士还应善于换位思考，理解儿童及其家庭成员，为儿童创造一个健康的生活、治疗和康复环境。

> **第49届南丁格尔奖获奖者蒋艳——扎根基层，用奉献播下博爱初心**
>
> 20世纪90年代，疫苗接种还没有完全普及，传染病高发，小儿麻疹和流行性乙型脑炎是当时传染科收治最多的病种。麻疹患儿全身呈大片红色斑丘疹，流行性乙型脑炎患儿常有高热惊厥，患儿被病痛折磨，家长焦虑无助。蒋艳看在眼里，急在心里。那时，医院没有空调，她和同事在40℃的病房里，每日戴着厚厚的纱布口罩，汗如雨下。为了能让孩子们舒服一点，好得更快一点，她细心地处理孩子们的患处，轻轻地给他们全身擦药膏。为防止患儿皮肤破溃感染，她坚持每天为患儿更换床单和病员服。她用大爱悉心护理每一位患者。

（二）职业素质

职业素质包括科学文化素质和专业素质。儿科护士除应具有护理学科相关知识和技能外，还应具有人文科学、自然科学和社会科学等多学科知识，不断提升自身文化和艺术修养。在儿科护理工作中，儿科护士既要运用熟练的专业知识和实践技能去观察病情，完成治疗和抢救危重患儿，又要运用丰富的其他学科知识及人格魅力去获取患儿及其家庭的信任，从而对患儿实施整体护理，解决其身心健康问题，还应具有较强的护理质控能力、信息管理和组织管理能力，以及开展护理教育和护理科研的能力等。

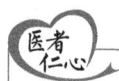

中国好护士薛红菊——用心去呵护人心

一个小孩遭遇车祸，脑干出血，右下肢多处骨折，病情危重。薛红菊一边安慰孩子的家长，给他们勇气和力量；另一边和同事们全力组织救治。擦洗伤口，重视皮肤护理。为了让孩子尽快苏醒，她从家中拿来收音机，给孩子放音乐。三个多月的重症监护，孩子无一处压疮发生。薛红菊说："只要每次看到病人家属期盼的眼神，我就觉得自己的付出是值得的。我们护理的不仅是伤口，更是人心。"她坚守临床一线30余年，用心去呵护人心，用爱的力量去唤醒沉睡。

（三）身体心理素质

由于儿科工作忙、任务重，以及服务对象特殊性的特点，儿科护士应具备健康的身体、充沛的精力、稳定的情绪和良好的自控力，具备较强的适应能力和沉着冷静的处事能力，还应具备强烈的进取心和积极乐观的态度，能与患儿及其家长建立良好的人际关系，同事间团结协作、相互尊重。

第3节 儿童年龄分期及各期特点

儿童处于生长发育的动态发展过程中，既有连续性，又有阶段性。不同年龄段的儿童在解剖、生理和心理等方面具有不同的特点。根据这些特点，儿童期可分为7个时期（表1-1）。

表1-1 儿童年龄分期及各期特点

分期	年龄划分	临床特点
胎儿期	从受精卵形成到胎儿娩出，约40周	此期是胎儿在母体内生长发育的过程，各系统的器官发育非常迅速，但外界不利因素，如营养缺乏、严重疾病、感染、创伤、药物、放射线物质、毒品等都可能影响胎儿的正常生长发育，导致宫内发育不良、流产或畸形等
新生儿期	从胎儿娩出脐带结扎至出生后28天	此期为婴儿期的一个特殊时期，儿童脱离母体继之独立生存，所处的内外环境发生了根本变化，且适应能力还不够完善，故发病率和死亡率较高
婴儿期	从出生至1周岁之前	此期是儿童生长发育极其迅速的时期，对营养的需求量相对较高，但消化系统功能发育尚不完善，难以适应食物的消化和吸收，易发生消化功能紊乱。另外，婴儿体内来自母体的抗体逐渐减少，自身抗体合成不足，易发生呼吸道和消化道感染
幼儿期	从1周岁至3周岁之前	此期儿童体格生长发育较前稍慢，行为发育迅速，开始独立行走，活动范围逐渐增加，语言、思维、社会适应力增强，智能发育加快，逐渐学会控制大小便，有较强的好奇心，但对危险事物缺乏识别能力，自我保护能力不足，易发生各种意外事故
学龄前期	从3周岁至6～7岁入小学前	此期儿童体格生长发育趋向于稳步增长，语言、思维、社会适应能力进一步发展，自理能力和社交能力得到锻炼，智能发育更趋于完善，好奇，好问，好模仿
学龄期	从6～7岁入小学开始至进入青春期前	此期儿童体格生长发育仍稳步增长，除生殖系统外各器官系统发育基本与成人相似，智能发育较前更成熟，理解、分析、综合能力渐强，可以接受系统的科学文化教育
青春期	10～19岁	此期是儿童发育到成人的过渡期，是生殖器官、内分泌系统、体格逐渐发育至成熟的阶段

考点 儿童年龄分期

自 测 题

A₁/A₂ 型题

1. 儿科护理服务对象是指（ ）
   A. 出生至 28 天　　B. 出生至 1 岁
   C. 出生至 14 岁　　D. 胎儿至学龄期
   E. 胎儿至青春期

2. 小儿可以从母体获得的抗体是（ ）
   A. IgA　　　　　　B. IgG
   C. IgM　　　　　　D. IgE
   E. SIgA

3. 作为一名儿科护士，关于儿科护理的特点，下列叙述正确的是（ ）
   A. 怀抱婴儿时，应注意保护婴儿的肩部
   B. 婴儿比幼儿头部相对自身体重来说较轻
   C. 小儿由于自身特点，对水和能量的需要相对比成人低
   D. 小儿呼吸道黏膜血管丰富，不易发生呼吸道阻塞
   E. 小儿年龄越小，生长发育速度越快

4. 护士在为患儿进行静脉留置针穿刺时，患儿哭闹不愿配合，护士首先应展现的素质是（ ）
   A. 与患儿进行有效沟通的能力
   B. 高尚的职业道德素质
   C. 具有熟练的操作技能
   D. 具有丰富的专业知识
   E. 具有较强的心理素质

A₃/A₄ 型题

（5～7 题共用题干）

男孩，1 岁半，家长带其来儿保科门诊检查时，护士应告知：

5. 该小儿属于年龄分期中的（ ）
   A. 新生儿期　　　　B. 婴儿期
   C. 幼儿期　　　　　D. 学龄前期
   E. 学龄期

6. 此期儿童的特点是（ ）
   A. 体格发育迅速
   B. 理解、分析、综合能力渐强
   C. 智能发育更趋于完善
   D. 活动范围逐渐增加
   E. 生殖系统发育加速

7. 此期儿童患佝偻病，最可能的原因是（ ）
   A. 维生素 D 缺乏　　B. 维生素 A 缺乏
   C. 维生素 C 缺乏　　D. 维生素 B_{12} 缺乏
   E. 叶酸缺乏

（8～10 题共用题干）

患儿，女，18 个月，因发热、咳嗽 1 周，门诊以"肺炎"收入院。

8. 根据检查结果考虑为细菌感染所致，那引起该患儿最可能的病原菌是（ ）
   A. 大肠埃希菌　　　B. 金黄色葡萄球菌
   C. 流感嗜血杆菌　　D. 结核杆菌
   E. 肺炎链球菌

9. 作为儿科护士，你认为该病原菌引起患儿的肺炎类型最可能的是（ ）
   A. 间质性肺炎　　　B. 大叶性肺炎
   C. 毛细支气管炎　　D. 支气管肺炎
   E. 支原体肺炎

10. 下列儿科护士的素质要求中不属于思想道德素质的是（ ）
    A. 热爱儿科护理事业
    B. 具有良好的自控力
    C. 具有高度的责任感
    D. 善于换位思考
    E. 具备高尚的道德情操

（白永旗）

第2章 儿童生长发育

人的生长发育是指从受精卵到成人的整个成熟过程。生长和发育是两个不同的概念，生长是指儿童身体各器官、系统的体积和形态变化；发育是指细胞、组织、器官分化逐渐完善和功能逐渐成熟。人的生长发育不仅是指体格的生长，还包括情感、认知、道德水平等心理社会功能的发展。

儿童生长发育是一个长期而复杂的过程，并受遗传、环境、内分泌等多因素影响。儿科工作者应积极探索儿童生长发育规律和影响因素，以监测和促进儿童的生长发育。

第1节　生长发育规律及影响因素

一、生长发育规律

每个儿童生长发育轨迹都不尽相同，但遵循共同的规律。认识儿童生长发育规律有助于对儿童生长发育状况进行正确评估和指导。

（一）连续性和阶段性

在整个儿童时期，生长发育不断进行，呈一连续的过程，但生长速度呈阶段式。例如，出生后第1年，体重和身长的增长最快，为出生后的第一个生长高峰期；第2年以后生长速度逐渐减慢，至青春期又迅速加快，出现第二个生长高峰期。

（二）各系统器官发育的不平衡性

各系统器官的发育有先有后、快慢不一。如神经系统发育最早，出生后2年内发育最快，6～7岁基本达成人水平；淋巴系统在儿童期迅速生长，于青春期前达高峰，以后逐渐下降至成人水平；生殖系统发育最晚，在青春期迅速发育达到成熟；其他系统（如呼吸、循环、消化、泌尿等系统）的发育基本与体格生长平行。各系统生长发育的不平衡性使生长发育速度曲线呈波浪式。

（三）顺序性

生长发育通常遵循由上到下、由近到远、由粗到细、由简单到复杂、由低级到高级的规律。

1. 由上到下　先抬头、后抬胸，再会坐、立、行。
2. 由近到远　先抬肩、伸臂，再双手握物；先会控制腿，再控制脚的活动。
3. 从粗到细　先会用全手掌抓握物品（粗大动作），再发展到手指拿取物品（精细动作）。
4. 由简单到复杂　先会画直线，进而能画图形、画人。
5. 由低级到高级　先会看、听和感觉事物、认识事物的表面属性，再逐渐发展到记忆、思维、分析、判断事物的类别属性。

（四）个体差异性

儿童生长发育受遗传、环境等因素影响，存在着较大的个体差异，儿童的生长发育水平有一定的正常范围，但正常值也不是绝对的，评价时必须考虑各种因素对个体的影响，并应作连续动态的观察，才能作出正确的判断。

考点 儿童生长发育规律

二、影响生长发育的因素

影响儿童生长发育的因素有遗传因素和环境因素，遗传因素决定生长发育的速度、各系统成熟的顺序，但也并非固定不变，在环境因素的影响下也可能发生偏离。因此，儿童的个体发育是在环境因素和遗传因素的相互作用中完成的。

（一）遗传因素

儿童生长发育的特征、潜力、趋向等，由父母双方的遗传因素共同决定，如皮肤和头发的颜色、面部特征、身材高矮、性成熟的早晚及对疾病的易感性等。无论是遗传性疾病染色体畸变还是代谢性疾病对生长发育均有显著影响。

在评价儿童生长发育时应分别按男、女标准进行，如女孩的平均身高、体重低于同龄男孩，而女孩的语言、运动发育略早于男孩。女孩骨化中心出现较早，骨骼较轻，骨盆较宽，皮下脂肪丰满，肌肉不如男孩发达。

（二）环境因素

1. 营养　儿童的生长发育需要充足的营养，年龄越小受营养的影响越大。胎儿期母体供给充足且搭配比例恰当的营养素，可使胎儿生长潜能得到充分的发挥，反之可使胎儿生长落后，严重时还会影响脑的发育。出生后营养不良，特别是婴幼儿期的严重营养不良，可影响体重、身高及智力的发育。

2. 疾病　疾病对儿童生长发育的干扰作用十分明显。急性感染常使体重下降；长期慢性疾病则影响体重和身高的增长；内分泌疾病常引起骨骼生长和神经系统发育异常；先天性疾病及遗传性疾病对体格生长和精神神经发育的影响较为明显。

3. 孕母情况　胎儿在宫内的生长发育受孕母生活环境、营养、情绪、健康状况等因素的影响。妊娠期母亲身心健康，胎儿发育良好。反之，则影响胎儿正常生长，如妊娠早期母亲感染病毒可致胎儿先天畸形，营养严重缺乏可致流产、早产、生长发育受限，妊娠早期滥用药物、接触放射线照射和环境中毒物可影响胎儿发育。

4. 生活环境　良好的居住环境如阳光充足、空气新鲜、水源清洁、居住条件舒适等，配合健康的生活方式、科学的护理、正确的教养、适当的锻炼、完善的医疗保健服务、良好的教育体制等，是促进儿童体格生长、神经心理发育达到最佳状态的重要因素。

正确认识儿童生长发育规律及影响因素，可使医护人员根据不同年龄的发育特点，创造有利条件，预防不利因素，以促进儿童正常生长发育。

敬佑生命　荣耀医者王晓燕——儿童营养守门人

医学是一本深奥的书，读懂不易，讲清更不易。首都儿科研究所附属儿童医院保健科副主任医师王晓燕用科普延伸医疗，让知识走进万家。王晓燕说，对家长普及正确、科学的育儿知识，是提高儿童整体健康水平最根本、最经济、最有效的措施之一。因此，应把儿童健康科普知识从医院带到社区和家庭。王晓燕不断发表图文并茂的科普文章，并举办科普讲座，包括如何训练儿童动作发育、如何帮助儿童养成良好的饮食习惯、如何培养生活自理能力等促进儿童健康成长。她举办的公益课堂很受欢迎，课后还解答各种疑问。王晓燕以高度的责任感和强烈的事业心兢兢业业，辛勤工作，用她的行动践行着自己的誓言："做儿童营养的'健康守门人'"。

第2节　儿童体格生长发育

案例 2-1

小儿，男，12个月，体重9.6kg，身长76cm，头围46cm，胸围46cm，前囟0.3cm×0.3cm，出牙6颗，能独走，脊柱出现三个生理性弯曲。

问题：1. 该小儿体格生长发育是否正常？
　　　2. 12个月小儿语言发育可达到怎样的水平？

体格生长通常选用易于测量、有较大人群代表性的指标来表示。常用的指标有体重、身高（长）、坐高（顶臀长）、头围、胸围、上臂围等。

一、体　　重

体重（weight）是身体各器官、组织和体液的总重量，是反映儿童生长与营养状况的重要指标，也是儿科临床计算药量、输液量的重要依据。

新生儿的出生体重与胎次、胎龄、性别及宫内营养状况有关。中华人民共和国国家卫生健康委员会（简称国家卫健委）《7岁以下儿童生长标准》（WS/T 423—2022）显示：男婴出生体重 $P_{25} \sim P_{75}$ 范围为3.2～3.7kg，女婴出生体重 $P_{25} \sim P_{75}$ 范围为3.1～3.6kg。

出生后1周内因水分丢失、胎粪排出、奶量摄入不足，可出现暂时性体重下降（生理性体重下降），常于7～10天恢复到出生时的体重。如果体重下降超过10%或至第10天仍未恢复到出生时的体重，则为病理状态，应分析其原因。若出生后合理喂养，可减轻或避免生理性体重下降发生。

儿童体重的增长不是等速的，出生后第一年是体重增长最快的时期，为"第一个生长高峰"。出生后前3个月体重增长最快，约为出生时的两倍，第一年内婴儿体重在前3个月的增加量相当于后9个月体重的增加量，即1岁时婴儿体重约为出生时的3倍（9.5～10.5kg）。2岁时体重约为出生时的4倍（12～13kg）。2岁到青春前期体重增长减慢，平均每年增长2kg。青春期受内分泌影响，体重增长再次加快，每年可达4～5kg，持续2～3年，呈现"第二个生长高峰"。

正常同龄、同性别儿童体重存在个体差异，一般在10%上下，若体重增长过多或不足，须追寻原因。

考点 体重增长规律

当无条件测量体重时，临床上计算儿童用药量和补液量，可按以下公式估计儿童体重，见表2-1。

表2-1 正常儿童体重、身高（长）估算公式

年龄	体重（kg）	年龄	身高（长）（cm）
出生	3.25	出生	50
3～12个月	[年龄（月）+9]/2	12个月	75
1～6岁	年龄（岁）×2+8	2～6岁	年龄（岁）×7+75
7～12岁	[年龄（岁）×7-5]/2	7～10岁	年龄（岁）×6+80

考点 体重、身高（长）估算

二、身高（长）

身高（height）指头、躯干（脊柱）与下肢长度的总和，是反映骨骼发育的重要指标。3岁以下儿童应采用仰卧位测量，称身长；3岁以后立位测量，称身高。身高（长）的增长规律与体重增长相似，生后第1年增长最快，也出现婴儿期和青春期两个生长高峰。国家卫健委《7岁以下儿童生长标准》（WS/T 423—2022）显示：男婴出生身长 P_{25}～P_{75} 范围为 49.9～52.5cm，女婴出生身长 P_{25}～P_{75} 范围为 49.1～51.6cm。生后1～6个月每月平均增长约2.5cm，7～12个月每月平均增长约1.5cm，故1岁时身长约75cm。第2年生长速度减慢，平均为10～12cm，到2岁时身长86～87cm。2岁后到青春前期身高稳步增长，平均每年增加6～7cm，至青春期出现第2个身高增长加速期。身高（长）的估算公式见表2-1。

各年龄阶段头、躯干（脊柱）和下肢占全身长比例不一致。在宫内和婴幼儿期，头部领先生长；躯干、下肢生长较晚，生长时间也较长。某些疾病可使各部分比例失常，临床须分别测量上部量（从头顶到耻骨联合上缘的距离）和下部量（从耻骨联合上缘到足底的距离），以检查比例关系。新生儿上部量大于下部量，中点在脐上；2岁时中点在脐下；6岁时中点移至脐与耻骨联合上缘之间；12岁时上下部量相等，中点在耻骨联合上缘。

身高（长）的增长与遗传、种族、内分泌、营养、运动和疾病等因素有关。明显的身材矮小往往由甲状腺功能减退、生长激素缺乏、长期营养不良、严重佝偻病等引起。短期的疾病与营养波动不会明显影响身高（长）。

三、坐高（顶臀长）

坐高（sitting height）指由头顶至坐骨结节的垂直距离，代表头颅与脊柱的发育。3岁以下采用测量床仰卧位测量（图2-1）称顶臀长；3岁后采用坐位测量（图2-2）称坐高。由于下肢增长速度随年龄增长而加快，坐高占身高的百分数由出生时的67%降至14岁时的

53%，此百分数显示了身体上、下部比例的改变，比坐高绝对值更有意义。任何影响下肢生长的疾病，可使坐高与身高的比例出现异常，如甲状腺功能减退和软骨营养不良等。

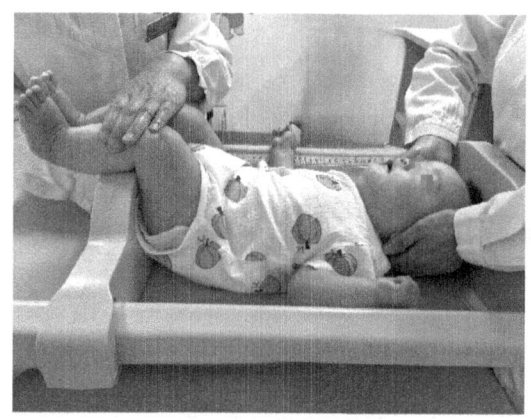

图 2-1 顶臀长测量

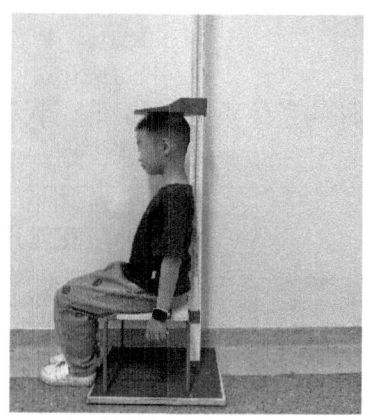

图 2-2 坐高测量

> **链接**
>
> **矮 小 症**
>
> 目前，我国儿童青少年矮小症患病率为 3%，临床上一般用标准差法或百分位法来判断身材矮小，即儿童身高低于同年龄、同性别、同地区、同种族正常儿童身高的 2 个标准差（-2SD）或小于第 3 百分位数，就可诊断为矮小症。简单讲，将 100 个同性别、同年龄的孩子由低到高排队，排在前 3 名的孩子就可能患有矮小症。
>
> 如果发现孩子生长迟缓，应及时到正规医院就诊检查，做到早发现，早诊断，早治疗。家长可根据以下两种方法来判断是否就诊：对照身高标准表，身高低于 2 个标准差以下的儿童可能为矮小症，需要及时就诊。4 周岁到青春发育期前，男童和女童的生长速度每年应达到 5～7cm，若低于 5cm 也需要及时就诊。

四、头 围

头围（head circumference，HC）指自右侧齐眉弓上缘经枕骨粗隆最高点的头部周长（图 2-3，图 2-4）。是反映脑发育和颅骨生长的一个重要指标。胎儿时期脑发育居各系统的领先地位，故出生时头围相对较大，平均 33～34cm。头围在 1 岁以内增长较快，前 3 个月

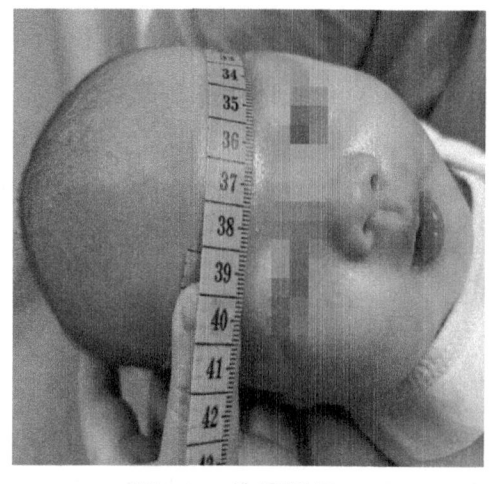

图 2-3 头围测量 A

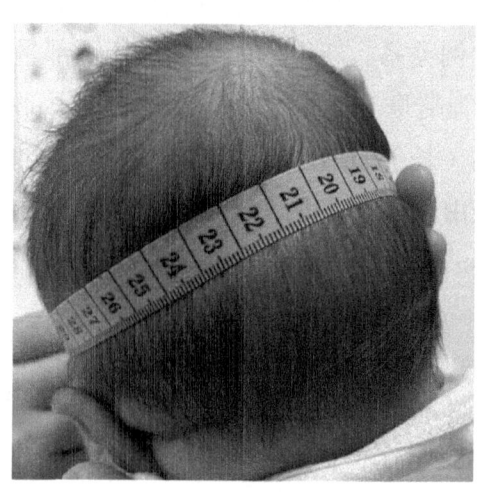

图 2-4 头围测量 B

和后9个月都约增长6cm，故3个月时约40cm，1岁时约46cm。1岁以后头围增长明显减慢，2岁时约48cm；5岁时约50cm；15岁时54～58cm，基本同成人。头围过小常提示脑发育不良，头围过大或增长过快则提示脑积水、脑肿瘤的可能。

考点 头围生长发育规律

五、胸　围

胸围（chest circumference，CC）指自乳头下缘经肩胛骨角下绕胸一周的长度，反映肺、胸廓、胸背肌、皮下脂肪的发育。出生时胸围比头围小1～2cm，约32cm，1岁时胸围约等于头围，1岁以后至青春期胸围发育开始超过头围[约等于头围+年龄（岁）-1cm]。肥胖儿由于胸部皮下脂肪厚，胸围超过头围时间可提前，营养较差、佝偻病等儿童的胸围超过头围的时间可推迟到1.5岁以后。

六、上 臂 围

上臂围（upper arm circumference，UAC）指沿肩峰与尺骨鹰嘴连线中点绕上臂一周的长度，反映上臂骨骼、肌肉、皮下脂肪和皮肤的发育水平，常用于评估儿童的营养状况。在测量体重、身高不方便的地区，可测量左上臂围以普查5岁以下儿童的营养状况。评估标准为：＞13.5cm为营养良好，12.5～13.5cm为营养中等，＜12.5cm为营养不良。

七、囟　门

根据头围大小，骨缝及前、后囟闭合迟早来衡量颅骨的发育。前囟为顶骨和额骨边缘形成的菱形间隙，其对边中点连线长度在出生时为1.5～2.0cm，后随颅骨发育而增大，6个月后逐渐骨化而变小，1～1.5岁时前囟闭合。后囟为顶骨与枕骨边缘形成的三角形间隙（图2-5），出生时即已很小（大约0.5cm）或已闭合，最迟出生后6～8周闭合。

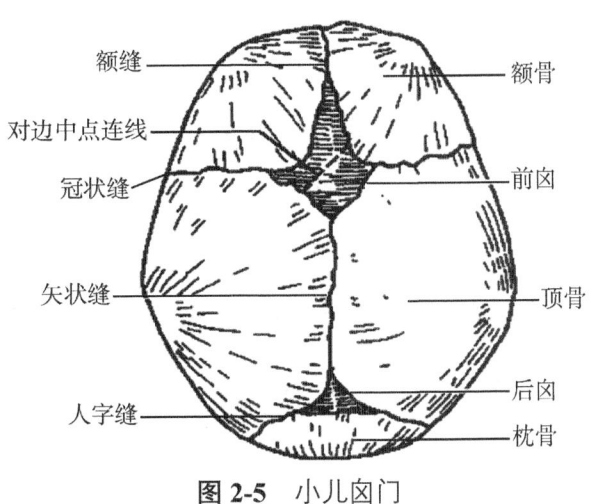

图 2-5　小儿囟门

前囟检查在儿科临床很重要，大小及张力的变化均提示某些疾病的可能。前囟早闭或过小提示脑发育不良、小头畸形；前囟迟闭、过大见于佝偻病、甲状腺功能减退症等；前囟张力增加常提示颅内压增高，多见于脑膜炎、脑炎、脑水肿等；而前囟凹陷则见于极度消瘦或脱水者。

> 考点 前囟闭合时间

八、脊　柱

脊柱的增长反映脊椎骨的发育。出生后第1年脊柱增长先于四肢，1岁以后则慢于四肢。新生儿时脊柱无弯曲，仅轻微后凸。婴儿3个月抬头时颈椎前凸，形成颈曲；6个月会坐时，胸椎后凸，形成胸曲；1岁开始行走时腰椎前凸逐渐形成腰曲。脊柱正常生理弯曲从侧方看类似于"S"形。

九、长　骨

长骨的生长主要由长骨干骺端的软骨骨化，骨膜下成骨，使长骨增长、增粗，当骨骺与骨干融合时，标志长骨停止生长。正常儿童长骨干骺端的骨化中心随年龄按一定顺序规律出现，通过X线检查不同年龄儿童长骨骨骺端骨化中心的出现时间、数目、形态变化，可判断骨骼发育和测定骨龄。腕骨骨化中心出现的顺序及数目是评价骨骼成熟程度的主要方法，腕部骨化中心出生后才出现，其顺序为：头状骨、钩骨（3个月左右）、下桡骨骺（约1岁）、三角骨（2～2.5岁）、月骨（3岁左右）、大小多角骨（3.5～5岁）、舟骨（5～6岁）、下尺骨骺（6～8岁）、豆状骨（9～10岁），10岁时出全，共10个，故1～9岁腕部骨化中心的数目约为其年龄（岁）+1。出生时股骨远端及胫骨近端已出现骨化中心，因此，婴儿早期可拍摄膝部X线片，年长儿童可拍摄左手腕部X线片，以判断长骨的生长。

十、牙　齿

牙齿的发育与骨骼发育有一定的关系，人一生有两副牙齿，即乳牙（共20颗）和恒牙（共28～32颗）。出生时在颌骨中已有骨化的乳牙牙胞，乳牙一般于出生后4～10个月开始萌出，若13个月龄后仍未萌牙称为乳牙萌出延迟，3岁前出齐（图2-6）。2岁以内乳牙的数目约为月龄减（4～6），乳牙萌出顺序一般下颌先于上颌、自前向后进行。恒牙的骨化从新生儿时期开始，6岁左右开始出第一颗恒牙即第一磨牙，6～12岁乳牙按萌出先后逐个被同位恒牙代替，12岁萌出第二磨牙，17～18岁以后萌出第三磨牙（智齿，也有终身不萌出者）。恒牙一般20～30岁时出齐，共28～32颗。

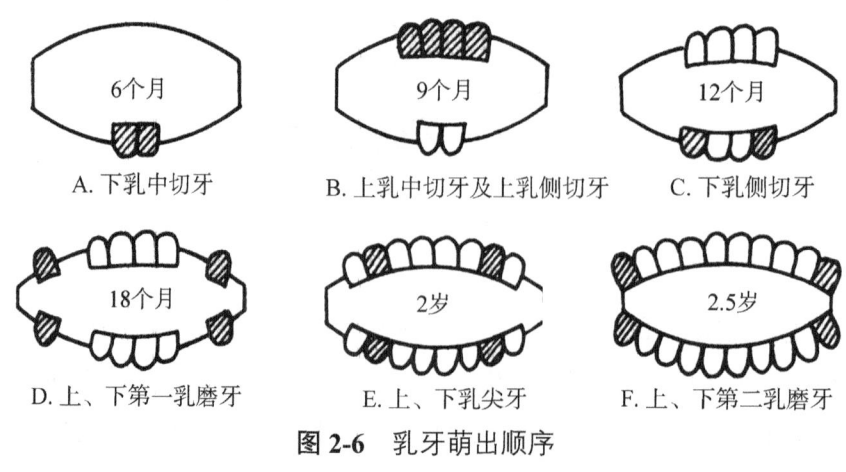

图2-6　乳牙萌出顺序

出牙为生理现象，但个别儿童可有低热、流涎、睡眠不安、烦躁等反应。

考点 乳牙萌出数目推算

第3节 感知觉、运动、语言功能的发育

案例 2-2

幼儿，男，4岁，体重16kg，身高105cm，平日好动、爱问为什么，顽皮，经常爬上爬下，三轮车骑得很好，会背多首唐诗及儿歌，但在上课时注意力不集中，专注时间不超过15分钟，会爬梯子，会穿鞋，但不会系鞋带。

问题：1. 请给家长讲解小儿语言及动作发展规律。
2. 请告知小儿心理发展过程。

感知觉、运动和语言功能发育是儿童早期发展的重要方面，它们共同构成了儿童认知发展的基石。作为医务工作者，应该关注和引导儿童各方面的发展，为他们的成长提供适宜的环境和机会，促进他们全面健康发展。此期的发育也称为行为发育。

一、感知觉发育

感觉是对客观事物个别属性（声音、颜色、气味等）的反映。知觉是人脑对直接作用于感觉器官的事物整体的反映，是对感觉信息的组织和解释过程。感知觉的发育对儿童运动、语言、社会适应能力的发育起着重要促进作用。

（一）感觉的发育

1. 视觉　新生儿已有视觉感应功能，但不敏锐，只能看清15～20cm范围内的物体；新生儿期后视觉发育迅速，1个月时可凝视物体且目光能够追随物体移动；第2个月起可协调地注视物体，开始有头眼协调；3～4个月时头眼协调较好，喜欢看自己的手；6～7个月时目光可随上下移动的物体垂直转动，出现眼手协调动作；8～9个月时开始出现视深度的感觉，能看到小物体；18个月时能辨别形状；2岁时可区别垂直线和横线；5岁时可区分颜色；6岁时视深度充分发育，视力达到5.0。

2. 听觉　出生时听力较差，3～7天后听觉已良好；3～4个月时头可转向声源（定向反应）；6个月时能区别父母声音，唤其名有应答；7～9个月时能确定声源，区别语言的意义，能听懂自己名字；1～2岁时能听懂简单指令；4岁时听觉发育完善。

3. 味觉　出生时味觉发育已很完善。新生儿对不同味道如甜、酸、苦、咸等可产生不同的面部表情；4～5个月的婴儿对食物味道已很敏感，是"味觉发育关键期"，应适时添加各类转乳期食物。

4. 嗅觉　出生时嗅觉发育已成熟。生后1～2周的新生儿已可辨别母亲和他人的气味；3～4个月时能区别好闻和难闻的气味；7～8个月开始对芳香气味有反应。

5. 皮肤觉　皮肤感觉包括触觉、痛觉、温度觉和深感觉。新生儿触觉已很灵敏，尤以眼、口周、手掌、足底等部位最为敏感，但对痛觉反应迟钝，2个月后对刺激才表示出痛苦；新

生儿温度觉灵敏，冷刺激比热刺激反应明显，如出生时离开母体环境、温度骤降就啼哭，保暖后可安静。

（二）知觉的发育

知觉为人对事物各种属性的综合反映，知觉有空间知觉、时间知觉，知觉的发育与听、视、触等感觉的发育密切相关。生后6个月之前主要通过感觉认识事物，6个月之后随运动发育，对物品的形状、大小、质地及颜色等产生整体性知觉，其后随着语言的发展，知觉开始在语言的调节下进行。1岁末开始有空间知觉的萌芽，3岁能辨上下，4岁辨前后，5岁辨左右。时间知觉发育较晚，4～5岁时有早上、晚上、今天、明天、昨天的时间观念；5～6岁时逐渐掌握周内时序、四季等概念；6～8岁时对与学习、生活密切相关的时间概念能较好地掌握；10岁时能掌握秒、分、时、月、年的知识。

二、运动的发育

婴幼儿时期是运动发育的快速发展时期，随着大脑皮质功能逐渐发育及神经髓鞘的形成，儿童的运动发育逐渐完善，分为粗大运动发育和精细运动发育两大类。

（一）粗大运动

随着婴儿身体不断发育成熟及身体机能不断增强，一般按照"抬头—翻身—起坐—爬行—站立—行走—跑跳"的特点顺序发展。

1. 抬头　新生儿俯卧位时能抬头1～2秒；2～3个月时俯卧可抬头45°；4个月时抬头很稳并能自由转动。

2. 翻身　7个月时能有意识地从仰卧位翻身至俯卧位，然后从俯卧位翻身至仰卧位。

3. 坐　6个月时能双手向前撑住独坐；8个月时能坐稳并能左、右转身。

4. 匍匐、爬　新生儿俯卧位时已有反射性的匍匐动作；2个月时俯卧位时能交替踢腿；3～4个月时能用手撑起上身数分钟；7～8个月时能用手支撑胸腹使身体离开床面；8～9个月时会用上肢向前爬；12个月左右可以手脚并用爬行；15个月后能爬楼梯。

5. 站、走、跳　8～9个月时可扶站；10～14个月时能独站和扶走；15个月时能独自走稳；2岁时已能跑及并足跳；2～2.5岁时能单足站；3岁时能上下楼梯，可并足跳远、单足跳；5岁时能跳绳。

（二）精细运动

3～4个月握持反射消失之后，试着用全手掌抓握物体；5个月伸手抓物；6～7个月时出现换手、捏、敲等探索性动作；9～10个月时可用拇指、示指拿物，喜撕纸；12～15个月时学会用匙，乱涂画；18个月时能叠2～3块方积木；2岁时可叠6～7块方积木，会翻书；3岁时在成人的帮助下会穿衣服；4～5岁时能穿鞋带、剪纸、绘画及书写等。

考点　运动发育规律

三、语言的发育

语言的发育与大脑、咽喉部肌肉的正常发育及听觉的完善有关，是人类特有的高级神经活动，是儿童全面发育的标志。语言的发育要经过发音、理解和表达三个阶段。

（一）发音阶段

新生儿用哭声表达饥饿和疼痛；婴儿 1～2 个月发喉音；3～4 个月咿呀发音；7～8 个月能发"爸爸""妈妈"等语音；8～9 个月时有意模仿成人发音。

（二）理解语言阶段

婴儿在发音的过程中逐渐理解语言，通过感觉器官与听觉的联系，逐步理解物品的名称。6～7 个月时婴儿能听懂自己的名字；9 个月左右已能理解简单的词义。例如，"再见""把手给我"等，此时亲人应恰当应答，可促进婴儿理解这些语音的特定含义；10 个月左右的婴儿已能有意识地叫"爸爸""妈妈"。

（三）表达语言阶段

在理解的基础上，儿童学会表达语言。一般 12 月龄开始会说单词，能叫出物品的名字；18 个月时能用 15～20 个字，并指认、说出家庭主要成员的称谓；24 个月时会说 2～3 个字构成的短句；3 岁时会说短歌谣；4 岁时能唱歌，讲述简单的故事情节。

考点 运动、语言和智能发育

链接

儿童时期语言能力强有助心理健康

儿童时期语言能力更强与心理健康程度更好之间存在关联，语言能力较弱的孩子更可能出现抑郁等问题。

英国巴斯大学心理学博士米歇尔·圣克莱尔说，希望广大父母能充分认识语言能力的重要性，积极帮助孩子发展语言能力。有时候只需要一些简单的干预措施，就能降低孩子可能因为语言能力发展迟缓而面临的心理风险。

第 4 节　心 理 发 育

儿童出生时不具有心理现象，待条件反射形成时即标志着心理活动开始发育，且随年龄增长，心理活动逐步发展。

一、注意的发展

注意是人的心理活动集中于一定的人或物，是一切认知过程的基础。注意可分无意注意和有意注意，前者为自然发生的，不需要任何努力，后者为自觉的、有目的的行为。婴儿期以无意注意为主，随年龄的增长儿童逐渐出现有意注意。5～6 岁后儿童能较好地控制自己的注意力。

二、记忆的发展

记忆是将所获得的信息"贮存"和"读出"的神经活动过程，可分为感觉记忆、短期记忆和长久记忆 3 个阶段。长久记忆又分为再认和重现两种。再认是以前感知的事物在眼前重现时能认识，重现则是以前感知的事物虽不在眼前出现，但可在脑中重现，即被想起。婴儿期只有再认而无重现，随年龄增长，重现能力亦增强。3 岁儿童可重现几个星期前的事情，4 岁儿童可重现几个月前的事。幼儿时期以机械记忆为主，精确性差。随着年龄的增长和思维、理解、分析能力的发展，记忆内容也越来越广泛、复杂。

三、思维的发展

思维是人应用理解、记忆和综合分析能力来认识事物的本质和掌握其发展规律的一种精神活动，是心理活动的高级形式。儿童1岁以后开始产生思维，3岁至学龄前期幼儿思维主要是具体形象思维，6～11岁儿童逐渐学会综合、分析、分类、比较等抽象思维方法，在此基础上进一步发展独立思考的能力。

四、想象的发展

想象是对感知到的事物形象进行思维加工、改组并创造出新形象的思维活动。新生儿没有想象能力，1～2岁幼儿有想象的萌芽，学龄前期儿童想象的主题易变，学龄期儿童有意想象和创造性想象迅速发展。

五、情绪、情感的发展

情绪是个体生理或心理需要是否得到满足时的心理体验和表现，情感则是在情绪的基础上产生的对人、物关系的体验，属较高级复杂的情绪。新生儿离开母体环境常表现出不安、啼哭等消极情绪，而哺乳、抚摸、拥抱等则可使其情绪愉快。婴幼儿情绪表现特点为时间短暂，易变化，反应强烈，外显而真实。随年龄增长逐渐能有意识地控制自己的情绪，要及时关注婴幼儿情绪变化，缓解其焦虑、恐惧、愤怒等负面情绪，保证婴幼儿心理健康发展。养成规律的生活方式，营造融洽的家庭气氛，保持适度的社交活动，能使儿童维持良好、稳定的情绪和情感，有益于智能发展和优良品德的养成。

六、意志的发展

意志为自觉地、主动地调节自己的行为，克服困难以达到预期目标或完成任务的心理过程。新生儿无意志，随着语言、思维的发展，婴幼儿开始有意志的萌芽。随着年龄增长，儿童意志逐步形成和发展。成人可通过日常生活、游戏和学习等来培养孩子积极的意志，增强其自制力、独立性和责任感。

七、个性和性格的发展

个性是个人处理环境关系时所表现出来的与他人不同的习惯、行为方式和倾向性，包括思维方式、情绪反应、行为风格等。性格是在人的内动力与外环境产生矛盾和解决矛盾的过程中发展起来的，具有阶段性。婴儿期由于生理需要均依赖成人，逐渐建立对亲人的依赖性和信赖感。幼儿有一定自主感，但又未脱离对亲人的依赖，常出现违拗言行与依赖行为相交替现象。学龄前儿童生活基本能自理，主动性增强，但失败时易出现失望和内疚。学龄儿童重视自己勤奋学习的成就，如不能发现自己学习潜力将产生自卑。青少年社交增多，心理适应能力加强但容易波动，在感情问题、人际交往、职业选择、道德评价和人生观等问题上处理不当时易发生性格变化。性格一旦形成即相对稳定。

> **链接**
>
> **青春期闭锁心理**
>
> 闭锁心理是青少年发育过程中的一种阶段性心理现象。当青少年进入青春期后，心理上大都会出现闭锁性，即出现隐秘的心理特征。表现为把自己封闭起来，平时很少与人交流，内心的矛盾从不外露，当困难和矛盾得不到解决时，往往因焦虑而自卑，甚至自暴自弃。闭锁心理是青春期心理的一个普遍存在而又特殊的标志，中学生在消极情绪控制之下，封闭与外界的心理交流，若不能及时疏导，将会发展成较为严重的心理障碍。
>
> 走出闭锁心理的方法：第一，要努力提高自身的素质，成为一个值得尊重的人。正确认识自我，努力学习，善于思考。第二，充实自己的生活，主动与人交往，建立良好的人际关系。第三，热心助人，对人坦诚相见。第四，多参加体育运动，强身健体，运动时肌肉是紧张的，神经却是放松的。

自 测 题

A_1/A_2 型题

1. 关于儿童生长发育叙述错误的是（　　）
   A. 生长发育是一个连续过程
   B. 生长发育遵循一定规律
   C. 各系统器官发育的速度一致
   D. 有一定的个体差异性
   E. 受遗传和环境因素影响

2. 小儿生长发育规律正确的是（　　）
   A. 由下到上　　B. 由远到近
   C. 由细到粗　　D. 由复杂到简单
   E. 由低级到高级

3. 反映骨骼发育的重要指标是（　　）
   A. 体重　　　　B. 身高（长）
   C. 出牙早迟　　D. 囟门大小
   E. 头围

4. 生长发育最迅速的时期是（　　）
   A. 围生期　　　B. 新生儿期
   C. 婴儿期　　　D. 幼儿期
   E. 学龄前期

5. 脊柱出现腰椎前凸的时间是（　　）
   A. 出生时　　　B. 3个月
   C. 6个月　　　D. 9个月
   E. 1岁

6. 5岁小儿，身高113cm，体重19kg，牙齿20颗，会系鞋带，其发育状况为（　　）
   A. 肥胖　　　　B. 发育迟缓
   C. 营养不良　　D. 身材高大
   E. 在正常范围内

7. 新生儿视觉的清晰范围为（　　）
   A. 5～10cm　　B. 10～15cm
   C. 15～20cm　　D. 20～25cm
   E. 25～30cm

8. 某小儿，开始学会用拇指和示指取物，预计其年龄为（　　）
   A. 1～2个月　　B. 3～4个月
   C. 5～6个月　　D. 7～8个月
   E. 9～10个月

9. 下列关于小儿心理活动描述正确的是（　　）
   A. 婴儿以有意注意为主
   B. 6个月的婴儿能有重现记忆
   C. 学龄前期儿童以具体形象思维为主
   D. 新生儿有想象力
   E. 新生儿也有意志

10. 头围与胸围大致相等的年龄是（　　）
    A. 6个月　　　B. 1岁
    C. 2岁　　　　D. 5岁
    E. 12岁

（汪云燕）

第 3 章 儿童保健

第 1 节 各年龄期儿童特点及保健

案例 3-1

王女士儿子刚满月，王女士带其来医院进行健康咨询和预防接种。

问题： 1. 请护士给王女士儿子做保健指导。

2. 王女士儿子按免疫规划程序应该接种什么疫苗？

一、胎儿特点及保健

（一）胎儿特点

胎儿的发育与孕母的健康、营养、情绪和生活环境等情况密切相关。因此胎儿的保健重点是加强对孕母的保健，包括产前保健和产时保健。

（二）胎儿保健

1. 产前保健

（1）预防遗传性疾病　应大力提倡和普及婚前检查及遗传咨询，禁止近亲结婚。遗传咨询的对象包括确诊或怀疑有遗传病者、家族连续发生不明疾病者、家族有与遗传相关的先天性畸形或智力低下者。

（2）预防先天畸形和早产、流产等　胎儿期是致畸敏感期，孕母应避免接触放射线和铅、汞、苯、有机磷农药等有毒化学物质；避免吸烟、酗酒及滥用药物；避免孕期（特别是妊娠早期）感染及妊娠合并症。

（3）保证充足的营养　胎儿生长发育所需营养物质完全依赖孕母供给，孕母要注意膳食搭配，保证营养摄入均衡，特别是妊娠后期应加强补充铁、钙、锌、维生素 D 等营养素。同时，孕母也要注意防止营养物质摄入过多而导致胎儿体重过重，影响分娩和出生后的健康状况。

（4）创设良好的生活环境　避免环境污染，注意劳逸结合，保持心情愉悦。

2. 产时保健　预防产伤和产时感染。帮助孕母选择正确的分娩方式，分析各种助产方式的优劣，选择合适的助产器械。如有胎膜早破、胎粪吸入、脐带脱垂及产程延长等情况发生时，可增加胎儿感染机会，应给予特殊监护和积极处理。

二、新生儿特点及保健

（一）新生儿特点

新生儿脱离母体后需要经历一系列重要的调整和变化，才能适应宫外的新环境，而且新生儿各组织和器官发育尚不成熟，调节功能差，抵抗力低，病情变化快，发病率和死亡率较高。

（二）新生儿保健

1. **产后保健** 新生儿娩出后，迅速擦干身体，并清除口鼻腔分泌物；及时给予眼部用药；严格消毒、结扎脐带；记录新生儿出生阿普加（Apgar）评分、生命体征、体重与身长等。新生儿及母亲状况良好者，送入母婴室，按需哺乳，鼓励母婴皮肤多接触，注意观察有无黄疸；早产儿、低体重儿等高危儿送入监护室，预防并及时处理新生儿缺氧、窒息、低体温、低血糖和颅内出血等情况。

2. **家庭访视** 新生儿期家庭访视共4次。4次访视时间分别是：①出院后1~2天的初次访视。②出生后5~7天的周访视。③出生后10~14天的半月访视。④出生后27~28天的满月访视。高危儿或者检查发现有异常者适当增加访视的次数。家访的目的在于早期发现问题，早期干预，从而降低新生儿疾病发生率或减轻疾病的严重程度。

访视的内容包括：①了解基本情况，如新生儿出生、吃奶、睡眠、哭声、大小便、母乳分泌情况等。②详细的体格检查，观察新生儿的面色、呼吸、脐部、黄疸等情况；测量体重、身长、体温、脉搏等。③指导日常护理，新生儿的保暖、喂养、沐浴、衣着等。④预防疾病和意外。⑤指导早期教养。

3. **保暖** 新生儿房间应空气清新，阳光充足。室内温度保持在22~24℃，相对湿度为55%~65%。冬季注意保温，防止烫伤；夏季防止护理不当引起体温过高。因此，应随着气温的变化，调节环境温度，增减新生儿衣物、包被等。

4. **合理喂养** 母乳喂养是最佳的喂养方式。访视时应宣传母乳喂养的优点，评估母亲乳汁分泌及乳头、乳房情况，教授正确哺乳的方法和技巧，指导母亲观察乳汁分泌是否充足，新生儿吸吮是否有力。若母乳分泌充足，母亲可有乳房胀痛或乳汁溢出等现象。早产儿、低出生体重儿吸吮力强者可按正常新生儿的喂养方法进行，按需授乳；吸吮力弱者可将母乳挤出，用小勺或滴管喂养，每次量不宜过大，以免吸入气管。部分药物可通过乳汁分泌，如地西泮、异烟肼、氯霉素等，故乳母应在医生指导下用药。母乳分泌不足或无母乳者，应指导采取科学的人工喂养。

5. **日常护理** 指导家长观察新生儿的一般情况，如精神状态、面色、呼吸、体温、哭声和大小便等情况。每天沐浴，新生儿脐带未脱落前要注意保持脐部干燥，保持臀部皮肤清洁干燥，以防尿布性皮炎；衣服选择质地柔软、吸水性强及透气性好的棉质材料，样式宜简单、宽松、易穿脱。新生儿衣柜不宜放置樟脑丸，以免引起新生儿溶血。

6. **预防疾病和意外** 母亲及家属在哺乳和护理新生儿前应洗手；有传染性疾病者避免接触新生儿；按时接种卡介苗和乙肝疫苗；防止包被蒙头过严和哺乳姿势不当引起新生儿窒息。

7. **促进亲子间的情感联结** 鼓励家长为新生儿做抚触，经常拥抱新生儿，与其说话，为其唱歌，进行情感交流，培养亲子感情，促进新生儿神经系统的发育，培养新生儿对周围环境的定向力及反应能力。

三、婴儿特点及保健

（一）婴儿的特点

婴儿期是生长发育第一个高峰，对能量和营养素尤其是蛋白质的需求量相对较多，但消化系统功能发育尚不完善，易出现消化功能紊乱和营养不良等疾病，故此期应保证充足的营养；随着月龄的增加，婴儿通过胎盘从母体获得的免疫物质逐渐减少，而自身的免疫功能尚未成熟，故易患肺炎等感染性疾病。

（二）婴儿的保健

1. 合理喂养　4～6个月内的婴儿提倡母乳喂养，对于人工喂养或部分母乳喂养者应首选配方奶粉。婴儿满6个月起必须添加辅食，从富含铁的泥糊状食物开始，家长应掌握添加辅食的顺序和原则、食物的选择和制作方法等。在添加辅食的过程中，家长要注意观察婴儿的粪便，及时判断食物引入是否恰当；注意避免或减少食物过敏的发生。

2. 日常护理　勤换衣物，有条件者应每天沐浴，浴后要特别注意擦干皮肤皱褶处。婴儿前囟易形成鳞状污垢或痂皮，可涂植物油，待痂皮软化后用婴儿专用洗发液和温水洗净，不可强行剥离，以免引起皮肤破损和出血；衣着应简单、宽松，易穿脱，婴儿颈短，上衣不宜有领，最好穿连体衣裤，以利胸廓发育；注意按季节增减衣物和被褥，以婴儿两足温暖为宜；培养良好的睡眠习惯；指导家长用软布或指套牙刷帮助小儿清洁牙龈和刚萌出的乳牙，减轻出牙时的不适。婴儿不宜含着奶嘴入睡，以免发生"奶瓶龋"。不良吸吮习惯可对口腔产生异常压力，导致反颌、错颌、颜面狭窄等畸形，注意吸吮奶嘴的正确姿势。加强婴儿户外活动，呼吸新鲜空气和晒太阳，增强体质和预防佝偻病的发生。

3. 早期训练　婴儿出生后，应尽早开始语言培养，起初可逗引婴儿"咿呀"学语，逐渐对简单语言做出动作反应，再到有意识地模仿发音。利用日常接触的人和物，引导婴儿把语言同人和物及动作联系起来；可通过玩具、播放音乐、说话、唱歌等，加强视、听能力的训练；婴儿控制排便的能力与神经系统的发育程度有关，存在个体差异，随着食物性质的改变和消化功能发育逐渐完善，婴儿大便次数逐渐减少至每天1～2次时，即可开始训练定时大便。

4. 防止意外　此期常见意外事故有异物吸入、窒息、中毒、烧伤和烫伤及跌倒或坠床等，应注意预防。

5. 预防疾病和促进健康　婴儿对传染性疾病普遍易感，必须认真完成基础免疫，在某种传染病流行期间尽量避免婴儿到人群拥挤处。定期进行健康检查和生长发育监测，尽早发现营养不良、佝偻病、贫血等疾病，及时给予干预和治疗。保健人员还应对婴儿腹泻、湿疹、尿布性皮炎等常见的健康问题给予健康指导。

四、幼儿特点及保健

（一）幼儿特点

幼儿体格生长速度较前减慢，神经心理发育较快。但免疫功能仍不健全，感染性和传染性疾病发病率仍较高，易发生意外伤害；与外界环境接触机会增多，幼儿的社会心理发育迅速，易出现心理问题。

（二）幼儿保健

1. 合理安排膳食　供给足够的能量和优质蛋白，保证营养充足且均衡。帮助家长了解幼儿进食的特点，指导家长掌握合理的喂养方法和技巧。应鼓励幼儿自己进食，先放少量、小块可以用手拿的食物，吃完后再添加，使其不感到家长的强迫，保持愉快、放松的就餐氛围，不要惩罚幼儿，以免影响幼儿食欲；食物种类和制作方式要多样化，增强幼儿食欲。注意培养幼儿不挑食、不偏食、专心进食等良好的饮食习惯，家长要改正自身的不良饮食习惯，为幼儿树立良好榜样。此外，还要注意培养幼儿的就餐礼仪，如不能将自己喜欢的菜拿到自己面前等。注意培养幼儿良好的进食习惯，就餐前15min让幼儿做好心理和生理上的就餐准备，避免餐前过度兴奋或疲劳。

2. 日常护理　幼儿衣着应宽松、保暖、轻便，利于穿脱和活动；颜色鲜艳，便于识别；保证充足的睡眠，每晚睡10～12h，白天小睡1～2次；幼儿睡前常需要人陪伴，或带一个喜欢的玩具上床，以使他们有安全感；在父母指导下学会刷牙，早晚各一次，饭后漱口，少吃易致龋齿的食物，如糖果、甜品等。家长每半年或1年带幼儿进行一次口腔检查。

3. 早期教育　此阶段应培养良好的卫生和生活习惯，鼓励和帮助其自主完成洗手，穿、脱衣，剪指甲，养成饭前便后洗手，不吃掉在地上的食物，不随地吐痰和大小便，不乱扔垃圾等习惯；完成大、小便训练，大便训练较小便训练先完成，在训练过程中，家长应注意多采用赞赏和鼓励的方式，训练失败时不要表现出失望或责备幼儿；可以通过选择不同的玩具来促进幼儿动作的发育，提高幼儿的注意力、想象力和思维能力；与幼儿多交谈互动，鼓励幼儿多说话、做游戏、讲故事、唱歌等，促进幼儿语言和动作发育；注意幼儿的思想品德教育，培养其与人分享、尊重长辈及使用礼貌用语等行为。

4. 预防疾病和意外　继续进行预防接种，定期健康检查，预防龋齿和筛查听力、视力异常，进行生长发育系统监测。指导家长防止幼儿异物吸入、烫伤、中毒、跌伤、交通事故等意外的发生。

5. 心理行为问题　幼儿常见的心理行为问题有违拗、发脾气和破坏性行为等。幼儿控制情绪的能力与其语言、思维的发展有关。此期幼儿语言的表达能力往往落后于其思维，所以容易发生生理性口吃。父母应保持耐心，帮助幼儿恢复平静，及时回应他们的需要。如幼儿的需求时常得不到满足，则幼儿可能控制不住自己的情绪而发脾气或发生破坏性行为。此外，父母尽量预见性地处理问题，减少幼儿产生消极情绪的机会；并用诱导的方法而不是强制的方法处理幼儿的行为问题，以减少对立情绪。

五、学龄前儿童特点及保健

（一）学龄前儿童特点

学龄前儿童体格发育速度减慢，智力发展迅速。学龄前是儿童性格形成的关键时期，具有较大的可塑性。自理能力和机体抵抗力增强，但仍易患免疫性疾病如急性肾炎等；喜爱模仿而无经验，易发生意外。

（二）学龄前儿童保健

1. 合理营养　保证充足的热能和蛋白质的摄入，烹饪食物时粗、细、荤、素合理搭配；注意培养儿童健康的饮食习惯和良好的进餐礼仪；家长可以对其进行营养、食品安全和防止食物烫伤等知识教育。

2. 日常活动　鼓励和训练儿童独立完成进食、洗脸、刷牙、穿衣、如厕等日常活动；保证充足的睡眠，每天睡眠时间11h左右，学龄前儿童想象力丰富，可能导致其怕黑、做噩梦等，儿童不敢一个人单独睡觉，常需要成人陪伴，也可在卧室内开一盏小夜灯，以减轻儿童紧张情绪。

3. 早期教育　家长应为儿童创造一定的社会交往环境，教给儿童适宜的交往方式和基本社会规则，鼓励儿童勇于表达自己的意见，解决矛盾和问题。在游戏中培养儿童关心集体、遵守纪律、团结协作、热爱劳动等良好品质。安排儿童完成手工制作，学习绘画、弹奏乐器、唱歌和跳舞，参观动物园、植物园和博物馆等活动，培养他们多方面的兴趣和想象，引导儿童智力发展，增强其思维能力和动手能力。

4. 预防疾病和意外　每年进行1～2次健康检查和体格测量，筛查与矫治近视、龋齿、寄生虫感染等常见病以及免疫性疾病。加强预防接种。加强安全教育，预防外伤、溺水、中毒、交通安全事故等意外的发生。

5. 常见的心理行为问题　常见的心理行为问题包括吮手指和咬指甲、遗尿、手淫、攻击性或破坏性行为等，家长应针对原因采取有效措施。

六、学龄儿童特点及保健

（一）学龄儿童特点

学龄儿童大脑皮质功能发育更加成熟，认知和心理社会发展非常迅速。是儿童接受科学文化教育的关键时期，也是儿童心理发展的重大转折时期，同伴、学校和社会环境对其影响较大。机体抵抗力增强，发病率逐渐降低，但要注意用眼卫生和口腔卫生，端正坐、立、行姿势，防治精神、情绪和行为等方面的问题。

（二）学龄儿童保健

1. 合理营养　保证营养充足且均衡，重视早餐和课间餐，注意补充含铁丰富的食物，预防贫血。饮食习惯和方式受大众传媒、同伴和家人的影响较大，应加强营养卫生宣教，避免食用变质和不洁净的食物，纠正挑食、偏食、吃零食及暴饮暴食等不良习惯。

2. 日常生活与体格锻炼　日常生活已能基本自理，但剪指甲、清洁耳朵和整理用物等方面仍需帮助，保证每天9～10h睡眠时间。应每日进行户外活动和体格锻炼，体格锻炼时，应注意环境适宜、锻炼方式适当和运动量循序渐进，不能操之过急。

3. 预防疾病和意外　体格检查每年1次。继续按时预防接种：预防近视、脊柱异常弯曲、龋齿等的发生；培养良好的卫生习惯，预防肠道寄生虫病。常见的意外伤害有车祸、溺水、擦伤、割伤、挫伤、扭伤或骨折等，要加强儿童法治教育，学习交通规则和意外事故的防范知识，减少伤残的发生。

4. **培养良好习惯** 杜绝吸烟、饮酒、随地吐痰等不良习惯，提供适宜的学习环境，培养良好的学习习惯和性情，加强素质教育，通过体育锻炼培养儿童的毅力和奋发精神，通过兴趣的培养陶冶高尚情操。学习是儿童生活的重要组成部分，家长应帮助儿童提高学习兴趣，促进求知欲，帮助儿童养成热爱学习、快乐学习、独立学习的良好习惯。

5. **保护自尊心** 学龄儿童，尤其是小学高年级儿童，对待事情会有自己的看法。父母应尊重儿童，遇事多听孩子的想法，多与孩子沟通，帮助儿童分析问题，判断对错，促进儿童自信心、自尊心的发展。

6. **常见的心理行为问题** 对学校的不适应是此期常见问题，表现为焦虑、惊恐或拒绝上学。学校与家长应相互配合，查明原因，采取相应措施，帮助儿童适应学校生活。学习困难儿童应排除注意缺陷多动障碍、情绪行为问题及特殊发育障碍等。

七、青少年特点及保健

（一）青少年特点

青少年时期是体格发育的第二个高峰期。认知、心理、社会和行为发展日趋成熟，但神经内分泌调节尚不稳定，面对更多的社会压力，会出现一些特殊问题，是一生中决定体格、体质、心理和智力发育和发展的关键时期。

青少年的生长发育在性激素的作用下明显加快，表现为体重、身高明显增加并有明显的性别差异。由于性的成熟，他们对异性产生了好奇，滋生了对性的渴望，但这种愿望和情绪又不能公开表现，所以，他们常感到压抑。

此外，由于生理发育十分迅速，他们有了成人感，在对人对事的态度、情绪、情感的表达以及行为的内容和方式等方面都发生了巨大变化。他们渴望社会、学校和家庭能给予他们成人式的信任和尊重。但其心理还处于从幼稚向成熟过渡的时期，对事物的看法带有很大的片面性及表面性；在人格特点上，缺乏成人深刻而稳定的情绪特点，缺乏承受责任、克服困难的意志力；社会经验也十分匮乏。故其身心发展处在一种非平衡状态，容易出现心理冲突和矛盾。

（二）青少年保健

1. **加强营养** 青少年体格生长迅速，应增加营养素的摄入。青少年受大众传媒和同伴影响，喜欢吃一些营养成分不均衡的快餐食品，加之经常不吃早餐，尤其女孩开始关心自己的外貌和身材，出现过度偏食或挑食，易发生营养不良。应正确指导青少年选择营养充足的食物和保持良好的饮食习惯。

2. **日常活动** 保持良好的个人卫生。加强少女的经期卫生指导，如保持生活规律，避免经期受凉、剧烈运动及重体力劳动，注意会阴部卫生，禁止坐浴等。保证充足的睡眠，养成早睡早起的睡眠习惯，家长应起到榜样和监督作用。适当的体格锻炼，对促进青少年的健康成长十分重要。

3. **预防疾病和意外** 重点防治龋齿、屈光不正、肥胖、神经性厌食、月经不调、痤疮、脊柱异常弯曲、结核病、风湿病和沙眼等，应定期检查，早发现、早治疗。由于青春期神经内分泌调节不稳定，可能出现良性甲状腺肿、自主神经功能紊乱等，女孩易出现月经不规律、痛经等。常见的意外有运动创伤、车祸、溺水及打架斗殴等，以男性青少年多见，此期应加强安全教育。

4. 性教育　性教育是青少年健康教育的重要内容，家长、学校和保健人员可通过交谈、宣传手册、卫生课等方式介绍生殖器官的结构与功能、第二性征、月经和遗精、妊娠及性传播疾病等知识。正确认识异性交往，提倡正常的男女同学之间交往，并自觉抵制黄色书刊、录像等。对于青少年的自慰行为应给予正确引导，避免夸大其对健康的危害，以减少恐惧、苦恼和追悔的心理冲突和压力。

5. 常见的心理行为问题　常见的心理行为问题为多种原因引起的出走、自杀及对自我形象不满而出现的心理问题等。家庭及社会应给予重视，并采取积极的措施解决此类问题。

第2节　免疫规划

国家免疫规划是指按照国家或者省、自治区、直辖市确定的疫苗品种、免疫程序或者接种方案，在人群中有计划地进行预防接种，以预防和控制特定传染病的发生和流行。免疫规划的核心是预防接种。

一、免疫规划内容

用于预防接种的免疫制剂有主动免疫制剂和被动免疫制剂。

（一）主动免疫及常用制剂

主动免疫是指机体对抗原刺激产生特异性应答所建立的免疫。

主动免疫制剂统称为疫苗。按生物性质可分为灭活疫苗、减毒活疫苗、多糖疫苗、亚单位疫苗及基因工程疫苗、合成疫苗等类型。

（二）被动免疫及常用制剂

被动免疫是指机体通过获得外源性免疫效应分子（如抗体等）或免疫效应细胞而获得的相应免疫力。

被动免疫制剂包括特异性免疫球蛋白、抗毒素、抗毒血清。此类制剂来源于动物血清，注射后容易引起过敏反应或血清病，应慎重使用。

二、免疫程序

2021年3月国家卫健委发布《国家免疫规划疫苗儿童免疫程序及说明（2021年版）》（表3-1）。我国国家免疫规划疫苗儿童免疫程序包括11种疫苗，预防12种传染性疾病，分别是乙型病毒性肝炎、结核病（主要指结核性脑膜炎、粟粒性肺结核等）、脊髓灰质炎、百日咳、白喉、破伤风、麻疹、风疹、流行性腮腺炎、流行性乙型脑炎、流行性脑脊髓膜炎、甲型病毒性肝炎。

表 3-1 国家免疫规划疫苗儿童免疫程序表（2021 年版）

可预防疾病	疫苗种类	接种途径	剂量	出生时	1月	2月	3月	4月	5月	6月	8月	9月	18月	2岁	3岁	4岁	5岁	6岁
乙型病毒性肝炎	乙肝疫苗	肌内注射	10或20μg	1	2					3								
结核病[1]	卡介苗	皮内注射	0.1ml	1														
脊髓灰质炎	脊灰灭活疫苗	肌内注射	0.5ml			1	2											
	脊灰减毒活疫苗	口服	1粒或2滴					3										4
百日咳、白喉、破伤风	百白破疫苗	肌内注射	0.5ml				1	2	3				4					
	白破疫苗	肌内注射	0.5ml															5
麻疹、风疹、流行性腮腺炎	麻腮风疫苗	皮下注射	0.5ml								1		2					
流行性乙型脑炎[2]	乙脑减毒活疫苗	皮下注射	0.5ml								1			2				
	乙脑灭活疫苗	肌内注射	0.5ml								1、2			3				4
流行性脑脊髓膜炎	A群流脑多糖疫苗	皮下注射	0.5ml							1		2						
	A群C群流脑多糖疫苗	皮下注射	0.5ml												3			4
甲型病毒性肝炎[3]	甲肝减毒活疫苗	皮下注射	0.5ml或1.0ml										1					
	甲肝灭活疫苗	肌内注射	0.5ml										1	2				

注：1. 主要指结核性脑膜炎、粟粒性肺结核等。

2. 选择乙脑减毒活疫苗接种时，采用两剂次接种程序。选择乙脑灭活疫苗接种时，采用四剂次接种程序；乙脑灭活疫苗第1、2剂间隔7～10天。

3. 选择甲肝减毒活疫苗接种时，采用一剂次接种程序。选择甲肝灭活疫苗接种时，采用两剂次接种程序。

"糖丸之父"顾方舟

1955年,全国多地暴发脊髓灰质炎(俗称小儿麻痹症)疫情。1957年,顾方舟临危受命,开始进行脊髓灰质炎疫苗研究工作。次年,顾方舟首次分离出脊髓灰质炎病毒,之后又成功研制了"液体""糖丸"两种活疫苗。在疫苗研制的Ⅰ期临床试验阶段,为了检验疫苗对人体是否有副作用,顾方舟曾冒着瘫痪的危险,喝下了一小瓶疫苗溶液。一周过去,他发现自己的生命体征没有出现异常,于是又做了一个惊人的决定:让自己不满一岁的儿子服用疫苗,证明疫苗对儿童同样安全。顾方舟使人类搭上健康方舟,他坚持不懈,始终践行医疗工作者的使命。

三、预防接种的注意事项

(一)常见特殊健康状态儿童预防接种

1. **早产儿与低出生体重儿** 早产儿和低出生体重儿如医学评估稳定并且处于持续恢复状态(无须持续治疗的严重感染、代谢性疾病、急性肾脏疾病、肝脏疾病、心血管疾病、神经和呼吸道疾病),按照出生后实际月龄接种疫苗。

2. **过敏** 所谓"过敏性体质"不是疫苗接种禁忌。对已知疫苗成分严重过敏或既往因接种疫苗发生喉头水肿、过敏性休克及其他全身性严重过敏反应的患者,禁忌继续接种同种疫苗。

3. **人类免疫缺陷病毒(HIV)感染母亲所生儿童** 对于HIV感染母亲所生儿童的HIV感染状况分3种:①HIV感染儿童;②HIV感染状况不详儿童;③HIV未感染儿童。由医疗机构出具儿童是否为HIV感染、是否出现症状、或是否有免疫抑制的诊断。HIV感染母亲所生小于18月龄婴儿在接种前不必进行HIV抗体筛查,按HIV感染状况不详儿童进行接种。对不同HIV感染状况儿童接种国家免疫规划疫苗的建议见表3-2。

表3-2 对不同HIV感染状况儿童接种国家免疫规划疫苗的建议

疫苗种类	HIV感染儿童		HIV感染状况不详儿童		HIV未感染儿童
	有症状或有免疫抑制	无症状或无免疫抑制	有症状或有免疫抑制	无症状	
乙肝疫苗	√	√	√	√	√
卡介苗	×	×	暂缓接种	暂缓接种	√
脊灰灭活疫苗	√	√	√	√	√
脊灰减毒活疫苗	×	×	×	×	√
百白破疫苗	√	√	√	√	√
白破疫苗	√	√	√	√	√
麻腮风疫苗	×	√	×	√	√
乙脑灭活疫苗	√	√	√	√	√
乙脑减毒活疫苗	×	×	×	×	√
A群流脑多糖疫苗	√	√	√	√	√
A群C群流脑多糖疫苗	√	√	√	√	√
甲肝减毒活疫苗	×	×	×	×	√
甲肝灭活疫苗	√	√	√	√	√

注:暂缓接种指当确认儿童HIV抗体阴性后再补种,确认HIV抗体阳性儿童不予接种。"√"表示"无特殊禁忌";"×"表示"禁止接种"。

4. 免疫功能异常　除 HIV 感染者外的其他免疫缺陷或正在接受全身免疫抑制治疗者，可以接种灭活疫苗，原则上不予接种减毒活疫苗（补体缺陷患者除外）。

5. 其他特殊健康状况　①下述常见疾病不作为疫苗接种禁忌：生理性和母乳性黄疸，单纯性热性惊厥史，癫痫控制处于稳定期，病情稳定的脑疾病、肝脏疾病、常见先天性疾病（先天性甲状腺功能减退症、苯丙酮尿症、唐氏综合征、先天性心脏病）和先天性感染（梅毒、巨细胞病毒和风疹病毒感染）。②对于其他特殊健康状况儿童，如无明确证据表明接种疫苗存在安全风险，原则上可按照免疫程序进行疫苗接种。

（二）接种前准备

1. 环境准备　光线明亮，空气清新流通，室内温、湿度适宜，接种用品及急救用品摆放有序。

2. 心理准备　做好解释、宣传工作，消除家长和儿童紧张、恐惧心理。接种不宜空腹进行，以免发生晕针。

3. 疫苗制剂的准备　检查生物制品标签，包括名称、批号、有效期及生产单位，并做好登记；检查安瓿有无裂痕，药液有无发霉、杂质、凝块、变色等。

（三）接种时护理

1. 严格执行免疫程序　掌握接种的剂量、次数、间隔时间和不同疫苗的联合免疫方案。及时记录及预约，交代接种后的注意事项及处理方法。

2. 严格执行查对制度和无菌操作原则　仔细核对儿童姓名、年龄、疫苗名称及剂量、用药途径等；严格执行无菌操作规程，接种活疫苗时，只能用 70%～75% 乙醇消毒皮肤，待干后注射；疫苗开封后应在 2h 内用完；接种后剩余活疫苗应烧毁。

3. 其他　未接种卡介苗的 <3 月龄儿童可直接补种，3 月龄至 3 岁儿童对结核菌素纯蛋白衍生物或卡介菌蛋白衍生物试验阴性者，应予补种，≥4 岁儿童不予补种。

四、预防接种后反应及处理

（一）一般反应

接种后数小时至 24h 或稍后，出现发热和局部红肿和硬结、伴有疼痛，或伴有淋巴结肿大、食欲减退、乏力、全身不适等反应。多数儿童属轻微反应，持续 1～2 天消退，无须特殊处理，注意休息，多饮水即可。反应较重时，可物理降温，如局部红肿和硬结继续扩大、高热不退，应到医院诊治。

（二）异常反应

极少数儿童可能发生过敏性休克、晕针、过敏性皮疹等。一旦发生过敏性休克，应使患儿平卧，头稍低，注意保暖，给予氧气吸入，并立即皮下或静脉注射 1∶1000 肾上腺素 0.5～1ml，病情稍稳定后，应尽快转至医院进一步治疗。如发生晕针，患儿应立即平卧、头低卧位、保持安静，给予热糖水，一般可恢复正常。过敏性皮疹患儿可服用抗组胺药物。

（三）偶合症

接种者身体处于某种疾病潜伏期，接种后巧合发病，但疾病的发生与疫苗接种无关，仅是时间上巧合，如夏季偶合腹泻、冬季偶合流感等情况。

自测题

A₁/A₂ 型题

1. 关于百白破初种年龄，下列正确的是（ ）
   A. 出生后1个月　　B. 出生后2个月
   C. 出生后3个月　　D. 出生后4个月
   E. 出生后5个月

2. 满8个月的小儿应接种的疫苗是（ ）
   A. 卡介苗
   B. 脊髓灰质炎疫苗
   C. 麻疹减毒活疫苗
   D. 百白破三联混合制剂
   E. 乙肝疫苗

3. 小儿，男，满1个月，刚刚注射完第二针乙肝疫苗，家长咨询下一针乙肝接种的时间，正确的是（ ）
   A. 3个月　　　　B. 6个月
   C. 9个月　　　　D. 12个月
   E. 15个月

4. 小儿，男，2个月，初种脊髓灰质炎疫苗，护士采取的接种方法正确的是（ ）
   A. 皮下注射　　　B. 皮内注射
   C. 肌内注射　　　D. 口服
   E. 静脉注射

A₃/A₄ 型题

（5～7题共用题干）

小儿，男，8个月，刚刚接种完麻疹疫苗，5min后突然出现烦躁不安，面色苍白，口周发绀，四肢湿冷，呼吸困难，脉搏细数。

5. 此时重要的护理措施是（ ）
   A. 端坐卧位　　　B. 降温
   C. 皮下注射肾上腺素　　D. 吸痰
   E. 心理护理

6. 接种麻疹疫苗时，护士选用的消毒剂应是（ ）
   A. 碘酊　　　　　B. 95%乙醇
   C. 过氧乙酸　　　D. 戊二醛
   E. 75%乙醇

7. 接种麻疹疫苗，在接种前，护士应询问有无过敏的食物是（ ）
   A. 牛奶　　　　　B. 母乳
   C. 鸡蛋　　　　　D. 米粉
   E. 菠菜

（8～10题共用题干）

小儿，男，1个月，今天接种了乙肝疫苗。

8. 护士提醒家长下次应接种的疫苗是（ ）
   A. 乙脑疫苗　　　B. 水痘疫苗
   C. 麻疹疫苗　　　D. 流脑疫苗
   E. 脊髓灰质炎疫苗

9. 接种该疫苗，护士应告知的注意事项正确的是（ ）
   A. 接种前半小时内可以吃母乳
   B. 接种后半个小时内可以吃母乳
   C. 接种2h后可以喝配方奶粉
   D. 接种后半小时内可以喝热水
   E. 严重腹泻的患儿也可以接种

10. 初种该疫苗，护士采取的接种方法正确的是（ ）
    A. 皮下注射　　　B. 皮内注射
    C. 肌内注射　　　D. 口服
    E. 静脉注射

（张　雪）

第4章 住院患儿的护理

第1节 儿科医疗机构的组织特点

目前我国的儿童医疗机构有3类：儿童医院、妇幼保健院及综合医院中的儿科门诊与病房。儿童医疗机构的设置应以患儿及其家庭为中心，实施人性化管理。

一、儿科门诊

（一）儿科门诊的设置及特点

儿科门诊与普通门诊类似，设置有预诊处、挂号处、体温测量处、传染病隔离室、检查室、治疗室、采血室、化验室、输液室、药房、收费室等。根据医疗机构的规模可缩减合并，并且布局要合理，标志醒目，符合儿童的心理特点。

1.预诊处　儿童门诊必须设有预诊处，其目的：①及时发现急危重患儿，安排急诊就诊，并护送至急救室进行抢救。②检出传染病患儿，及时隔离，减少交叉感染。③协助患儿家长选择就诊的科室，节省就诊时间。

（1）地点　预诊室应设在医院内距大门最近处或在儿科门诊的入口处，与急诊、门诊、传染病隔离室相通。

（2）预诊方式　主要为简单扼要的问诊、视诊及必要的体检，短时间做出病情的判断。

2.挂号处　患儿经预诊后，挂号就诊。

3.体温测量处　发热儿童在就诊前需到体温测量处测试体温，体温计一人一用一消毒，如体温高达38.5℃以上，应酌情给予退热处理，并优先安排就诊，以防热性惊厥。

4.传染病隔离室　隔离室内应设有消毒隔离设备，如紫外线灯、洗手设备、隔离衣、检查台、压舌板、手电筒等，对疑似传染病患儿隔离治疗，防止交叉感染。

5.检查室　室内设有诊查桌、椅、床、屏风、玩具及洗手液等。

6.化验室　用于患儿实验室检查。

7.药房　与诊室相邻，方便患儿家长咨询和医生指导给药。

8.收费室　为方便患儿，应在诊区内设置。

9.治疗室　应备有各种治疗设备、药品，必要时可进行治疗。

10.其他　根据医院的规模，可以设置输液室、采血室、哺乳室、儿童娱乐场地等。

（二）儿童门诊的护理管理特点

1.维持良好的就诊秩序　儿童门诊人员流动性大，尤其是初次就诊者不熟悉就诊程序，护士应主动耐心地给予解释,并协助就诊。

2. **密切观察病情** 儿童病情变化快,护士在预诊、候诊等整个诊治过程中应观察患儿的病情变化,一旦发现紧急情况及时处理。

3. **预防交叉感染** 严格执行无菌操作技术和消毒隔离制度。根据传染病的流行情况,及时发现并隔离传染病患儿,以防交叉感染。

4. **提供健康教育** 积极宣传科学育儿的方法和疾病护理知识;对家长提出的问题要给予耐心的解释和必要的指导。

5. **避免差错事故** 严格执行各项操作规程、药品管理及查对制度,并随时注意儿童安全,防止发生意外事故。

6. **减轻患儿及家属的焦虑** 对重症患儿及其家长应给予心理支持,密切护患沟通,积极提供相关护理。

二、儿科急诊

(一)儿科急诊的设置

儿科急诊处于抢救患儿的第一线,除儿科门诊的设置外,还应有抢救室、观察室、小手术室等。

1. **抢救室** 应设抢救床2~3张,备有抢救器械(如呼吸机、监护仪、氧气源、吸氧设备、吸引器装置、除颤仪、儿童复苏设备、洗胃机等)、急救药品和无菌包。室内应备有抢救车,车上放置急救药品,如盐酸肾上腺素、异丙肾上腺素、阿托品、多巴胺、去乙酰毛花苷注射液、呋塞米、地西泮、地塞米松等。

2. **观察室** 设有病床及一般抢救设备,如中心供氧及负压吸引系统、电源、雾化器、输液设备等。患儿输液期间,可根据病情同时进行退热、雾化、吸痰等治疗,并按病房要求备有各种医疗文件。

3. **治疗室** 设有治疗台、药品柜、各种型号注射器、各种穿刺用物、各种导管及采血试管等。

4. **小手术室** 除一般手术室的基本设备外,还应准备清创缝合小手术、大面积烧伤的初步处理、骨折固定等器械用具及抢救药品。

(二)儿科急诊的护理管理特点

1. **重视急诊五要素** 人、医疗技术、药品、仪器设备及时间是急诊抢救的5个重要因素,缺一不可,其中人起主要作用。儿科急诊护士应有较强的组织抢救能力,还要体贴和照顾患儿家属。

2. **执行急诊岗位责任制度** 护士实行24h工作制,坚守岗位,经常巡视,观察病情变化并及时处理,随时做好抢救患儿的准备。

3. **建立急诊护理常规** 建立常见急诊患儿的抢救护理常规,使护理人员掌握常见疾病的抢救程序和要点,提高抢救成功率。

4. **加强急诊文件管理** 应有完整规范的急诊病历,注明患儿到达急诊的时间、接受诊治的时间等。完整的病历可保持抢救的连续性，为进一步治疗和护理提供依据。

5. **慎重对待口头医嘱** 紧急抢救时的口头医嘱，必须当面复述准确无误后执行。执行时须经双人核对，用过的药品包装保留备查，执行后督促医生开书面医嘱并及时补全记录。

三、儿科病房

（一）儿科病房的设置及特点

儿科病房一般应根据儿童年龄、病种及身心特点合理安排。每个病区收治 30～40 名患儿为宜。应设有病室、抢救室、护士站、医生办公室、治疗室、重症监护室、配膳室、配乳室、游戏室和厕所等。此外，病区需设有库房、值班室、仪器室等；规模较大的病区还应设家属接待室、新患儿入院观察室、足月儿室、早产儿室、隔离室和 1～2 间备用病室（供临时隔离或空气消毒时轮换使用）。

1. **普通病房** 分为大小病室，每间大病室可容纳 3～4 张床，每间小病室可放置 1～2 张床，作为观察、隔离用。每个床单位占地至少 $2m^2$，床间距为 1m，床与窗台的距离为 1m。每间病室均有洗手设备及夜间照明装置，地面、窗帘等处设有卡通图案，便于减轻患儿的恐惧感。

2. **重症监护室** 收治病情危重、需要观察及抢救的患儿。监护室应由监护病房、负压隔离室和辅助用房（治疗室、护士站、医护办公室等）及家长接待室等组成，室内应备有各种监护设备和抢救设备，为满足患儿家长的探视需求，可在监护室内安装视频探视系统，家长在监护室外可以通过屏幕看到患儿住院情况。

考点 儿科病房设置特点

（二）儿科病房的护理管理特点

1. **环境管理** 病室窗帘、床单、被套应适合儿童生理和心理特点，选用色彩明快、图形可爱的布料制作，使病室显得生动、活泼。

2. **生活管理** 病室内的生活制度要考虑儿童的病情与年龄特点，根据病情合理安排休息与活动时间。医院为患儿提供样式简单、柔软的棉布衣裤，可带有色彩明快的卡通图案，并定期更换，集中清洗消毒。饮食安排既要符合疾病的要求，又要能满足儿童生长发育的需要。每次用餐后食具均应进行消毒。根据不同年龄特点安排游戏及学习。

3. **安全管理** 病区中的设备要有保护措施。在治疗护理中要细心，严格执行查对制度。患儿在检查床或治疗台上时，必须有护士守护，病区地面应保持清洁干燥。经常检查消防装置，明确紧急出口（安全通道）及楼梯，并保持应急使用状态。使用的运输用具、手电筒等应放在固定位置，患儿离开病区外出检查时，应有家属或工作人员陪伴，危重患儿必须有医护人员护送。

4. **感染管理** 病室每天应定时通风换气；严格执行医院各项消毒隔离制度，不同病种患儿应尽量分室护理，患儿用过的物品经消毒处理后才能应用；在儿科病区中，对新生儿、正在接受化学药物治疗（化疗）的白血病患儿、肾病综合征患儿，以及其他机体抵抗力低下的患儿均应施行保护性隔离。病区中发现传染病患儿应立即报告、及时隔离，安排转科或转院，对患儿的污物、所住的病室要及时进行消毒处理，对曾与传染病患儿接触的易感儿应进行检疫。

5. 家属管理　为了防止交叉感染，保持病室清洁、整齐，应规定合理的探视制度。护士应向患儿家属耐心介绍及解释患儿病情，宣传、讲解有关患儿疾病的基础知识及预防知识。有危险的、能发出噪声的、不易消毒的玩具不要带入病室。

第 2 节　住院患儿的心理反应及护理

住院对儿童的生理和心理都会造成很大的影响。患儿入院初期通常会对陌生的环境、陌生的人群、医疗设备、紧张的气氛及噪声不能适应，护士应帮助患儿，尽量缩短患儿适应医院的时间，最大限度地减少对其身心的影响。

一、婴儿住院的心理反应及护理

1. 心理反应　婴儿期是儿童身心发育最快的时期，对住院的反应随月龄增加而有所不同。6 个月以前的患儿，出现的困扰尚不明显，但容易因住院导致婴儿和母亲开始建立的信任感中断。6 个月后患儿开始懂得认生，对母亲或抚育者的依恋性越来越强，故 6 个月至 1 岁的患儿住院反应强烈，主要表现为分离性焦虑，出现哭闹不止和拒绝陌生人的接触等。

2. 护理要点　尽量减少患儿与父母的分离，护理人员应多与患儿接触，使患儿与护士能够建立起信任感，满足患儿的生理需要。向家长了解并在护理中尽量保持患儿住院前的生活习惯，可把患儿喜爱的玩具或物品放在床旁。对小婴儿多给予抚摸、怀抱、微笑，提供适当的颜色、声音等感知觉的刺激，协助其进行全身或局部的动作训练，维持患儿正常生长发育。

二、幼儿住院的心理反应及护理

1. 心理反应　幼儿对母亲的依恋十分强烈，对住院误认为是惩罚。因对医院环境、生活等各方面的不熟悉，害怕被父母遗弃，由此产生分离性焦虑、孤独感和反抗情绪。具体表现为 3 个阶段。

（1）反抗　表现为哭闹，采用打、踢、跑等行为，寻找父母，拒绝他人的劝阻、照顾。

（2）失望　因不能找到父母而悲哀、沮丧，对周围一切事物都不感兴趣，易出现退行性行为，如吸吮自己的拇指或咬指甲、尿床、拒绝用杯子或碗而用奶瓶等。

（3）否认　住院时间长的患儿可进入此阶段。即把对父母的思念压抑下来，能与周围人交往，而且形成新的人际关系。表现得很愉快，以满不在乎的态度对待父母来院探望或离去。

2. 护理要点　以患儿能够理解的语言讲解医院的环境、生活安排，了解患儿表达需求的特殊方式。鼓励家长陪伴及照顾患儿，尽量固定护士，对患儿进行连续的、全面的护理。对患儿入院后出现的反抗、哭闹等，应予以理解，允许其发泄不满。为患儿创造表现其自主性的机会，如自己洗手、吃饭等，尽量满足其独立行动的愿望。

三、学龄前患儿住院的心理反应及护理

1. 心理反应　学龄前患儿如在住院后与父母分离，同幼儿一样会出现分离性焦虑，但表现较温和，如悄悄哭泣、难以入睡，能把情感和注意更多地转移到游戏、绘画等活动中，以此来控制和调节自己的行动，同时，怀疑被父母遗弃和受到惩罚。

2. 护理要点　护理人员要关心、爱护、尊重患儿，尽快熟悉患儿。介绍病房环境及其他患儿，以助其减轻陌生感。鼓励父母参与治疗和护理计划。根据患儿病情组织适当游戏，鼓励患儿表达情感、发泄恐惧和焦虑情绪及进行健康教育。

四、学龄患儿住院的心理反应及护理

1. 心理反应　此阶段患儿已进入学校学习，主要反应是与学校及同学分离，耽误了学习，感到孤独，担心会落后。患儿可能会有残疾或死亡的忧虑，或者因住院给家庭造成严重的经济负担而感到内疚；有的患儿因怕羞而不愿配合体格检查。由于此阶段患儿自尊心较强、独立性增加，心理活动很多，但表现比较隐匿。

2. 护理要点　护理人员要给患儿介绍有关病情、治疗和住院目的，解除患儿疑虑，取得患儿信任，密切护患关系。鼓励患儿与同伴和老师多联系，允许同伴来探望，了解学校及学习情况。进行体格检查及各项操作时，要采取必要的措施来维护患儿的自尊。提供自我护理的机会，引导他们安心地接受治疗。

五、青春期患儿住院的心理反应及护理

1. 心理反应　青春期患儿独立意识较强，心理适应能力强但情绪容易波动，住院后如果医护人员过多干涉，容易出现逆反心理，也会因为日常生活被打乱而焦虑不安。

2. 护理要点　护理人员应注意运用沟通技巧与之建立良好的护患关系，增加患儿的安全感，鼓励其表达情绪反应，以减轻焦虑情绪。尊重患儿，在治疗护理过程中提供给患儿部分选择权，使之更好地配合。

六、临终患儿住院的心理反应及护理

1. 心理反应　临终患儿心理反应与其对死亡的认识有关。①婴幼儿尚不能理解死亡。②学龄前儿童对死亡的概念仍不清楚，认为死亡是一种惩罚。学龄前儿童最害怕与父母分别，因此，他们对死亡的恐惧是长眠不醒所带来的分离和孤独。只要父母在身边，就能感到安全。③学龄儿童开始认识死亡，但并不理解死亡的真正意义，仅仅认为死亡是非常可怕的，对10岁以下的儿童来说，难以忍受的是病痛的折磨及与亲人的分离，而不是死亡的威胁；10岁以后的儿童逐渐懂得死亡是生命的终结，惧怕死亡及死亡前的痛苦。

2. 护理要点　护理人员应采取措施尽量减少临终患儿的痛苦，如稳、准、轻、快的操作，及时满足其心理、生理需要等。护士应向患儿父母提供护理指导。允许家长守护在患儿身边，参与适当照顾，鼓励父母搂抱、抚摸患儿。尽量固定护士对患儿进行连续护理，使患儿与护士建立起信任感。同时，以耐心、细致的护理服务支持患儿。结合10岁以后患儿对死亡的

理解程度，要认真面对患儿提出的死亡问题并给予回答，但避免给予预期死亡时间。随时观察患儿情绪变化，提供必要的支持与鼓励。

第3节 儿科护理常规

一、入院护理常规

1. 迎接新入院患儿 合理安排病室，如是危重患儿，应安置在抢救室，便于抢救。将感染性与非感染性患儿分室安置；将同病种急性期与恢复期患儿尽可能分室安置。护士应尽量协助满足患儿生理和心理需要，消除其恐惧感和情绪上的波动，为他们提供舒适的环境。准备病例，填写入院病例和有关各项目、卡片，做好记录，通知医生，暂留家长便于医生询问病情。

2. 入院介绍 向患儿及其家长介绍病区环境、患儿饮食、作息时间、探视制度、主管医生、主管护士及护士长等。

3. 清洁护理 按照医嘱及时对患儿进行分级护理，若病情允许，应在24h内完成患儿的卫生处置工作，如洗头、沐浴、剪指（趾）甲、更换衣物等。

4. 急危重症患儿的入院护理 ①对急危重症患儿，护士应先治疗、抢救，待病情稳定后，再完成其他入院常规工作。②患儿应尽量安置在靠近护士站的病房，备好急救器材和药品，密切关注病情变化，并积极配合医生抢救，做好护理记录。

二、住院护理常规

1. 基础护理 入院时测体重1次，住院后每周测体重1次；新生儿每周测体重2次。测量生命体征，新入院患儿3天内每天测体温3次，体温正常者3天后改为每天测2次，危重、发热、低体温者4h测1次，高热患儿1~2h测1次，退热处理后0.5~1h复测体温1次；根据患儿的病情酌情测脉搏、呼吸和血压。

2. 做好相关检查 入院24h内按医嘱完成血常规、尿常规、大便常规等检查。

3. 给药及安全护理 按医嘱准确给药，严格查对制度，初次用药要多观察、勤巡视，发现问题及时处理。

4. 饮食护理 按医嘱给予相应饮食。婴儿尽量母乳喂养，疾病诊疗期间不间断母乳喂养，并做好记录。

5. 休息与睡眠 病情允许时，不需过分限制活动，为患儿创造利于休息与睡眠的环境。

6. 病室消毒 普通病房每周消毒1次；新生儿病室、重症监护病室每日消毒1次；治疗室每日消毒2次；患儿出院或死亡后，床单位应进行终末消毒；保持室内空气流通。

7. 安全措施 病房窗外装有护栏、药柜上锁。禁止携带刀、剪入院。患儿外出必须由成年人带领，交接班时应清点病区患儿人数。防止坠床、烫伤、触电等安全事故发生。

三、出院护理常规

1. 做好出院患儿健康指导 根据不同疾病指导出院患儿回家后的注意事项、复诊要求、饮食及活动要求等，特殊情况随时就诊。

2. 办理出院手续　执行出院医嘱，填写出院申请单、结账及指导家长办理出院手续。

3. 征求意见　向患儿家长征求对医疗护理工作的意见，不断提高医疗护理水平。

4. 记录及整理有关文件　填写出院护理评估及有关登记表和卡片，注销各种卡片如诊断卡、床头卡等。

5. 床单位消毒　清理床单位，进行终末消毒。

第4节　儿童用药护理

药物治疗是防治疾病综合措施中的一个重要组成部分。由于儿童解剖、生理特点随其年龄增长而有差异，故对药物的反应亦不同。所以，对儿童用药必须慎重、准确、针对性强，做到合理用药。

一、儿童用药的特点

1. 肝肾功能及某些肝酶系统发育不完善，对药物的代谢及解毒功能差。
2. 血-脑脊液屏障发育不完善，药物易到达中枢神经系统。
3. 年龄不同，对药物的反应不同，药物的毒副作用有差别。
4. 乳儿在母亲哺乳期受母亲用药的影响。
5. 儿童易发生电解质紊乱。

二、药物的选择及护理

儿童用药应根据其年龄、病情、个体情况及药物的特殊反应慎重选择，合并使用药物时，应注意药物的配伍禁忌。

1. 抗生素　儿童易患感染性疾病，故抗生素是临床最常用的一类药物。应用抗生素要针对不同细菌、不同部位的感染，正确选择用药，防止抗生素滥用。同时注意观察药物的毒副作用，如肾毒性、耳毒性、造血功能抑制作用等。避免长期使用抗生素，以防出现菌群失调及细菌耐药性。

2. 解热镇痛抗炎药　发热为儿童疾病常见症状，婴儿期多采取松解盖被和衣物、多饮水等措施，不宜过早、过多地应用退热药物。一般使用对乙酰氨基酚和布洛芬退热。可反复使用，但剂量不可过大，要保证足够的用药间隔时间，用药后注意患儿的体温及脱水情况，及时补充液体。

3. 镇静催眠药　当患儿出现高热、烦躁不安、惊厥时，可考虑使用镇静催眠药，常用药物有苯巴比妥钠、水合氯醛、地西泮等，使用过程中应特别注意观察呼吸情况，以免发生呼吸抑制。

4. 镇咳平喘药　婴幼儿呼吸道感染时多有咳嗽，分泌物多，痰不易咳出。咳嗽时，一般不首先使用镇咳药，而应用祛痰药或雾化吸入稀释分泌物，配合体位引流排痰，使之易于咳出。哮喘患儿提倡局部吸入 β_2 受体激动药，必要时也可用茶碱类，新生儿及小婴儿慎用。

使用茶碱类药物要注意副作用，静脉注射速度过快或者浓度过高时，可兴奋中枢神经系统和循环系统。

5. 止泻药和泻药 对腹泻患儿慎用止泻药，除通过口服或静脉滴注补充液体防治脱水和电解质紊乱外，可适当使用保护肠黏膜的药物，或辅以含双歧杆菌或乳酸杆菌的制剂以调节肠道的微生态环境。儿童便秘一般不用泻药，多采用调整饮食和松软大便的通便法，必要时可选用作用温和的泻药，如甘油、山梨醇等。

6. 肾上腺皮质激素 临床应用广泛，可与相关药物配合使用，起到抗炎、抗休克、抗过敏等作用。但应严格掌握使用指征，在诊断未明确时避免滥用，以免掩盖病情。不可随意减量或停药，防止出现反跳现象。长期使用可影响蛋白质、脂肪及糖代谢，抑制骨骼生长，降低机体免疫力。此外，患水痘时用此药可使病情加重，所以严禁使用。

7. 细胞毒性药物 此类药物一定程度上具有杀灭肿瘤细胞的作用，但刺激性较强，极易引起局部组织损伤，应该严格按照医嘱给药。

考点 儿科常用药物的选择及护理

三、给药方法及护理

给药的方法应以保证用药效果为原则，根据儿童的年龄、疾病及病情选择给药途径、药物剂型、剂量和用药次数，以保证药效并尽量减少药物对儿童的不良影响。

1. 口服法 是最常用、最方便、最安全的给药方法，对患儿身心影响小。患儿哭闹时不可喂药。通常用40～60℃的温开水服药，对牙齿有腐蚀作用的药物要用吸管服药。口服给药法的缺点是吸收慢，不适用于急救。

2. 注射法 多用于急、重症患儿及不宜口服药物的患儿。能快速见效，但易造成患儿恐惧，宜在注射前作适当解释、注射中给予鼓励。常采用肌内注射、静脉注射及静脉滴注法。肌内注射一般选择股外侧肌、上臂三角肌等，对不合作、哭闹挣扎的婴幼儿采取"三快"（进针快、注药快、拔针快）的注射技术，防止发生意外。肌内注射次数过多易影响下肢活动，应尽量避免。静脉注射多用于抢救时，应严格掌握推注速度，切忌药液外渗。静脉滴注在临床广泛应用，不仅可以给药，还可补充水分及营养、供给热量等，应根据患儿的年龄、病情、药物性质调控滴速。

3. 外用药 剂型较多，但以软膏为多，也可用水剂、粉剂、混悬剂等。要避免儿童用手抓、摸药物，防止误入眼、口等意外发生。

4. 滴耳法 用药时应将儿童的头部转向健侧后进行，3岁以下患儿的耳垂向下向后拉，3岁以上患儿的耳垂向上向后拉。滴耳液的温度为37℃。药物滴于外耳道而自行流入耳膜，滴药后儿童躺向健侧保持10～15min。

5. 滴鼻法 应在进食前20min进行，每瓶药只能用于一个患儿。滴入时，患儿仰卧，肩下垫一大枕头，滴药后保持此姿势5min，防止药液向鼻孔外流失。

6. 其他 雾化吸入法常用；对神志不清、昏迷者采用鼻饲给药；灌肠法儿童采用不多，可用缓释栓剂；含剂、漱剂年长儿可采用。

考点 儿童给药方法

四、药物剂量计算

药物的剂量计算包括按体重计算、按体表面积计算、按年龄计算和根据成人剂量折算等。

1. 按体重计算　此法在临床上广泛应用，是最常用、最基本的计算方法。计算公式：每天（次）剂量＝患儿体重（kg）×每天（次）每千克体重所需药量。

患儿体重应以实际测得值为准，使药物剂量更加准确。若年长儿计算结果超出成人剂量，则以成人剂量为上限。需连续应用数日的药，如抗生素、维生素等，按每日剂量计算后再分2～3次用，临时对症用药如退热药、催眠药等，常按每次剂量计算。

2. 按体表面积计算　此法更为准确，因其与基础代谢、肾小球滤过率等生理活动关系更为密切，但计算过程相对复杂。计算公式：每天（次）剂量＝患儿体表面积（m^2）×每天（次）每平方米体表面积所需药量。

3. 按年龄计算　此法简单易行。用于剂量幅度大，不需十分精确的药物，如镇咳药、营养类药物等。

4. 根据成人剂量折算　此法仅用于某些未提供儿童剂量的药物，不用作常规计算方法，所得的剂量多偏小。计算公式：儿童剂量＝成人剂量×儿童体重（kg）/50。

以上任何方法计算的剂量都有其局限性，实际应用时，应根据儿童的生理特点、所患疾病及其病情轻重、用药目的、用药途径，得出较为确切的药物剂量。

自 测 题

A_1/A_2 型题

1. 按儿科病房管理特点，年长儿病房温度、湿度以下列哪项为宜（　　）
   A. 16～17℃，35%～45%
   B. 18～20℃，50%～60%
   C. 22～24℃，50%～60%
   D. 24～26℃，50%～60%
   E. 28～30℃，60%～70%

2. 对危重患儿的就诊程序应是（　　）
   A. 先抢救　　　　B. 先挂号
   C. 先预诊　　　　D. 先量体温
   E. 先化验血常规

3. 小儿用药方法首选（　　）
   A. 口服法　　　　B. 肌内注射
   C. 静脉注射　　　D. 雾化吸入
   E. 局部涂抹

4. 婴幼儿退热首选（　　）
   A. 多饮水、物理降温
   B. 立即口服退热剂
   C. 反复应用退热剂
   D. 立即肌内注射退热剂
   E. 立即静脉注射抗生素

5. 6个月后的患儿主要的心理反应是（　　）
   A. 分离性焦虑　　B. 谵妄
   C. 痴呆　　　　　D. 担心
   E. 攻击别人

6. 小儿药物剂量计算最常用的方法是（　　）
   A. 按体重计算　　B. 按体表面积计算
   C. 按身长计算　　D. 按年龄计算
   E. 根据成人剂量折算

（提拉古丽·米吉提）

第 5 章 儿科常用护理技术

第 1 节 婴儿抚触

(一)目的

促进婴儿与父母的情感交流，促进神经系统的发育，提高免疫力，加快食物的消化和吸收，减少婴儿哭闹、增加睡眠时间。

(二)操作程序及护理要点

1. 操作前准备

（1）护士准备　评估婴儿身体情况、生命体征，检查全身皮肤情况，向家长说明婴儿抚触的目的及方法，操作前洗手。

（2）物品准备　平整的操作平台、润肤油、婴儿纸尿裤及衣服、包被。

（3）环境准备　关闭门窗，调节室温至 26～28℃，可播放柔和的音乐作背景。

2. 护理要点

（1）核对婴儿信息，解开婴儿包被、衣服及纸尿裤。

（2）将润肤油倒在手中，揉搓双手温暖后进行抚触。

（3）进行抚触动作，动作开始要轻柔，慢慢增加力度，每个动作重复 4～6 次。

1）头部抚触　两拇指指腹从眉间滑向两侧至发际；两拇指从下颌部中央至两侧向上滑动呈微笑状；一手轻托婴儿头部，另一手指腹从婴儿一侧前额发际抚向枕后，避开囟门，中指停在耳后乳突部轻压一下；换手，同法抚触另一侧。

2）胸部抚触　两手掌分别从胸部的外下方，靠近两侧肋下缘处向对侧外上方滑动至婴儿肩部，交替进行，注意避开乳头。

3）腹部抚触　双手指分别按顺时针方向按摩婴儿腹部，避开脐部和膀胱。可做"I LOVE YOU"步骤，用右手在婴儿的左腹由上往下画一个英文字母"I"，再由左至右画一个倒写的"L"，最后由左至右画一个倒写的"U"。

4）四肢抚触　双手呈半圆形交替握住婴儿的上臂向腕部滑行，在滑行过程中，从近侧向远端分段挤捏上肢；用拇指从手掌心按摩到手指，并从手指两侧轻轻提拉每个手指。同法依次抚触婴儿的对侧上肢和双下肢。

5）背部抚触　使婴儿呈俯卧位，头偏向一侧。以脊柱为中线，两手掌分别于脊柱两侧由中央向两侧滑行，从背部上段开始逐渐下移到臀部，最后由头顶沿脊椎抚触至臀部。

（4）核对婴儿信息，包好纸尿裤、穿衣。

（5）清理用物、洗手。

（三）注意事项

1. 根据婴儿状态决定抚触时间，避免在饥饿和进食 1h 内进行，最好在婴儿沐浴后或两次喂奶之间进行，时间为 10～15min，每天 1～2 次。

2. 抚触过程中注意保暖，观察婴儿的反应，如果出现哭闹、肌张力升高、兴奋性增加等改变时，应暂停抚触，反应持续 1min 以上应停止抚触。

3. 抚触过程中要传递爱与关怀，用轻柔的语言和微笑与婴儿进行情感交流。

4. 注意用力适当，避免过轻或过重。

第 2 节　婴儿沐浴法

（一）目的

保持皮肤清洁、舒适，协助皮肤排泄和散热，促进血液循环，预防皮肤感染。

（二）操作程序及护理要点

1. 操作前准备

（1）护士准备　评估患儿病情、生命体征，检查全身皮肤情况。操作前洗手，向家长说明沐浴的目的及方法。

（2）物品准备

1）婴儿衣裤、大浴巾、面巾 2 块、一次性纸尿裤、水温计、磅秤等。

2）护理盘内备婴儿沐浴液、护臀霜、棉签、液状石蜡、碘伏。

3）浴盆内备温热水（2/3 满），水温 38～40℃（以操作者前臂内侧试温不冷不热为宜）。

4）其他：备两个操作台，一个是沐浴前脱衣服等操作用（污染区），一个是沐浴后操作用（清洁区）。

（3）婴儿准备　沐浴于喂奶前进行，以防呕吐和溢奶。

（4）环境准备　关闭门窗，采光要好，以便观察患儿。调节室温在 26～28℃。

2. 护理要点

（1）抱婴儿至沐浴操作台。如患儿正在进行输液操作，封闭留置针，用一次性手套（PE 手套）包裹留置针，PE 手套开口朝下。

（2）脱去婴儿衣物，保留纸尿裤，用大浴巾包好。用水温计测试水温。

（3）将面巾蘸水拧干，先擦拭婴儿双眼（从内眦向外眦擦拭，另一眼需要更换面巾部位），然后擦拭婴儿前额、鼻部、口唇四周、面颊及耳部，注意擦洗耳后皮肤皱褶处。

（4）抱起婴儿，用左手托住头颈部，拇指与中指分别将婴儿双耳郭折向前方，按住，堵住外耳道口，防止水流入耳内引起感染。左臂及腋下夹住婴儿臀部及下肢；右手取沐浴液清洗婴儿头部，然后用清水冲净，擦干（图 5-1）。对较大婴儿，可用前臂托住婴儿上身，将下半身托于护士腿上。

（5）移开大浴巾和纸尿裤，左手握住婴儿左肩及腋窝处，使其头颈部枕于操作者前臂；

用右手握住婴儿左腿靠近腹股沟处，使其臀部位于操作者手掌上，轻放婴儿于水中（图5-2）。

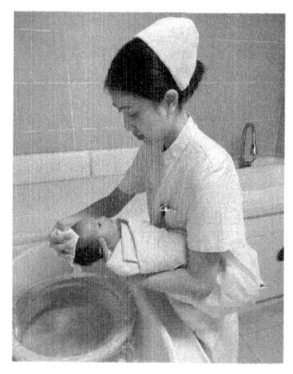
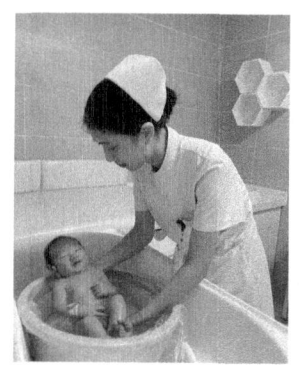

图 5-1　婴儿洗头法　　图 5-2　婴儿入浴盆法

（6）松开右手，淋湿婴儿全身，抹沐浴液，按顺序清洗颈下、胸、腹、腋下、上肢、手、会阴、下肢、脚，以水冲净。

（7）以右手从婴儿前方握住其左肩及腋窝处，使其头颈部俯于操作者右前臂，左手抹沐浴液清洗婴儿后颈背部及臀部，以水冲净。

（8）抱婴儿至清洁沐浴台，用大浴巾包裹全身并将水分吸干，臀部涂护臀霜，穿好干净尿裤，检查婴儿眼、耳、口、鼻，根据实际情况给予清洁和处理，必要时修剪指/趾甲。脐带未脱落者，用碘伏消毒，范围包括脐带残端和脐周。臀部擦护臀霜或鞣酸软膏。

（9）测量体重并记录。

（10）给婴儿穿衣，更换纸尿裤，核对婴儿信息后放回婴儿床。

（11）清理用物，洗手。

（三）注意事项

1. 减少暴露，注意保暖，动作轻、快。
2. 不得有水进入耳和眼内。
3. 对患儿头顶部的皮脂结痂不可用力清洗，可涂液状石蜡浸润，以后分次逐渐予以洗净。
4. 注意观察皮肤和全身情况，如有异常应及时处理。
5. 操作后检查留置针穿刺处是否浸湿，必要时给予更换敷料或拔除留置针重新穿刺。
6. 沐浴应在婴儿喂奶前或喂奶后 1h 进行，以免呕吐和溢奶。

> **考点**　婴儿沐浴法的操作前准备、护理要点、注意事项

第 3 节　脐部护理法

（一）目的

保持脐部清洁，预防脐炎。

（二）操作程序及护理要点

1. 操作前准备

（1）护士准备　评估患儿日龄，观察脐轮有无红肿、脐窝有无出血及脓性分泌物、脐带有无脱落及脱落时间，操作前洗手。

（2）患儿准备　沐浴、更衣、更换纸尿裤。

（3）物品准备　治疗盘内备棉签、碘伏、生理盐水、3%过氧化氢（双氧水）、5%～10%硝酸银和纱布等。

（4）环境准备　关闭门窗，避免对流风，调节室温至26～28℃。

2. 护理要点

（1）向患儿家长说明操作目的。

（2）暴露脐部，检查脐部情况，按不同情况给予相应护理。

1）脐轮无红肿，无脓性分泌物，以碘伏涂擦脐带残端和脐轮并保持干燥。

2）脐轮红肿，有脓性分泌物，先用生理盐水环形擦洗脐窝周围待干，再用3%过氧化氢环形擦洗脐窝周围待干，最后用碘伏环形擦洗脐窝及脐轮。必要时送分泌物做细菌培养。

3）脐带一般出生后3～7天脱落，脱落后如有肉芽形成，可用5%～10%硝酸银溶液点灼。

（3）核对婴儿信息，整理用物，洗手，记录。

（三）注意事项

1. 为患儿进行脐部护理时，应当严密观察脐带有无特殊气味及脓性分泌物，发现异常及时处理。

2. 保持局部清洁干燥，不要让纸尿裤或衣服摩擦脐带残端，特别是纸尿裤不要盖至脐部，以免排尿后污染脐部创面。

3. 脐带未脱落前，勿强行剥落，结扎线如有脱落应当重新结扎。发现异常，报告医生，遵医嘱给予处理。

4. 不用甲紫消毒，甲紫虽有杀菌、收敛作用，但由于甲紫的穿透力弱，表面结痂不利于脓液引流，不利于观察。

5. 如脐轮红肿，分泌物有臭味，提示脐部感染，除局部清洁处理外，应同时全身使用抗生素。

6. 正确采集脐部分泌物标本，及时送检，协助诊断。

7. 动作轻柔，始终体现出对患儿的关爱，预防损伤，防止受凉。

> **考点**　脐部护理的护理要点

第4节　更换纸尿裤法

（一）目的

保持小儿臀部皮肤清洁、干燥和舒适，预防皮肤破损和尿布皮炎。

（二）操作程序及护理要点

1. 操作前准备

（1）护士准备　观察小儿大小便及臀部皮肤情况，操作前洗手。

（2）物品准备　一次性纸尿裤、污物桶、湿巾、温水、软毛巾，视臀部皮肤情况准备药物（如紫草油、抗生素软膏等）、棉签及烤灯等。

（3）环境准备　病室温、湿度适宜，避免对流风。

2. 护理要点

（1）核对婴儿信息，向家长解释更换纸尿裤目的。打开包被，解开纸尿裤，一手抓住小儿双足轻轻提起，另一只手将纸尿裤前半部分较清洁处从前向后擦拭会阴部及臀部，并将此部分遮盖纸尿裤的污湿部分后，垫于小儿臀下。

（2）如有大便，先用湿巾从前往后擦拭干净。然后用毛巾蘸温水将小儿的臀部清洗干净。

（3）观察小儿臀部皮肤情况，视情况将预防尿布皮炎或治疗尿布皮炎的软膏、药物涂于臀部。

（4）一手轻轻提起小儿双足，使臀部略抬高，另一手取下污染纸尿裤，将清洁纸尿裤垫于小儿腰、臀下，使纸尿裤的上缘与小儿的腰际等高。

（5）一手固定好纸尿裤的前片，另一只手把两侧腰贴拉过来，左右对称地贴好，松紧适宜。新生儿脐带未脱落时，可将纸尿裤前部的上端向下折叠，保持脐带残端处于暴露状态。

（6）整理两侧大腿处的护围，防止侧漏。

（7）为小儿穿好裤子，包好包被，核对患儿信息，取舒适体位，整理床单位。

（8）打开污染纸尿裤，观察大便性质（必要时留取标本送检）后放入污物桶内。

（9）整理用物，洗手，记录。

（三）注意事项

1. 选择质地柔软、透气性好、吸水性强的纸尿裤，以减少对臀部皮肤的刺激。
2. 动作应轻柔，防止损伤皮肤；注意保暖，避免过度暴露或暴露时间过长而受凉。
3. 纸尿裤包裹应松紧适宜，防止因过紧而影响小儿活动，或过松造成大、小便外溢。
4. 操作时注意关爱小儿。

第5节　臀红护理法

婴幼儿皮肤细嫩，若长期受尿液、粪便刺激，局部湿热、摩擦，使用漂洗不净的尿布或不透气的塑料布等，可导致臀部发生炎症反应，称为臀红，又称尿布皮炎。臀红发生于尿布接触的部位，如臀部、外生殖器、肛周等，主要表现为皮肤潮红、破溃，若未及时对症处理，可迅速发展为丘疹、水疱、糜烂渗液及继发感染等。以皮肤是否破损及破损的严重程度为依据，同时将真菌感染单独列为一类，并包括尿布皮炎结构化的护理流程，根据严重程度分为四级三度。0级：正常皮肤；1级（轻度）：局部潮红伴皮疹；2级（中度）：局部潮红伴皮疹，部分皮肤破损；二级（重度）：大面积皮肤破损或非压力性溃疡，有时可继发细菌或真菌感染。

（一）目的

缓解患儿疼痛，促进受损皮肤康复，防止继发感染。

（二）操作程序及护理要点

1. 操作前准备

（1）护士准备　了解患儿诊断，观察臀部皮肤情况，操作前洗手。

（2）物品准备　水盆、清洁尿布、小毛巾、棉签、爽身粉、药物（0.02%高锰酸钾溶液、紫草油、氧化锌软膏、鱼肝油软膏、红霉素软膏、硝酸咪康唑霜、康复新溶液等）、红外线灯或鹅颈灯。

（3）环境准备　病室温度26～28℃，避免对流风，安静整洁安全。

2.护理要点

（1）备齐用物，按操作顺序将用物放于治疗车上，推至床旁。

（2）核对患儿信息，向家长解释操作目的。

（3）轻轻掀开患儿下半身被褥，解开污湿尿布，若有大便，用温水将臀部洗干净，并用小毛巾吸干水分。

（4）将清洁尿布垫于臀下，使臀部暴露于空气或阳光下10～15min。

（5）臀红严重者也可用红外线灯或鹅颈灯照射臀部，灯泡25～40W，灯泡距臀部患处30～40cm，照射10～15min。

（6）将蘸有油类或药膏的棉签贴在皮肤上轻轻滚动，均匀涂药。

（7）给患儿更换尿布，拉平衣服，盖好被褥，核对患儿信息。

（8）整理用物，归还原处。

（三）注意事项

1.臀部皮肤溃破或糜烂时禁用肥皂水，清洗时用手蘸水冲洗，避免用小毛巾直接擦洗。涂抹油类或药膏时，应使棉签贴在皮肤上轻轻滚动，不可上下涂刷，以免加剧疼痛和导致脱皮。

2.暴露时应注意保暖，避免受凉，一般每日2～3次；照射时应有护士守护患儿，避免烫伤，一般每日2次。

3.根据臀部皮肤受损程度选择油类或药膏：轻度臀红，涂紫草油或鞣酸软膏；重Ⅰ度、重Ⅱ度臀红，涂氧化锌软膏或鱼肝油软膏；重Ⅲ度臀红，涂鱼肝油软膏或康复新溶液（中药），或用低效皮质类固醇治疗，每日3～4次。继发细菌或真菌感染时，可用0.02%高锰酸钾溶液冲洗吸干，然后涂红霉素软膏或硝酸咪康唑霜（达克宁霜），每日2次，用至局部感染控制。

4.保持臀部清洁干燥，重度臀红者建议采用暴露疗法，每天固定时间暴露新生臀部，每次30～60min，每日3次，注意保暖。

考点　臀红的分类及护理要点

第6节　约　束　法

（一）目的

限制小儿活动，以利诊疗；确保躁动小儿的安全，以免发生意外。

（二）操作程序及护理要点

1.操作前准备

（1）护士准备　了解患儿病情；向家长解释操作目的与方法，取得合作。

（2）物品准备

1）全身约束法　床单或大毛巾。

2）手足约束法　棉垫、宽纱布绷带、并指手套。

2. 护理要点

（1）全身约束法　折叠大毛巾（或床单）达到能盖住小儿由肩至脚踝部的宽度。①在床上放小儿于大毛巾中间，将大毛巾紧裹小儿一侧上肢、躯干和下肢，经胸、腹部至对侧腋窝处，再将大毛巾整齐地压于小儿身下。②毛巾另一边紧裹小儿另一侧手臂，经胸压于背下，如小儿活动剧烈可用布带围绕双臂打活结系好（图5-3）。

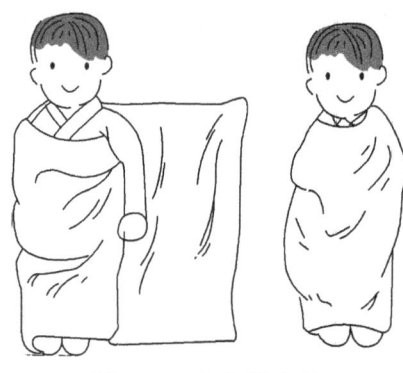

图5-3　全身约束法

（2）手足约束法

1）双套结约束法　用于限制手臂及下肢的活动。先用棉垫包裹手腕或足踝部，再用宽绷带打成双套结，套在棉垫外稍拉紧，以既不脱出，又不影响血液循环为宜，然后把带子系于床缘上（图5-4）。

2）手足约束带法　将约束带在患儿手腕部或足踝部绕1~2圈后打结，松紧以肢体既不能脱出，但又不影响血液循环为宜，另一端系于固定的床栏处。

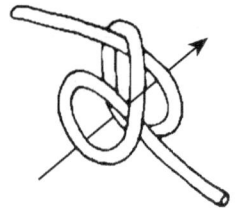 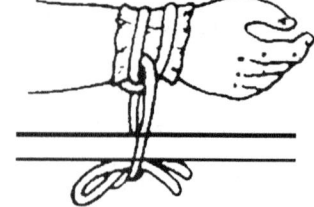

图5-4　手足约束法

（三）注意事项

1. 约束前向家长解释约束目的，取得合作。

2. 约束过程中尽量多与患儿交谈，减少患儿恐惧。

3. 松紧应适宜，以能伸入1~2指为宜。注意观察患儿约束部位的肢端循环和局部皮肤颜色、温度。

4. 保持患儿姿势舒适，应每2h为患儿松解1次，减少患儿疲劳，必要时进行局部按摩。

第7节　小儿头皮静脉留置针输液法

婴幼儿头皮静脉浅表易见、丰富，不滑动易固定，头皮静脉输液不影响小儿活动，也不影响其他诊疗和护理工作，且便于保暖。

（一）目的

补充水分及电解质，纠正水、电解质失衡，满足患儿的治疗和营养需要。

（二）操作程序及护理要点

1. 操作前准备

（1）护士准备　操作前洗手，戴口罩。

（2）物品准备　治疗车上层：①治疗盘（治疗巾、输液器、静脉留置针、透明敷贴、胶布、头皮针、棉签、封管液）。②静脉输注药物。③理发器、酒精、速干洗手液、执行单、笔、弯盘（根据需要备急救药、瓶套、输液架、手套等）。治疗车下层：①医疗垃圾桶、生活垃圾桶。②锐器盒。

（3）环境准备　病室或操作室温湿度适宜，光线明亮，必要时屏风遮挡，保持安静。

(4)核对医嘱执行单、药液、输液标签贴是否一致,检查药液性质及有效期。

2. 护理要点

(1)检查药液、输液器,按医嘱加入药物,将输液器针头插入输液瓶塞内,关闭调节器。

(2)携用物至床旁,核对患儿信息与医嘱单,向家长解释头皮静脉输液的目的并取得配合。

(3)查对药液,将输液瓶挂于输液架上。打开调节器,使液体缓慢流出,直至排尽输液器和针头内的空气,关闭调节器。检查输液器内有无气泡,妥善悬挂于输液架上,备好透明敷贴和胶布。打开留置针,将头皮针插入肝素帽内,排气。

(4)将枕头放于床沿(或操作台边),枕上铺治疗巾,患儿横卧于床或操作台中央,头枕于枕上,必要时全身约束法约束患儿,如两人操作,则一人固定患儿头部,另一人立于患儿头端便于操作(图1-1)。

(5)选择静脉,常选用颞浅静脉、额上静脉及耳后静脉等,根据需要剃去穿刺部位的毛发。

(6)常规消毒皮肤,范围为8cm×8cm,再次核对患儿信息与医嘱单后,操作者左手拇指、示指绷紧穿刺点前、后皮肤,右手持留置针针翼,针尖保持向上,在血管上方使针头与皮肤成15°~30°角进针,见回血后,降低穿刺角度,放平针翼,顺静脉走行再继续进针0.2cm。

(7)操作者左手持Y接口,右手后撤针芯0.5cm,持针座将套管全部送入静脉内,将针芯从导管中撤出,打开调节器,观察液体通畅后,以穿刺点为中心,用无张力方法粘贴透明敷贴(图5-5),封闭固定穿刺部位,用胶布将延长管与穿刺血管呈U形固定于合适位置。在无菌贴膜上标示穿刺人姓名、日期、时间。

(8)根据患儿的年龄、病情和药物性质调节滴速,安置患儿于舒适体位(若暂不输液时,可使用封管液封管)。最后核对患儿信息与医嘱单,签字并向患儿家长交代注意事项,安抚患儿。

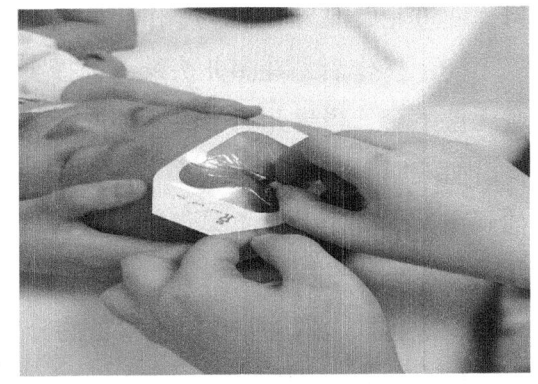

图5-5 无张力粘贴透明敷贴法

(9)清理用物,洗手,记录。

(三)注意事项

1. 输注刺激性较强的药物时,应注意观察。一旦发生液体外渗,应立即停止给药,采用50%硫酸镁溶液湿敷。有些药物不宜经头皮静脉实施输液治疗,包括化疗药物、持续腐蚀性药物、肠外营养液、pH<5或pH>9的液体,渗透压>600mOsm/L的液体。

2. 注意鉴别头皮静脉与动脉。宜选择直而易于固定的血管,2岁以内小儿首选额前正中静脉,次选颞浅静脉、耳后静脉、枕静脉。

3. 需24h输液者,应每天更换输液管。

4. 密切观察输液是否通畅,局部是否肿胀,针头有无移动和脱出。

5. 保持与观察头皮针输液管的固定,防止留置针移动脱落。

考点 头皮静脉留置针输液的注意事项

第 8 节　颈外静脉穿刺法

（一）目的

颈外静脉穿刺法用于婴幼儿或肥胖儿童静脉采血。

（二）操作程序及护理要点

1. 操作前准备

（1）护士准备　操作前洗手、戴口罩。

（2）物品准备　治疗盘、注射器、速干洗手液、棉签、采血管、弯盘、胶布；生活垃圾桶、医疗垃圾桶、锐器盒。

（3）环境准备　病室温、湿度适宜，安静整洁安全。

2. 护理要点

（1）携用物至床旁，核对患儿信息与医嘱单，评估患儿身体、检查项目和穿刺部位皮肤情况；向家长解释操作目的与方法，取得合作。

（2）按全身约束法包裹好患儿，取仰卧位，助手两前臂约束患儿躯干及上肢，固定好头、肩，使患儿肩部与治疗台边沿相齐，头部转向一侧，稍垂于治疗台边沿下，暴露颈外静脉。

（3）操作者站在患儿头端，选择下颌角和锁骨上缘中点连线上 1/3，常规消毒皮肤后，戴无菌手套，当患儿啼哭促使颈外静脉怒张时，一手持注射器沿颈外静脉外缘与皮肤成 30°角沿血液回心方向进针，另一手慢慢抽回血。如无血抽出，可将针头缓缓后退，边退边抽，抽到血液后固定针头，采集所需血量后拔出针头，用消毒干棉球压迫穿刺点 5min。托起患儿头部，给予安抚。

（4）将针头取下，根据检验目的分别把血液注入相应的容器内。

（三）注意事项

1. 严重心、肺疾病及病情危重者不宜用此法。有出凝血倾向者穿刺时应谨慎，拔针后应延长按压时间。

2. 穿刺过程中应随时观察患儿面色及呼吸情况，发现异常应立即停止操作。

考点　颈外静脉的穿刺方法及注意事项

第 9 节　股静脉穿刺法

（一）目的

采集静脉血标本。

（二）操作程序及护理要点

1. 操作前准备

（1）护士准备　操作前洗手，戴口罩。

（2）物品准备　治疗盘、注射器、速干洗手液、棉签、采血管、弯盘、胶布；生活垃圾桶、医疗垃圾桶、锐器盒。

（3）环境准备　病室温、湿度适宜，安静整洁安全。

2. 护理要点

（1）携用物至床旁，核对患儿信息与医嘱单，评估患儿身体、检查项目和穿刺部位皮肤情况；向家长解释操作目的与方法，取得合作。

（2）协助患儿取仰卧位，固定大腿外展呈蛙形，暴露腹股沟穿刺部位，用脱下的一侧裤腿或尿布遮盖会阴部。

（3）消毒患儿穿刺部位及护士左手示指，再次核对患儿信息与医嘱单。

（4）在患儿腹股沟中、内1/3交界处，以左手示指触及股动脉搏动处，右手持注射器于股动脉搏动点内侧0.3～0.5cm垂直穿刺，边向上提针边抽回血。

（5）见回血后固定针头，抽取所需血量。

（6）拔针，压迫穿刺点5min止血。

（7）取下针头，将血液沿采血管壁缓慢注入。

（8）再次核对患儿信息，清理用物，洗手，记录。

（三）注意事项

1. 患儿有出血倾向或穿刺误入股动脉，应延长加压止血时间。
2. 穿刺过程中注意观察患儿反应，若穿刺失败，不宜反复多次穿刺，以免局部形成血肿。

考点　股静脉的穿刺方法及注意事项

第10节　经外周静脉穿刺的中心静脉导管

经外周静脉穿刺的中心静脉导管（peripherally inserted central venous catheter，PICC）是利用导管从外周浅静脉进行穿刺，循静脉走向到达靠近心脏的大静脉的置管技术。PICC置管成功率高、操作简单、不需局麻，在儿科护理中应用日益广泛。

（一）目的

可以长时间（大约数周或数月）留置在体内供静脉给药；避免反复穿刺静脉；减少药物对外周静脉的刺激。

（二）操作程序及护理要点

1. 操作前准备

（1）护士准备　操作前洗手、戴口罩、戴圆帽。

（2）患儿准备　排空大小便或更换尿布，穿单衣或以包单包裹身体。

（3）物品准备

1）PICC穿刺包　含外包装可撕裂的套管针、导管（含导丝）、洞巾、治疗巾、5ml注射器、皮肤消毒剂、敷料、胶布、止血带、纸尺、纱布及镊子。

2）静脉注射盘、无菌手套4双、无菌隔离衣2套、20ml注射器2具、无菌治疗巾4张、无菌洞巾2张、0.9%等渗氯化钠注射液（250ml）2瓶、0.9%等渗氯化钠注射液（10ml）2支、肝素1支、安尔碘、酒精棉球、长棉签若干。

3）生活垃圾桶、医疗垃圾桶、锐器盒。

（4）环境准备　保持环境温度在26～28℃，保持安静。

2. 护理要点

（1）选择穿刺部位，贵要静脉、肘正中静脉、头静脉及大隐静脉都可作为穿刺静脉，一般首选贵要静脉。新生儿首选下肢静脉。

（2）患儿仰卧，将手臂外展90°，测量置管的长度。

（3）测量并记录上臂围，用于监测可能出现的并发症，如渗漏和栓塞。

（4）打开PICC穿刺包，按照最大无菌屏障原则铺无菌区，戴无菌手套，按无菌技术在患儿手臂下垫治疗巾。

（5）按规定消毒，范围在穿刺部位上、下各10cm，两侧到臂缘。

（6）更换无菌手套，铺洞巾，检查导管的完整性，冲洗管道。

（7）请助手扎止血带，穿刺，与常规静脉穿刺相同，见回血后再进少许，固定导引套管，让助手松开止血带，示指固定导引套管，中指压在套管尖端所在血管处减少出血，退出穿刺针。

（8）用镊子或手从导引套管轻轻送入PICC导管，当导管进入肩部时，让患儿头转向穿刺侧，下颌贴向肩部，避免导管误入颈内静脉。将导管置入预计刻度后，退出导引套管，同时注意固定导管。

（9）用抽好0.9等渗氯化钠注射液（生理盐水）注射器抽吸回血并注入生理盐水，确保管道通畅，无血液残留，连接输液接头，正压封管。

（10）清理穿刺点，再次消毒，妥善固定导管，注明穿刺日期、时间、导管置入长度、导管外露长度、穿刺人姓名。

（11）操作完毕行X线检查，观察导管尖端是否处在预计位置。

（12）确定导管的位置正确后，将输液装置与导管相连，即可输入药物。

（13）安置患儿，向患儿家长交代注意事项，清理用物，洗手，记录置管过程。

（三）注意事项

1. 导管送入要轻柔，注意观察患儿反应。

2. 每次静脉输液结束后应及时冲管，减少药物沉淀。

3. 封管时禁用小于10ml的注射器，以防压力过大导管断裂。使用静脉输液泵时也应注意防止压力过大。

4. 封管时应采取脉冲正压方式，如为肝素帽接头，退针时应维持推注，以防止血液回流导致导管堵塞。

5. 向患儿和家长讲解切勿进行剧烈活动，特别是穿脱贴身衣物时应保护导管，防止移位或断裂。

6. 第一个24h应更换固定的透明敷贴，以后根据敷贴的使用情况决定更换频次；敷贴潮湿、卷曲、松脱应立即更换。

7. 每天测量上臂围，注意观察导管置入部位有无液体外渗、炎症等现象。

8. 导管的留置时间应由医生决定。拔除导管时，动作应轻柔平缓，不能用力过猛，防止断裂。导管拔除后，立即压迫止血，创口涂抗菌药膏封闭皮肤创口，以防止空气栓塞，用敷料封闭式固定后，每24h换药至创口愈合。应测量拔除导管的长度，观察有无损伤或断裂。

第11节 光照疗法

（一）目的

光照疗法主要用于新生儿黄疸（又称新生儿高胆红素血症）的治疗。通过蓝光照射，促使新生儿体内未结合胆红素转变为其水溶性异构体，从而易于从胆汁和尿液中排出体外，进而降低胆红素水平。

（二）操作程序及护理要点

1. 操作前准备

（1）护士准备　评估患儿身体状况，包括胎龄、日龄、体重、黄疸程度、生命体征、反应、胆红素检查情况；向家长解释操作目的与方法，取得合作；操作前洗手，戴口罩。

（2）患儿准备　清洁患儿皮肤，剪短指甲，防止抓破皮肤。

（3）物品准备　遮光眼罩、纸尿裤、袜子、手套，光疗箱、光疗灯或光疗毯，光疗灯管和反射板应清洁无灰尘，光疗箱应预热至30℃。

（4）环境准备　病室温、湿度适宜，温度维持在26～28℃，安静整洁安全。

2. 护理要点

（1）携用物至床旁，核对患儿信息与医嘱，向家长解释操作目的。

（2）脱去患儿衣服，全身裸露，用纸尿裤遮盖会阴部，男婴注意保护阴囊。双眼佩戴遮光眼罩，避免光线损伤患儿的视网膜。戴手套、穿袜子，防止患儿抓伤皮肤。注意保护光疗箱或光疗灯附近的其他患儿，遮挡蓝光，避免对其他患儿造成影响。

（3）再次核对患儿信息与医嘱，将患儿置于光疗箱中央，关上光疗箱箱门，连接心电监护仪，持续进行监护，及时发现病情变化。开启光疗灯，记录光疗开始时间。

（4）每4h测体温一次，根据患儿体温调节箱温，维持患儿体温稳定。每3h喂奶一次，光疗过程中，不显性失水增加，应定时喂奶、喂水或静脉补液，保证营养与水分的供应。

（5）若为单面光疗箱，应每2h更换体位一次，仰卧、俯卧、侧卧交替。

（6）每小时巡视一次，观察患儿精神反应、呼吸、脉搏、皮肤颜色和完整性、大小便、四肢肌张力、黄疸程度等。

（7）保持光疗箱的清洁，以免影响患儿的舒适度和光疗效果。

（8）光疗结束后，关闭光疗灯。取下眼罩、手套、袜子，清洁皮肤，观察并记录皮肤黄疸消退情况，给患儿更换纸尿裤，穿好衣服，核对患儿信息，将床头卡移至小床，并将患儿安置于小床上。将监护仪移至床旁，继续监护。

（9）记录出光疗箱时间及灯管使用时间。切断光疗箱电源，布类物品统一消毒处理，清洁消毒光疗设备，标记清洁消毒时间与日期。

> **链接**
>
> **光疗方式新进展**
>
> 1. 现有蓝光、白光、冷光源等光疗设备，可按当地医疗条件和患者病情需要选择。
> 2. 采用间断蓝光治疗法的效果与持续蓝光治疗法持平，但不良反应明显减少。
> 3. 婴儿蓝光床是一种新型的蓝光治疗仪，用此种方法进行蓝光照射的新生儿不必戴眼罩，可不必额外补充液体。

（三）注意事项

1. 入箱前，须清洁患儿皮肤，禁忌在皮肤上涂粉或油类。

2. 患儿光疗时，注意观察患儿眼罩、会阴部遮盖物有无脱落，观察皮肤有无破损。监测体温，若高于37.8℃或低于35℃时，应暂停光疗，经处理体温恢复正常后再继续治疗。若患儿出现烦躁、嗜睡、脱水、皮疹、呕吐、拒奶、腹泻等情况，须及时与医生联系，查找原因，及时处理。光疗超过24h可造成体内维生素B_2（核黄素）缺乏，注意及时补充核黄素，以防止继发性溶血。

3. 保持灯管的清洁，防止灰尘影响光照强度。记录灯管使用时间，蓝光灯管使用时间超过300h，治疗效果即开始衰减，累计使用1000h则必须更换。

考点 光照疗法的护理要点和注意事项

第12节 温箱使用法

（一）目的

为出生体重低于2000g者及异常新生儿（如新生儿寒冷损伤综合征）提供一个温、湿度适宜的环境，使患儿体温维持在正常范围。

（二）操作程序及护理要点

1. 操作前准备

（1）护士准备 评估患儿，测量体温，了解胎龄、出生体重、日龄等，评估温箱是否处于备用状态；操作前洗手、戴口罩。

（2）患儿准备 测量体重、体温，穿单衣、裹尿布。

（3）物品准备 温箱：使用前做好清洁消毒工作，确保安全；铺好床单位，备好清洁尿布；水槽内加入蒸馏水至水位指示线。

（4）环境准备 病室温、湿度适宜，安静整洁安全。

2. 护理要点

（1）携用物至床旁，核对患儿信息与医嘱，向家长解释使用温箱的目的。

（2）接通电源，根据患儿情况所需的适中温度预热温箱，预热时间需要30～60min。温箱的温、湿度可根据早产儿的体重及出生日龄进行调节（表5-1）。

表 5-1　不同出生体重早产儿温箱温度

出生体重（kg）	温箱温度			
	35℃	34℃	33℃	32℃
1.0～	出生10天以内	出生10天以后	出生3周以后	出生5周以后
1.5～	–	出生10天以内	出生10天以后	出生4周以后
2.0～	–	出生2天以内	出生2天以后	出生3周以后
2.5～	–	–	出生2天以内	出生2天以后

（3）入箱后护理　箱温达到预定温度后，核对患儿信息，将患儿轻轻放入温箱。如果使用温箱的肤控模式调节箱温时，应将温度探头置于患儿腹部较平坦处，通常用胶布固定探头于上腹部，一般设置控制探头皮肤温度在36～36.5℃。

（4）在最初2h，应每隔30～60min测量体温1次，体温稳定后，每隔1～4h测体温1次，记录箱温和患儿体温。

（5）患儿达到出箱条件时，再次核对患儿信息，给患儿穿好衣物后出温箱。

（6）患儿出箱后，关闭温箱开关、电源开关，清洁婴儿皮肤，更换清洁衣服，更换尿布。清理用物，对温箱进行终末清洁消毒处理，使温箱处于备用状态。

3.出温箱条件

（1）体重达2000g，体温正常者。

（2）患儿在温箱中时间超过1个月，体重虽不足2000g，但一般情况良好者。

（3）尝试性出箱，室温维持在24～26℃时，能保持正常体温者。

（三）注意事项

1.使用温箱时，应随时观察使用效果，如发现温箱报警信号，应及时查找原因，妥善处理。

2.温箱所在房间室温应维持在26～28℃，减少散热，温箱不宜放置在阳光直射、有对流风及取暖设备附近，以免影响箱内温度的控制。

3.注意观察患儿情况和温箱状态，如温箱报警，应及时查找原因，妥善处理。严禁骤然提高温箱温度，以免患儿体温上升造成不良后果。

4.操作尽量在箱内集中进行，减少开门次数和时间，以免箱内温度波动。

5.接触患儿前必须洗手，以防感染；每日清洁温箱，每周更换温箱1次，彻底清洁、消毒，定期进行细菌监测；患儿出箱后应进行终末消毒处理。

考点　温箱使用的护理要点

第13节　换血疗法

（一）目的

换出血液中的胆红素、致敏红细胞和游离抗体，减轻溶血，预防胆红素脑病的发生；纠正贫血，防止心力衰竭。

（二）操作程序及护理要点

1. 操作前准备

（1）环境准备　在手术室或经消毒处理的环境中进行，预热远红外线辐射床，室温保持在 26～28℃。

（2）物品准备　生理盐水、葡萄糖溶液、10%葡萄糖酸钙、1U/ml 肝素生理盐水溶液、20%鱼精蛋白、苯巴比妥、地西泮（安定）等，并按需要准备急救药物；套管针 2 套、20ml 注射器 4 具，10ml 注射器若干、换药碗 3 个、三通管 4 个、换血塑料导管或硅胶导管 2 根、百特袋、弯盘、手套、量杯、心电监护仪、采血管、绷带、夹板、尿袋、消毒用物、远红外线辐射床、输血加温器、换血记录单、秤等，根据需要可备输液泵或输血泵、泵管。

（3）血源选择　Rh 血型不合者应采用与母亲相同的 RhD 阴性血，并与患儿 ABO 同型血，或抗 A、抗 B 效价不高的 O 型供血者；ABO 血型不合者可用 O 型的红细胞加 AB 型血浆或用抗 A、抗 B 效价不高的 O 型血。根据换血目的决定换血量，新生儿溶血换血量一般为全身血量的 2 倍，即 150～160ml/kg，应尽量选用新鲜血，库存血不应超过 3 天。

（4）护士准备　操作前洗手、戴口罩、穿隔离衣。

2. 护理要点

（1）患儿换血前停止喂养 1 次，或于换血前抽出胃内容物，以防止换血过程中呕吐和误吸。必要时可于术前 0.5h 肌内注射苯巴比妥 10mg/kg。

（2）患儿在远红外线辐射床上仰卧，贴上尿袋，固定四肢。

（3）可选择脐静脉插管换血或其他较大静脉进行换血，也可选脐动、静脉或外周动、静脉同步换血。

1）脐动、静脉插管换血　协助医生消毒皮肤，上至剑突，下至耻骨联合，两侧至腋中线；铺巾，将硅胶管插入脐静脉。

2）外周动、静脉换血　选择合适的动、静脉穿刺，动脉首选桡动脉，常规消毒后穿刺。

（4）打开输血加温器并设置温度，连接输血加温器。

（5）连接抽血通路，将 2 个红色三通一端接输液泵管，接空百特袋；另一端接患儿动脉出血处。将输液泵管装上竖泵，百特袋置于秤上称重。

（6）换血导管末端接蓝色三通，用来抽取血袋内血液，静脉留置针接上另一蓝色三通，输血用。

（7）换血开始前监测生命体征，抽取动脉血测血糖、血气分析、血清胆红素、肝肾功能、电解质、凝血全套、血常规，记录抽血量。

（8）双人再次核对血袋及床头卡、腕带，确认无误后开始换血。

（9）准确调节出血与输血的速度，并在竖泵上设置好换血总量。

（10）每隔 5min 监测一次无创血压。

（11）换血 5min 后测体温、SpO_2 及心率。

（12）保持抽血通路通畅，每抽出 50ml 血用 1U/ml 肝素生理盐水溶液 0.5ml 间断正压冲洗动脉留置针，观察血袋、皮条及红色三通内有无血凝血来调节肝素浓度。

（13）监测血糖，每换 100ml 血测一次血糖，维持血糖正常，观察百特袋内重量有无持续增加。

（14）换血至总量的 1/2 时，复查血气、血常规、电解质及血清胆红素，记录抽血量。两袋血间以 0.9% 等渗氯化钠注射液冲洗换血皮条及输血通路。

（15）换血结束后，抽血复查血气、血常规、电解质、血糖、凝血全套及血清胆红素，监测血压、心率、SpO_2 及体温。

（16）百特袋称重以计算换出血量，并记录。

（17）换血后配合医生拔管，结扎缝合，消毒。

（18）记录，监测生命体征、血糖和局部伤口情况，观察心功能情况和低血糖征象。

（三）注意事项

1. 脐静脉换血可测定静脉压以决定换血速度，换血速度开始每次 10ml，逐渐增加到每次 20ml，以 2～4ml/（kg·min）的速度匀速进行。如果采用外周动静脉同步换血，可用输液泵控制速度。

2. 注意保暖；输入的血液要置于室温下预温，保持在 27～37℃，过低的库存血温度可能会导致心律失常，温度过高则会导致溶血。

3. 密切监测心率、呼吸、血压、血氧饱和度及胆红素、血气、血糖变化，换血过程中患儿如有激惹、心电图改变等低血钙症状时，应给予 10% 葡萄糖酸钙 1～2ml/kg 缓慢静脉推注。

4. 详细记录每次出量、入量、累积出入量及用药等。

5. 单管换血过程中抽注速度应均匀，注射器内不能有空气。

6. 换血后应继续光疗。

7. 脐静脉换血伤口未拆线前不宜沐浴，防止切口感染。

8. 如情况稳定，换血 6～8h 后可试喂糖水，若无呕吐，可进行正常喂养。

考点 换血疗法的操作前准备

第 14 节　婴幼儿灌肠法

（一）目的

促进肠道蠕动，解除便秘，减轻腹胀；清除肠道有害物质，减轻中毒；使用镇静剂；清洁肠道，为检查或手术做准备。

（二）操作程序及护理要点

1. 操作前准备

（1）环境准备　环境温度维持在 26～28℃，保持安静。

（2）物品准备　治疗盘、肠道冲洗器（灌肠袋）、注洗器、玻璃接头、型号适宜的肛管、止血钳、一次性护理垫、弯盘、卫生纸、手套、润滑剂、量杯、水温计、输液架、便盆、尿布，屏风，灌肠液（溶液温度为 39～41℃）、生活垃圾桶、医疗垃圾桶、锐器盒。

（3）患儿准备　排便。

（4）护士准备　操作前洗手、戴口罩。

2. 护理要点

（1）携用物至床旁，核对患儿信息，向家长解释灌肠的目的，关闭门窗，遮挡患儿。

（2）协助患儿取左侧卧位，双腿屈膝，脱裤至膝下，臀部移至床沿，将一次性护理垫置于臀下，弯盘置于臀旁，适当遮盖，为患儿保暖。保留灌肠时需抬高臀部10cm。

（3）挂肠道冲洗器于输液架上，液面距肛门40～60cm（小量不保留灌肠用注洗器抽吸灌肠液，若使用小剂量灌肠袋，液面距肛门不超过30cm）。

（4）再次核对患儿信息，戴手套，连接肛管，排尽空气，用止血钳夹管。

（5）润滑肛管前端，分开臀部，显露肛门，将肛管缓缓插入肛门，插入深度根据灌肠目的及儿童年龄而定，用手固定。不保留灌肠时，<1岁者插入2.5cm，1～4岁者插入5cm，4～10岁者插入7.5cm，≥11岁者插入10cm。保留灌肠时，插入10～15cm。

（6）松开止血钳，使液体缓缓流入，观察灌肠液下降速度和患儿情况。若患儿有便意，嘱其深呼吸，适当放低灌肠筒。

（7）灌肠后夹紧肛管，用卫生纸包裹后轻轻拔出，放入弯盘内。药液保留时间因灌肠目的而定。不保留灌肠时，患儿需保留5～10min后再排便；保留灌肠时需尽量保留药液1h以上。如果患儿不能配合，可用手夹紧患儿两侧臀部。

（8）擦净臀部，取下弯盘，撤去护理垫，安置患儿，整理床单位。

（9）核对患儿信息，清理用物，洗手，记录。

（三）注意事项

1. 婴幼儿需使用等渗液灌肠，灌肠液量遵医嘱而定，一般小于6个月的婴儿约为每次50ml；6个月至1岁者约为每次100ml；1～2岁者约为每次200ml；2～3岁者约为每次300ml。

2. 灌肠过程中注意保暖，避免受凉。

3. 选择粗细适宜的肛管，动作应轻柔，如溶液注入或排出受阻，可协助患儿更换体位或调整肛管插入的深度，排出不畅时可以按摩腹部，促进排出。

4. 灌肠过程中及灌肠后，应注意观察病情，发现面色苍白、异常哭闹、腹胀或排出液为血性时，应立即停止灌肠，并遵医嘱给予处理。

5. 准确测量灌入量和排出量，达到出入量基本相等或出量大于注入量。

考点 婴幼儿灌肠法的护理要点及注意事项

自测题

A₁/A₂型题

1. 婴幼儿盆浴的目的不包括（　　）
   A. 使患儿清洁舒适　　B. 促进血液循环
   C. 帮助皮肤排泄　　D. 帮助机体散热
   E. 观察呼吸及循环情况

2. 新生儿需使用温箱的情况不包括（　　）
   A. 极低出生体重儿
   B. 体重低于2000g的早产儿

C. 巨大儿

D. 新生儿寒冷损伤综合征

E. 体温不升的新生儿

3. 下列属于婴儿出温箱指征的是（　　）

　A. 患儿体重不足 2000g，体温正常

　B. 患儿在箱内生活超过 1 个月，体重不到 2000g，但一般情况良好

　C. 患儿在箱内生活超过 1 个月，体重不到 2000g，一般情况不好

　D. 尝试性出箱，体温低于正常范围者

　E. 患儿体重大于 2000g，体温低于正常

4. 患儿日龄 5 天，生后 24h 内出现黄疸，进行性加重。在实施蓝光疗法时，下列措施错误的是（　　）

　A. 使用前调节好箱内温、湿度

　B. 患儿脱衣服，系好尿布，戴好护眼罩置于箱中

　C. 设置适宜箱温，使患儿体温保持在 36.5～37.5℃

　D. 光疗过程中适当限制液体供给

　E. 严密观察病情，注意副作用

5. 放置 PICC 的目的不包括（　　）

　A. 避免重复静脉穿刺

　B. 减少药物对外周静脉的刺激

　C. 提供长时间给药的管道

　D. 预防感染

　E. 减少护士的穿刺工作量

6. 下列关于婴幼儿灌肠的目的描述错误的是（　　）

　A. 解除便秘

　B. 减轻腹胀

C. 清洁肠道，为检查或手术做准备

D. 延缓肠道蠕动

E. 减轻中毒

7. 下列关于换血的描述不正确的是（　　）

　A. 应该尽量选择新鲜血

　B. 新生儿溶血换血量约为全身血量的 2 倍

　C. 新生儿溶血换血量约为全身血量的 3 倍

　D. 换血时应连接输血加温器

　E. 每隔 5min 监测一次无创动脉血压

A_3/A_4 型题

（8～10 题共用题干）

患儿，男，5 个月。因"腹泻 1 天、大便 10 余次"就诊，臀部皮肤潮红，伴皮疹，有部分皮疹破溃伴少量渗出。

8. 该患儿臀部皮肤出现的情况是（　　）

　A. 尿布皮炎　　　　B. 臀部浅表溃疡

　C. 水痘皮疹　　　　D. 真菌性皮炎

　E. 病毒性皮疹

9. 该患儿臀部皮肤的病情分度为（　　）

　A. 轻度　　　　　　B. 重Ⅰ度

　C. 重Ⅱ度　　　　　D. 重Ⅲ度

　E. 轻度伴感染

10. 该患儿臀部护理操作正确的是（　　）

　A. 每次大便后用软纸擦净臀部

　B. 禁用肥皂水清洗

　C. 用油布或塑料布包裹好臀部

　D. 用鹅颈灯照射 30min

　E. 烤灯后局部滚动涂金霉素鱼肝油

（江　豪）

第 6 章
儿童营养与营养性疾病患儿的护理

第 1 节 儿童能量与营养素的需要

一、能量的需要

合理的营养与喂养是儿童健康成长的重要条件。儿童生长发育迅速，新陈代谢旺盛，需要的能量与营养素相对较多，因此供给的营养既要满足儿童的需要还要适应其消化能力。

人体所需的能量来自食物中糖类、脂肪和蛋白质。能量单位是千焦（kJ）或千卡（kcal）。1g 糖供能 16.8kJ（4kcal），1g 蛋白质供能 16.8kJ（4kcal），1g 脂肪供能 37.8kJ（9kcal）。一般情况下，婴儿每日所需总能量中，8%～15% 来自蛋白质，35%～50% 来自脂肪，50%～65% 来自糖类。正常儿童能量需要包括 5 个方面。

1. **基础代谢** 指在清醒安静空腹的情况下，处于 18～25℃ 环境中维持基本生理活动所需要的最低能量。婴幼儿基础代谢率相对较高，比成人高出 10%～15%，婴幼儿时期基础代谢需要的能量占总能量的 50%～60%，以后随年龄增长而逐渐减少，12 岁时接近成人水平。

2. **生长发育** 是儿童特有的能量需要，且与儿童的生长速度成正比。婴儿期体格发育速度最快，因此需要能量相对较多，占总能量的 25%～30%。以后逐渐减低，至青春期又再次增高。

3. **食物的特殊动力作用** 指食物在胃肠道内消化、吸收及利用过程中所消耗的能量。摄入不同食物消耗的能量各不相同。糖类食物的食物热力作用为本身产生能量的 6%，脂肪为 4%，蛋白质为 30%。婴儿食物中蛋白质含量较高，此项能量占总热量的 7%～8%，而年长儿为混合食物，此项则占 5% 左右。

4. **活动所需** 儿童活动所需能量与其活动量的大小及持续时间有关，故活动所需能量个体差异较大，并随年龄增长而增加。

5. **排泄损失** 指正常情况下，未被完全消化吸收的食物排出体外损失的能量，一般不超过总能量的 10%。但腹泻或胃肠道功能紊乱时可增加。

考点 儿童时期特有的能量需要

上述 5 项能量的总和就是儿童总的能量需要。一般 <6 月龄婴儿能量平均需要量约 90kcal/（kg·d）[376.56kJ/（kg·d）]，7～12 月龄约为 80kcal/（kg·d）[334.72kJ/（kg·d）]。

考点 婴儿每日所需的总能量

二、营养素的需要

人体必需的营养素包括蛋白质、脂类、糖类、维生素、矿物质、水及膳食纤维。

1. **蛋白质** 是构成人体细胞、组织的基本成分,具有保证生长发育、修复组织、供给能量、维持体液渗透压等多项功能。其供能应占总能量的 8%～15%。儿童生长迅速,对蛋白质的需要量相对较高。1 岁以内婴儿蛋白质的推荐摄入量为每日 1.5～3g/kg。以后随年龄增长而逐渐下降,至青春期又增加。婴幼儿生长旺盛,保证优质蛋白质的供给非常重要,优质蛋白质应占 50% 以上,其主要来源于乳类、蛋类、瘦肉、鱼虾、豆类等。

2. **脂类** 是脂肪和类脂的总称。机体细胞膜、神经组织、激素的构成均离不开它。脂肪还具有以下作用:提供能量,促进脂溶性维生素吸收,保暖隔热,支持保护内脏、关节、各种组织。婴幼儿饮食中脂类供给能量占总能量的 35%～50%,每日需脂肪 4～6g/kg,动物和植物脂肪均为人体之必需,主要来源于乳类、肥肉、蛋类、植物油,应搭配提供。

3. **糖类** 是供给能量的主要物质。除供能外,它还可与蛋白质、脂肪结合成糖蛋白、糖脂,组成抗体、酶、激素、细胞膜、神经组织、核糖核酸等具有重要功能的物质。2 岁以上儿童膳食中,糖类所供给的能量应占总能量的 50%～65%。糖类主要来源于谷类食物。

4. **维生素** 对维持人体生长发育和生理功能起着重要作用。主要功能是调节人体的新陈代谢,但不供给能量。维生素按其溶解性分两类:一类为脂溶性维生素(维生素 A、维生素 D、维生素 E、维生素 K),它们溶解于脂肪及脂肪溶剂中,可在体内储存,不需每日提供,但过量会引起中毒;另一类为水溶性维生素(维生素 B 族和维生素 C)两大类,它们溶于水,不容易在体内储存,需每日从食物获得,代谢快且不易中毒,缺乏时迅速出现症状。

5. **矿物质** 包括常量元素和微量元素,如体内的钙、磷、钾、钠、氯、镁、硫称为常量元素,铁、锌、硒、铜、碘等称为微量元素。它们不供给能量,但参与机体的组成,调节机体的生理功能。每种元素均有其重要的、不可替代的作用,各元素间紧密联系。

6. **水** 是机体的重要组成部分。机体的物质代谢、生理活动均离不开水的参与。儿童代谢旺盛,故需水量相对较多,且年龄越小,相对需水量越大,婴儿每日需水 110～155ml/kg,以后每增长 3 岁,每日减少约 25ml/kg。水供给不足或丢失过多会导致脱水,供给过多会导致水中毒。水主要来源于食物和饮用水。

考点 婴儿每日的需水量

7. **膳食纤维** 是一类重要的非营养物质,即不能被小肠消化吸收,可进入结肠发酵的碳水化合物,包括纤维素、木质素、果胶、树胶、海藻胶等。可促进肠道蠕动,吸收大肠水分,软化粪便,防止便秘;还可降低血浆胆固醇水平。儿童可从谷类、新鲜蔬菜、水果中获得一定量的膳食纤维。小婴儿的膳食纤维主要来源于乳汁中未被消化吸收的乳糖、低聚糖或食物中未被消化吸收的淀粉。

第2节 婴幼儿喂养

一、婴儿喂养

婴儿生长发育快,需要充足的营养,但其消化功能尚未发育完善,易发生消化功能的紊乱,因此合理的喂养非常重要。婴儿喂养的方法包括母乳喂养、部分母乳喂养和人工喂养三种,其中最理想的喂养方式是母乳喂养。

(一)母乳喂养

母乳是满足婴儿生理和心理发育最理想的天然食物,对婴儿的健康生长发育有着不可替代的作用。坚持6月龄内纯母乳喂养。一旦有任何动摇母乳喂养的想法和举动,都必须咨询医生或其他专业人员,并由他们帮助做出决定。

> **链接**
>
> **大力提倡母乳喂养**
>
> 1989年世界卫生组织和世界儿童基金会发布《保护、促进和支持母乳喂养的联合声明》,1990年5月10日卫生部决定,将每年的5月20日作为全国母乳喂养宣传日,这是中国为保护、促进和支持母乳喂养而设立的一项重要活动,旨在呼吁全社会关注和支持母乳喂养的理念。2023年5月20日是第33个全国母乳喂养日,主题是"母乳,婴儿的第一剂疫苗"。

1. **母乳的成分** 初乳为孕后期与产后4~5天内分泌的乳汁,5~14天为过渡乳,14天以后的乳汁为成熟乳。母乳中的脂肪、水溶性维生素、维生素A、铁等营养素与乳母饮食有关,维生素D、维生素E、维生素K不易由血进入乳汁,故与乳母饮食成分关系不大,见表6-1。

表6-1 各期母乳的成分比较(g/L)

各期母乳	蛋白质	脂肪	糖	钙	磷	矿物质
初乳	22.5	28.5	75.9	0.33	0.18	3.08
过渡乳	15.6	43.7	77.4	0.29	0.18	2.41
成熟乳	11.5	32.6	75.0	0.35	0.15	2.06

初乳量较少,质略黏稠而色微黄,碱性,其中含有大量免疫球蛋白如SIgA和生长因子。初乳中的维生素A、牛磺酸和矿物质含量丰富,并含有初乳小球(充满脂肪颗粒的巨噬细胞及其他免疫活性细胞),能促进新生儿的生长发育,提高抗感染能力。随哺乳时间的延长,蛋白质与矿物质含量逐渐减少,脂肪含量逐渐增加。各期乳汁中乳糖的含量较恒定。

> **链接**
>
> **成熟乳的奇妙变化**
>
> 成熟乳在每次喂哺过程中会有所改变,以便完全适合于婴儿的需要。哺乳过程分为三部分,第一部分乳汁脂肪含量低(17.1g/L)而蛋白质含量高(11.8g/L),第二部分乳汁脂肪含量逐渐增加(27.7g/L),而蛋白质含量逐渐降低(9.4g/L),第三部分乳汁中脂肪含量最高(55.1g/L),蛋白质含量最低(7.1g/L)。

2. 母乳喂养的优点

（1）满足婴儿全面营养需求　母乳的营养成分较完善，最适合婴儿的消化、代谢能力。

1）母乳中蛋白质、脂肪、糖类的比例适宜，为1∶3∶6，吸收利用率高。

2）母乳中含不饱和脂肪酸较多，脂肪颗粒小，且含较多解脂酶，易消化吸收。

3）母乳中维生素含量高，如维生素A和水溶性维生素，但维生素D含量较低。

4）母乳中矿物质含量低，适应婴儿的肾发育水平，而且吸收率较高。钙、磷比例适宜（2∶1），易于吸收，锌、铁的吸收率也明显高于牛乳。

（2）有助于婴儿免疫系统发育，增强免疫力，降低发生过敏性疾病的风险　母乳含有丰富的免疫物质，特别是初乳中含量更高。新生儿能从母乳中获得SIgA，可保护呼吸道和消化道黏膜，因此，婴儿在6个月内很少患麻疹、流行性腮腺炎等传染病。母乳含有较多的乳铁蛋白、双歧杆菌、巨噬细胞、溶菌酶、补体等，可以抑制大肠杆菌及白念珠菌的生长。纯母乳喂养能有效地避免婴儿过早接触异源性蛋白质，减少对异源性蛋白质的暴露水平。

（3）利于婴儿脑神经功能和认知发展　母乳喂养能确保婴儿体格生长。因为母乳中的蛋白质主要是乳清蛋白，在胃中形成的凝块较小，易消化吸收；所含氨基酸比例适宜，为必需氨基酸，如由半胱氨酸转化而来的牛磺酸是牛乳的10～30倍，牛磺酸能促进婴儿神经系统和视网膜的发育。母乳中的糖类有90%为乙型乳糖，这有利于乳酸杆菌和双歧杆菌的生长，且增加B族维生素的产生，利于肠蠕动及钙、镁和氨基酸的吸收。母乳中的卵磷脂可促进髓鞘的形成及中枢神经系统的发育。生长调节因子为一组对细胞增殖、发育起重要作用的因子，如牛磺酸、激素样蛋白（上皮生长因子、神经生长因子），以及某些酶和干扰素。所以，母乳喂养有利于婴儿心理行为和智力及情感发育。

（4）利于母婴情感交流　母亲用自己的乳汁喂哺婴儿，可密切观察婴儿的细微变化，使之获得更多的母爱，获得最大的安全感，促进婴儿行为和心理健康。

（5）降低婴儿发生远期慢性病的风险　母乳喂养对婴儿早期健康成长和成年期慢性病发生风险具有保护作用。是成本-效益最高的选择，可降低儿童肥胖的发生风险。儿童早期营养不良可导致成年期肥胖、糖尿病、高血压、冠心病等慢性病的发生。

（6）有益母亲健康　产后哺乳，有利于母亲子宫收缩、复原，使子宫早日恢复正常；哺乳期月经可推迟，起到一定的避孕作用；还可减少乳腺癌和卵巢癌等疾病的发生。

考点　母乳喂养的优点

3. 哺喂方法

（1）尽早开奶　生后1h内开奶，重视尽早吸吮。吸吮是促进泌乳的关键点和始发动力。通过反复吸吮刺激乳头，促进母亲泌乳素的分泌，使之提早分泌乳汁。产后2周，乳晕的传入神经特别敏感，易于建立诱导缩宫素分泌的条件反射，是建立母乳喂养的关键时期。且尽早开奶还可减轻生理性黄疸、生理性体重下降，减少低血糖的发生。

考点　婴儿开乳的时间

（2）哺乳次数　随着婴儿胃肠道成熟和生长发育过程，母乳喂养将从按需喂养模式到规律喂养模式递进。饥饿是婴儿按需喂养的基础，要识别婴儿的饥饿及饱腹信号，及时做出喂

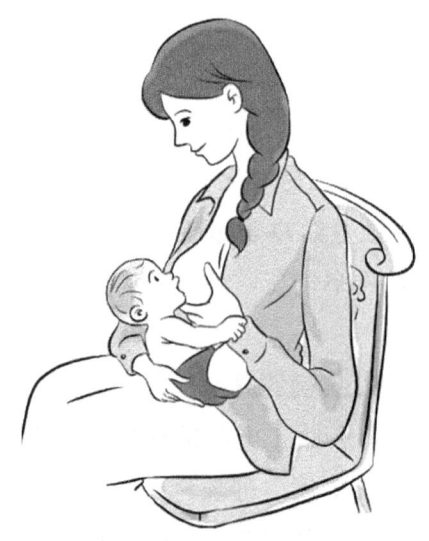

图 6-1 C 形托乳房喂哺法

养回应。不要强求喂奶次数和时间，特别是 3 个月内的婴儿，一般喂奶间隔从 1~2h 逐渐延长至 3h 左右。3 个月后，夜间喂奶次数可逐渐减少。

（3）喂哺方法　喂乳前先给婴儿更换尿布，母亲洗手后用温水清洗乳头、乳晕，不需强行擦拭或消毒乳房。哺乳时可采取不同姿势，使母亲舒适，全身肌肉放松，一方面有利于乳汁排出，另一方面可刺激婴儿的口腔动力，利于吸吮。母亲多取坐位，让婴儿的头、肩枕于哺乳侧的肘弯，用另一手拇指和其余四指分别放在乳房的上、下方呈 C 形托住乳房（图 6-1），使婴儿含住乳头及大部分乳晕，能自由地用鼻呼吸。每次哺乳时间应根据婴儿吸吮能力和体质强弱适当调整，一般 15~20min，以吃饱为度。哺乳结束后，应将婴儿竖起，头部靠在母亲肩上，用手掌轻拍其背部，以帮助咽下的空气排出，然后将婴儿置于右侧卧位，以防溢乳。如每次哺乳时听到婴儿的咽乳声，哺喂后婴儿安静入睡，每日有一次量多或多次少量的软便，体重按正常速度增长提示奶量充足。

4. 注意事项

（1）哺乳时应防止乳房阻塞婴儿鼻部，导致窒息。

（2）每次哺乳应做到两侧乳房轮流排空，先吸空一侧，然后再吸另一侧，下次则先吸上次未排空的一侧；若仅吃一侧就已经饱了，应将另一侧的乳汁挤出，预防涨乳引起不适及乳腺炎的发生。

（3）哺乳期母亲应始终保持愉悦的心情、充足的睡眠和规律的生活，同时摄入富含充足能量及蛋白质、维生素、矿物质的食物。

链接

如何做好乳头保健

在妊娠后期孕母每日用清水（忌用肥皂或酒精之类）擦洗乳头；如有乳头内陷，用两手拇指从不同的角度按压乳头两侧，并向周围牵拉，每日一次至数次；哺乳后可挤出少量乳汁，均匀地涂在乳头上，乳汁中丰富的蛋白质和抑菌物质对乳头表皮有保护作用。这些方法可以防止因乳头皲裂及乳头内陷而中止哺乳。

（4）哺乳禁忌　母亲患活动性肺结核、感染人类免疫缺陷病毒（HIV）、患重症心肾疾病等不宜哺乳。化疗、放射性药物治疗一般禁忌母乳喂养。母亲乙肝表面抗原阳性时，婴儿常规注射乙肝免疫球蛋白和乙肝疫苗，并非母乳喂养禁忌证。若患急性传染病、乳腺炎时可将乳汁吸出，消毒后哺喂。

5. 断乳　随着婴儿年龄增长，母乳的量和质已不能完全满足婴儿需要，而婴儿的消化吸收功能也逐渐成熟，牙齿长出，可适应半固体和固体类食物，因此一般可从 6 个月起逐渐添加辅食，同时逐步减少哺乳次数，为断乳作准备。世界卫生组织建议母乳喂养可持续至 2 岁及以上。

> **考点** 小儿断乳的原则及完全断乳的时间

（二）部分母乳喂养

部分母乳喂养指母乳与牛、羊乳或其他代乳品混合使用的喂养方法。有两种方法：补授法与代授法。

1. 补授法　指补充母乳量不足的方法。即每日母乳喂养的次数照旧，每次喂完母乳后加喂一定量的代乳品，直到婴儿吃饱。这种喂养方法可因经常吸吮刺激乳头而维持母乳的分泌，因而较代授法为优。

2. 代授法　指母乳充足，母亲因生活或工作条件限制，不能按时哺乳，用配方乳或其他乳一次或数次代替母乳的方法。使用代授法时，仍应按时挤出或用吸乳器吸出乳汁，每日母乳喂哺次数最好不少于3次，否则母乳会很快减少。

（三）人工喂养

婴儿因母乳缺乏或其他原因不能用母乳喂养，完全采用配方乳或其他如牛乳、羊乳、代乳品喂养的方法称人工喂养。

1. 常用乳品及代乳品

（1）配方乳　是以母乳的营养素含量及其组成为依据，对牛乳进行改造的奶制品。其营养素尽量接近于母乳，使之适应婴儿的消化能力和肾功能，如降低其酪蛋白、无机盐的含量；添加一些重要营养素，如乳清蛋白、不饱和脂肪酸等，强化所需微量营养素，如核苷酸、维生素A、维生素D和微量元素铁、锌等。在不能母乳喂养时首选配方乳。

（2）鲜牛乳　曾经是最常用的代乳品，目前被配方乳所取代。与母乳比较，牛乳中酪蛋白含量较高，在胃内形成的乳凝块较大，不易消化；脂肪酸主要是饱和脂肪酸，脂肪球较大，容易引起消化不良；乳糖主要以甲型乳糖为主，利于大肠埃希菌生长；矿物质多，增加了肾脏的负担；钙磷比例不当（1.2∶1），不利于钙的吸收；缺乏免疫物质，易患感染性疾病。

（3）全脂奶粉　是由鲜牛奶浓缩而成的干粉。其配制方法按容量比为1∶4（1容积奶粉加4容积水），按重量比为1∶8（1g奶粉加8g水）。

（4）羊乳　羊乳与牛乳营养价值相似，但酪蛋白含量较低，较牛乳容易消化。羊乳缺少叶酸和维生素B_{12}，容易发生营养性巨幼细胞贫血。

（5）代乳品　有豆浆、豆粉、糕干粉、米糊、面糊等。

2. 人工喂养的护理

1）摄入量估算：按照配方乳的说明进行正确配制，一般市售婴儿配方乳粉100g约供能500kcal，以<6月龄婴儿为例，能量需要为90kcal/（kg·d），故需婴儿配方乳粉18g/（kg·d）或135ml/（kg·d）可满足需要。

2）哺喂方法：哺乳前应先给婴儿换尿布、洗手。用奶瓶喂哺时，要选择开孔合适的胶皮乳头，喂奶前需先试温，试温方法为倒几滴乳汁于手腕内侧，切勿由成人直接吸乳头尝试，以免奶嘴被成人口腔内细菌污染。婴儿最好斜坐在母亲的怀里，母亲扶好奶瓶，慢慢喂哺。从开始至结束，都要保持奶液充满奶嘴和瓶颈，以免将空气吸进。每次喂哺时间持续

15～20min，喂奶后需将婴儿抱起，轻拍其背部，使咽下的空气排出，避免溢乳，再将婴儿置右侧卧位。

3）注意事项：①婴儿食量存在个体差异，在初次哺乳后，要观察婴儿食欲、体重、粪便性状，随时调整，以免引起营养不良或消化功能紊乱。②母亲最好亲自喂哺，这样可使母亲与婴儿经常接触与沟通，有利于婴儿的心理发育。③婴儿所用的奶瓶、奶嘴、汤勺、锅等用具，必须每次清洗干净，煮沸消毒，并放在固定盛器内，最好是带盖的容器中，以保持清洁。

考点 婴儿奶量的估算

（四）婴儿食物转换

随着婴儿的生长发育逐渐成熟，需要进入由出生时的纯乳类向固体食物转换的转换期。无论母乳喂养、人工喂养或部分母乳喂养，都应按时逐渐添加过渡食品，以保证儿童生长发育的需要。

1. 添加过渡食品的目的

1）补充乳类营养素的不足：随着月龄增加，母乳或其他代乳品已经无法适应婴儿的生长需求，尤其是铁质、蛋白质、维生素等，必须通过添加辅食来补充。

2）训练吞咽和咀嚼能力：通过食物形态的改变（液态—半固态—固态），让婴儿练习吞咽和咀嚼，以便于日后进食。

3）为断奶作准备：婴儿生长发育迅速，消化吸收功能逐渐成熟，乳牙萌出，具有咀嚼能力，应慢慢从流质食物逐渐过渡到半流质和固体食物，且逐渐从奶瓶转换成用杯子、汤匙、筷子来进食，为断乳作准备。

2. 添加辅食的原则　由少到多、由稀到稠、由细到粗、由一种到多种、循序渐进。应在婴儿健康、消化功能正常时添加。

3. 添加辅食的顺序　婴儿年龄不同，添加辅食的种类不同，见表6-2。

表6-2　婴幼儿常见食物种类推荐量

月龄	母乳喂养	米粉及米面类	蔬菜、水果类	禽畜类
6～8月龄	坚持母乳喂养，随着固体食物添加，喂养频率逐渐减少至每日4～6次	从满6月龄开始添加稠粥或面条，每餐30～50g	从开始尝试菜泥到水果泥，逐步从泥状食物到碎末状的碎菜、水果	开始逐步添加蛋黄及猪肉、牛肉等动物性食物
9～12月龄	坚持母乳喂养，喂养频率减少至每日4次	从稠粥过渡到软饭，每日约100g	每日碎菜50～100g，水果50g，水果可以是片块状或手指可以拿起的指状食物	蛋黄可逐渐增至每日1个，以肉类为主的动物性食物每日25～50g

考点 添加辅食的原则、不同月龄小儿的辅食添加

二、幼儿膳食

1. 幼儿期乳牙已逐渐出齐，咀嚼功能逐渐增强，饮食可由乳类逐渐转向混合食物，逐步

接近成人饮食。

2. 幼儿膳食中的各种营养素和能量的摄入需要满足该年龄阶段的生理需要，蛋白质每日 25g 左右，其中优质蛋白质应占总蛋白的 1/2，适量脂肪有助于增加食欲，同时糖类、脂肪、蛋白质产能占比为 50%～65%、30%～35%、10%～15%。食物种类多样化，在进食各类食物的基础上，保证每天摄入乳类 500g 左右。

3. 食物制作要求细、烂、软，培养幼儿正确使用餐具，自己进餐，养成不挑食、不偏食等良好饮食习惯。

第 3 节 儿童营养状况评估

儿童营养状况评估包括体格检查、体格生长评价、膳食调查及实验室检查等方面。

一、体格检查

除常规体格检查外，重点注意有关营养缺乏的体征。

二、体格生长评价

见第 2 章儿童生长发育。

三、膳食调查

（一）膳食调查方法

1. 询问法　询问儿童前 1～3 天进食的食物情况。主要用于个体儿童膳食调查，是目前采用最多的方法。询问法又可分为 24h 回忆法、膳食史法和食物频度法。询问法简单，便于临床使用，但常因结果受被调查对象报告情况或对器具熟悉程度及对市场供应情况等影响而不准确。故采用 24h 回忆法，一般至少要调查 2～3 次。

2. 称重法　实际称量各餐进食量，以生/熟的比例计算实际摄入量。通常应按季节、食物供给不同每季度测一次，多用于集体儿童膳食调查。

3. 记账法　多用于集体儿童膳食调查。以食物出入库的量计算。

4. 即时性图像法　通过儿童抚养人拍摄儿童进餐食物，将影像文件按照规定格式编号，收集后上传后方技术平台，由后方技术人员根据膳食图像和食物记录信息，借助预先建立好的参比食物图谱，对儿童进餐食物摄入量进行估计后评价。适宜个体儿童的膳食调查。

（二）膳食评价

1. 营养素摄入量与膳食营养素参考摄入量（DRIs）比较　达到平均需要量（EAR）有两种含义：对个体而言，表示满足身体需要的可能性为 50%，缺乏的可能性也是 50%。对群体而言，这一摄入水平能够满足群体中 50% 的个体需要。以此类推，营养素达到推荐摄入量（RNI）或适宜摄入量（AI）对个体和群体缺乏的可能性小于 3%。评价摄入量以 EAR 为参考值，评价蛋白质和其他营养素摄入量以 RNI 或 AI 为参考值；优质蛋白质应占蛋白质总量的 1/2 以上。

2. 宏量营养素供能比例　儿童膳食中宏量营养素比例适当，即蛋白质供能应占总能量的 10%～15%，脂类占 20%～30%，碳水化合物占 50%～65%。

3. 膳食能量分布　一日三餐食物供能比例应适宜，即早餐供能占一日总能量的 25%～30%，午餐应占总能量的 35%～45%，点心占总能量的 10%，晚餐应占总能量 25%～30%。

四、实验室检查

了解机体某种营养素的贮存、缺乏情况，通过试验方法测定儿童体液或者排泄物中各种营养素及其代谢产物或其他有关的化学成分，了解食物中营养素的吸收利用情况。实验室检查在营养素缺乏中变化最敏感，故可用于早期营养素缺乏的诊断。

第 4 节　蛋白质 - 能量营养障碍性疾病的护理

案例 6-1

患儿，男，1 岁，体重 7kg，生后牛乳喂养，近 2 个月来反复腹泻，食欲差。查体：面色苍白，皮肤弹性差，面部、四肢皮下脂肪减少，腹部皮下脂肪 0.3cm，肌肉松弛。临床诊断：营养不良。

问题：1. 该患儿营养不良的程度如何？
　　　2. 引起该患儿营养不良的主要原因是什么？

一、营养不良患儿的护理

（一）概述

1. 概念　营养不良是由各种原因所致能量和（或）蛋白质缺乏或吸收障碍所致的一种慢性营养缺乏性疾病。临床主要以体重不增或下降、皮下脂肪减少和皮下水肿为特征，严重者常伴有各系统器官不同程度的功能紊乱。3 岁以下的婴幼儿多见。

2. 病因

（1）摄入不足　喂养不当是最主要的原因。如婴儿因母乳不足或人工喂养调配过稀、又未及时添加辅食，或骤然断奶造成消化功能紊乱，长期以粥、米粉等淀粉类食物为主，缺乏蛋白质和脂肪；年长儿多由于不良的饮食习惯如长期挑食、偏食、厌食、进食零食过多等引起。

（2）疾病因素　消化系统解剖或功能的异常，如先天性消化道畸形、慢性腹泻、过敏性肠炎、肠吸收不良综合征等，均可影响食物的消化和吸收。糖尿病、大量蛋白尿、长期发热、烧伤、甲状腺功能亢进、恶性肿瘤等均可使蛋白质消耗或丢失增多。

（3）需要量增加　早产儿、双胎儿生长发育过快；急、慢性传染病的恢复期均可因需要量增多而造成营养相对不足。

考点　儿童营养不良最常见的病因

（二）护理评估

1. 健康史　询问患儿的喂养史、饮食习惯和生长发育情况，注意有无喂养不当、母乳不足史；有无消化系统解剖或功能异常及急、慢性消化道疾病史；是否为多胎、双胎、早产等。

2. 身心状况

（1）症状和体征

1）症状：体重不增为营养不良的早期表现，继之体重下降，出现消瘦，身高增加缓慢。病程初期，精神状态正常，重症者可有精神萎靡，对外界反应差，皮肤苍白、干燥无弹性，肌肉萎缩，各系统器官功能低下，如消化吸收功能低下而出现食欲低下、腹泻；循环系统功能低下，出现心率减慢、血压偏低等；体温调节能力下降，体温偏低。

2）体征：随病情加重，皮下脂肪减少甚至消失。腹部皮下脂肪厚度是判断营养不良程度的重要指标之一。皮下脂肪减少首先累及腹部，其次为躯干、臀部、四肢，最后是面颊。严重者皮下脂肪完全消失，患儿皮包骨头样，出现"舟状腹"，额部出现皱褶，颧骨突出，两颊下陷，貌似老人状。

根据临床表现不同，营养不良可分为三度，见表6-3。

表6-3 婴幼儿营养不良的分度

项目	Ⅰ度（轻）	Ⅱ度（中）	Ⅲ度（重）
实际体重占理想体重的百分比	80%～89%	70%～79%	小于70%
腹部皮下脂肪厚度	0.4～0.8cm	小于0.4cm	消失
身长（高）	正常	低于正常	明显低于正常
肌张力	正常	降低、肌肉松弛	低下、肌肉萎缩
精神状态	无明显变化	烦躁	萎靡、烦躁与抑制交替
水肿	无	无	有

考点 营养不良最早的表现和皮下脂肪消减的顺序

（2）并发症 营养不良常见的并发症有营养性贫血，其中最常见的为营养性缺铁性贫血。约75%的患儿伴有锌缺乏；还有多种维生素和微量元素缺乏，尤其是维生素A、维生素D缺乏最常见；因免疫功能低下，易患感染性疾病，如呼吸道感染、中耳炎、尿路感染等；还可并发自发性低血糖，夜间或清晨易出现，患儿可表现为面色苍白、出冷汗、神志不清、呼吸暂停、脉搏缓慢、体温不升，若不及时治疗可致死亡，应立即静脉推注25%～50%的葡萄糖。

考点 营养不良患儿不同程度的临床表现

> **链接**
>
> **如何测量腹壁皮下脂肪厚度**
>
> 在腹部脐旁乳头线上，以拇指和示指相距3cm与皮肤表面垂直成90°角，将皮脂层捏起，然后量其上缘厚度。

（3）心理-社会状况 家长不了解营养不良的病程和病情而产生焦虑，又因缺乏营养、喂养知识，以及经济状况差而产生歉疚感。

3. 辅助检查

（1）其特征性改变是血清白蛋白浓度降低，但不够灵敏。

(2)胰岛素样生长因子1(IGF-1):因其反应灵敏,且受其他因素影响较小,故IGF-1水平下降被认为是早期诊断的可靠指标。

(3)血清胆固醇、各种电解质浓度可下降;血清淀粉酶、碱性磷酸酶等活力下降;牛磺酸和必需氨基酸浓度降低。

(三)治疗要点

尽早发现,早期治疗。采取综合治疗措施,调整饮食,祛除病因,促进消化和改善代谢功能,治疗并发症。

(四)主要护理诊断/问题

1. 营养失调:低于机体需要量　与能量、蛋白质摄入不足和(或)需要、消耗过多有关。
2. 有感染的危险　与机体抵抗力低下有关。
3. 生长发育迟缓　与营养物质缺乏,不能满足生长发育的需要有关。
4. 潜在并发症:低血糖、营养性贫血和多种维生素缺乏。

(五)护理措施

1. **调整饮食**　调整饮食的原则应遵循由少到多、由稀到稠、循序渐进逐步补充,同时根据患儿营养不良的程度、消化能力和对食物的耐受情况来调整饮食的量及种类。对还能母乳喂养的,尽量母乳喂养,对于食欲很差、吞咽困难、吸吮力弱者可用鼻胃管喂养,病情严重或完全不能进食者,遵医嘱给予静脉高营养液。待吸吮和吞咽功能增强后改用滴管或奶瓶喂哺。

(1)能量与蛋白质供给　①轻度营养不良患儿,患儿消化功能尚好,在原有膳食基础上,逐渐增加蛋白质和能量供给。能量从每天251~335kJ/kg(60~80kcal/kg)开始,蛋白质从每天3g/kg开始,逐渐增至每天能量628kJ/kg(150kcal/kg)、蛋白质3.5~4.5g/kg。体重接近正常后,再恢复至生理需要量。②中、重度营养不良患儿,对食物耐受性差,能量供给从每天167~251kJ/kg(40~60kcal/kg)、蛋白质从每天1.5~2g/kg、脂肪从每天1g/kg开始,根据情况逐渐少量增加,当增加能量至满足追赶生长需要时,一般可达628~711kJ/kg(150~170kcal/kg)、蛋白质3.0~4.5g/kg。待体重接近正常后,再恢复至正常需要量。

(2)食物调整　选择易消化吸收又富含高热能、高蛋白质与高维生素食物。婴儿以乳类为最好,重度营养不良患儿可短期采用稀释牛奶、酸奶、脱脂奶或高蛋白配方奶。较大婴儿还可添加米面制品、蛋类、鱼、肝、瘦肉、豆制品等食物。

考点 不同程度营养不良每日供给的热量

2. **促进消化、改善食欲**　遵医嘱给予各种消化酶和B族维生素口服,以助消化;给予蛋白同化类固醇制剂如苯丙酸诺龙肌内注射,可促进蛋白质的合成和增进食欲;对食欲较差的患儿可给予胰岛素注射降低血糖,增加饥饿感,提高食欲;给予锌制剂,可提高味觉敏感度、增加食欲。

3. **预防感染**

(1)预防呼吸道感染　保持居室空气新鲜,阳光充足,温湿度适宜,定时消毒,避免去人群密集的公共场所。

（2）预防消化道感染　注意饮食卫生，食具要经常消毒，养成饭前便后洗手的良好卫生习惯，做好口腔护理。

（3）预防皮肤感染　经常洗澡，保持皮肤清洁，勤换衣服，勤晒被褥，重症患儿要勤翻身，床铺平整松软，骨突出部位垫海绵或气圈，防止皮肤受损。

4.观察病情，防止发生并发症　密切观察病情变化，尤其是重度营养不良患儿在夜间或清晨时容易发生低血糖，一旦发现立即报告医生，且积极配合医生进行抢救。观察有无维生素A缺乏引起的夜盲症、角膜炎等。治疗和护理开始后应记录患儿进食情况，定期测量体重、身长（高）及皮下脂肪厚度，以判断治疗效果。

（六）健康教育

介绍科学喂养知识，鼓励母乳喂养，对母乳不足或不宜母乳喂养者加强哺乳指导；纠正患儿的不良饮食习惯；先天畸形患儿应及时手术治疗，做好生长发育监测，宣传定期健康检查的重要性。

二、单纯性肥胖患儿的护理

（一）概述

1.概念　儿童单纯性肥胖是由于长期能量摄入超过消耗，使体内脂肪过度积聚，体重超过参考值范围的一种营养障碍性疾病。体重超过同性别、同身高正常小儿体重均值的20%即称肥胖。近年来，我国儿童肥胖的发病率呈逐年上升的趋势。儿童单纯性肥胖占肥胖症的95%~97%，肥胖症可发生在儿童的任何年龄，但最常见于婴儿期、5~6岁及青春期。肥胖不仅影响儿童的健康，还将成为成年期高血压、冠心病、糖尿病、痛风、胆石症等疾病的诱因，因此儿童肥胖症应引起足够的重视。

> **链接**
>
> **儿童肥胖管理**
>
> 2020年国家卫生健康委办公厅、教育部办公厅、市场监管总局办公厅、体育总局办公厅、共青团中央办公厅和全国妇联办公厅联合印发《儿童青少年肥胖防控实施方案》，提出以提高儿童健康水平和素养为核心，以促进儿童吃动平衡为重点，强化政府社会和个人责任，推进家庭、社区、学校、医疗卫生机构密切协作，有效遏制肥胖流行的总体要求。

2.病因　主要是能量摄入过多、活动量过少及遗传因素，双亲肥胖的后代发生肥胖者可高达70%~80%。另外进食过快、或饱食中枢和饥饿中枢调节失衡而致多食；精神创伤和心理因素等导致儿童进食过量也可引起肥胖。

（二）护理评估

1.健康史　评估患儿有无喜食甜食、油炸食物等高能量饮食的习惯，有无家族肥胖史；评估患儿平素活动情况，是否有引起精神创伤或心理障碍等因素。

2.身心状况

（1）症状和体征

1）症状：患儿食欲旺盛且喜食甜食和高脂肪食物，不喜欢活动，运动时笨拙，明显肥胖儿童常有疲劳感，用力时出现气短或腿痛。严重肥胖者由于脂肪过度堆积限制了胸廓扩展和膈肌运动，使肺换气量减少，引起低氧血症、气急、发绀、红细胞增多，严重时出现心脏扩大、充血性心力衰竭甚至死亡，称肥胖-换氧不良综合征。

2）体征：体检可见患儿皮下脂肪丰满且分布均匀，尤以面颊、肩部、腹部为甚。严重肥胖者可因皮下脂肪过多，使胸腹部、臀部及大腿处皮肤出现白纹或紫纹。双下肢负荷过重可致扁平足、膝外翻。女孩胸部脂肪过多，应与乳房发育鉴别；男孩大腿内侧和会阴部脂肪过多，可造成阴茎隐匿在脂肪组织中而被误诊为阴茎发育不良。由于患儿性发育较早，故身高最终低于正常儿童。

3）肥胖分度：根据体重与同性别、同身高正常儿童均值相比可把肥胖分为轻度、中度和重度，见表6-4。

表6-4 肥胖分度

分度	轻度	中度	重度
体重高于同性别、同身高正常均值	20%～29%	30%～49%	>50%

（2）心理-社会状况 患儿体态肥胖，怕被别人讥笑而不愿意与其他儿童交往，常有孤僻、自卑、胆怯、对抗等心理障碍。家长对本病缺乏认识，患儿年龄较小时不重视，随着年龄的增长而逐渐出现焦虑。

3. 辅助检查 血清甘油三酯、胆固醇、脂蛋白可增高。常有高胰岛素血症，生长激素水平降低。超声波检查常有脂肪肝。

（三）治疗要点

治疗原则是减少能量摄入及增加能量消耗，使体脂减少并接近正常状态，同时又不影响患儿生长发育和身体健康。采取控制饮食、增加活动、消除心理障碍等综合措施。其中，饮食疗法和运动疗法是最重要的两项措施。建议对肥胖患儿进行药物治疗，其原则是必须先经过正式的强化调整生活方式干预后，仍未控制体重增加或改善并发症，或有运动禁忌者。不建议在小于16岁的超重但不肥胖的患儿中使用减肥药物。而代谢减重手术是一种有创操作，儿童人群应慎重选择。

（四）主要护理诊断/问题

1. 营养失调：高于机体需要量 与摄入高能量食物和（或）运动过少有关。
2. 自我形象的紊乱 与肥胖导致自身形体变化有关。
3. 知识缺乏 与患儿及家长缺乏合理的营养知识有关。

（五）护理措施

1. 维持营养平衡

（1）饮食管理 兼顾患儿基本营养需要和生长发育所需，限制每天摄入的能量，使其低于机体消耗的总能量。多选择高蛋白、低糖、低脂肪类的食物，鼓励患儿多吃体积大、饱腹感明显而能量低的蔬菜、水果。保证膳食中微量元素的供给。养成良好的饮食习惯，进餐时宜细嚼慢咽、晚餐不可过饱、不吃零食和夜宵。注意体重不可骤减。

（2）增加运动　鼓励患儿选择喜欢和有效的且易于坚持的运动，如晨间跑步、散步、游泳、做操、踢球等，每天坚持运动至少30min，以运动后轻松愉快、不感到疲劳为宜。

2. 帮助缓解心理压力　引导患儿正确认识身体形态的改变，帮助其建立信心，消除自卑心理；鼓励多参加正常的社会交往，参加集体活动，改变其孤僻心理，帮助患儿建立健康的生活方式。

（六）健康指导

1. 肥胖的预防应当从宫内开始。备孕妇女应调整孕前体重、孕期体重增长至适宜水平，预防胎儿体重增长过快，减少巨大儿的发生。

2. 向家长讲述科学喂养知识，提倡母乳喂养，合理添加辅食，儿童期要均衡膳食，保证适当的身体活动和充足睡眠，定期体检，评估有无超重或肥胖，尽早发现生长偏离并及早干预。强调肥胖儿童体重减轻是一个长期过程，树立信心，坚持饮食和运动治疗。目前不宜采用药物疗法、禁食疗法和手术疗法治疗儿童肥胖症。

第5节　维生素营养障碍性疾病的护理

一、维生素D缺乏性佝偻病患儿的护理

（一）概述

1. 概念　是由于儿童体内维生素D不足导致钙、磷代谢失常，造成以骨骼病变为特征的全身慢性营养性疾病。多见于2岁以下的婴幼儿，被列为我国儿童保健工作重点防治的"四病"之一，本病北方发病率高于南方。

> **链接**
>
> **维生素D的来源与作用**
>
> 1. 来源　①内源性维生素D：人体皮肤中7-脱氢胆固醇在日光中经紫外线照射后生成维生素D_3（胆钙化醇），是人类维生素D的主要来源。②外源性维生素D：包括维生素D_2和维生素D_3，主要从食物中摄取，如蛋黄、海鱼和肝类等。③胎儿可通过胎盘从母体中获得。
>
> 2. 生理功能　①促进肠道对钙、磷的吸收，促使骨钙沉积。②促进肾小管对钙、磷的重吸收，特别是磷的重吸收，提高血磷浓度有利于骨的钙化。③促进血中的钙磷在骨中沉着，形成新骨。④促进旧骨骨盐溶解，增加血钙、血磷浓度。

2. 病因

（1）日光照射不足　是该病的主要病因。紫外线不能透过普通玻璃，大气污染可吸收部分紫外线，如婴幼儿缺乏户外活动，或居住在高层建筑群区、多烟雾区、尘埃区，缺乏紫外线照射，或居住在北方寒冷地区，日照时间短，紫外线弱，均可影响内源性维生素D生成。

（2）围生期维生素D不足　母亲妊娠期患严重营养不良、慢性腹泻、肝肾疾病，以及双胎、早产均可致婴儿体内维生素D贮存不足。

（3）维生素D摄入不足　母乳或牛乳含维生素D的量均较少，不能满足婴儿生长发育

所需，如果不及时补充维生素 D，易因缺乏而发生佝偻病。

（4）需要量增加　骨骼的生长速度与维生素 D 和钙的需要量成正比，双胎儿、早产儿出生时体内维生素 D 贮存不足，且出生后生长发育快，若维生素 D 供给不足，极易患佝偻病。

（5）疾病或药物影响　胃肠道疾病影响维生素 D、钙、磷的吸收利用；肝、肾严重损害影响维生素 D 的羟化作用；苯妥英钠、苯巴比妥、糖皮质激素等药物，可干扰维生素 D 的代谢及对钙的转运，这些均可导致佝偻病的发生。

考点　维生素 D 缺乏性佝偻病患儿最常见的病因

3. 发病机制　维生素 D 缺乏时，钙、磷经肠道吸收利用减少，导致血钙、血磷下降，血钙降低可刺激甲状旁腺激素（PTH）分泌增加，加速旧骨溶解脱钙，以维持血钙浓度正常或接近正常水平。但甲状旁腺激素可抑制肾小管对磷的重吸收，使血磷降低，致使钙磷代谢严重失调。骨盐不能有效沉积，导致骨样组织钙化障碍，成骨细胞代偿性增生，局部骨样组织堆积，血中碱性磷酸酶分泌增加，从而形成骨骼病变（图 6-2）。

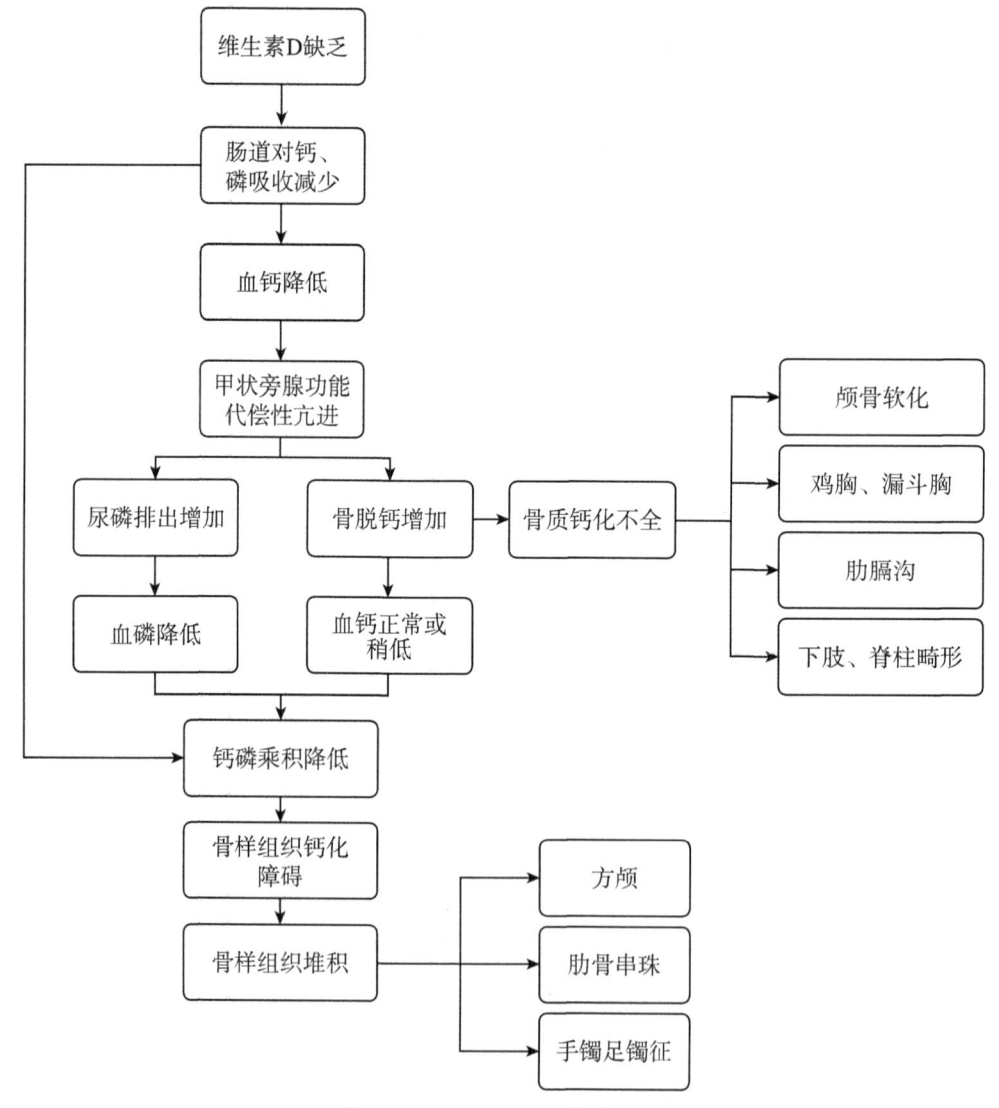

图 6-2　维生素 D 缺乏性佝偻病的发病机制

（二）护理评估

1. 健康史　询问患儿户外活动、生活环境；患儿母亲孕期健康状况及患儿出生情况；患儿的喂养方式及添加含维生素D和钙剂等辅食的情况；是否多胎、双胎、早产；有无胃肠道、肝、肾等疾病及应用抗惊厥等药物史。

2. 身心状况　本病多见于3个月至3岁的儿童，临床上根据病情演变可分为初期、激期、恢复期和后遗症期。

（1）初期（活动早期）　多见于3~6个月内，特别是3个月左右的小婴儿。主要表现为神经兴奋性增高，如易激惹、烦躁、睡眠不安、夜惊、多汗（与室温、季节无关）等。因汗液刺激头部，常摇头擦枕致枕后脱发，形成"枕秃"（图6-3）。

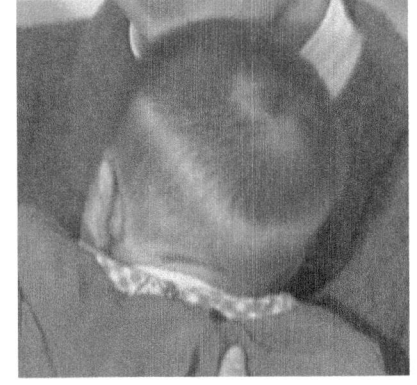

图6-3　枕秃

（2）激期（活动期）　多见于3个月至2岁的婴幼儿。除神经、精神症状外，出现骨骼改变、运动功能发育迟缓。

1）骨骼改变：①头部：可出现颅骨软化，见于3~6个月以内婴儿，即用手指轻压颞骨或枕骨中央，可感觉颅骨内陷，重者可出现乒乓球样感觉；也可出现方颅（图6-4），多见于7~8个月婴儿，即额骨和顶骨双侧骨样组织增生呈对称性隆起，严重时呈鞍状；前囟增宽或闭合延迟；出牙延迟，牙釉质缺乏，易患龋齿。②胸部：胸廓畸形多见于1岁左右。肋骨串珠：指肋骨与肋软骨交界处骨骺端因骨样组织堆积而膨大呈钝圆形隆起，上下排列如串珠样，以第7~10肋最明显（图6-5）；肋膈沟：膈肌附着部位的肋骨长期受膈肌牵拉而内陷，形成一条沿肋骨走向的横沟（图6-6）；鸡胸或漏斗胸：肋骨与胸骨相连处软化内陷，致胸骨柄前突，形成鸡胸（图6-7）；如胸骨剑突部向内凹陷，可形成漏斗胸（图6-8）。这些胸廓畸形严重时可影响呼吸功能，易并发呼吸道感染，甚至肺不张。③四肢：骨样组织堆积在患儿手腕、足踝部，形成钝圆形环状隆起，称为佝偻病手镯征或足镯征（图6-9），多见于6个月以上；由于骨质软化和肌肉关节松弛，双下肢在开始站立与行走后因负重可出现弯曲而形成严重膝内翻（O形腿）（图6-10）或膝外翻（X形腿）（图6-11），有时有K形样下肢畸形。多见于1岁以上。④其他：过早或持久坐位可有脊柱后突或侧弯畸形（图6-12），骨盆形成三角骨盆或扁平骨盆（可致女婴成年后难产）。

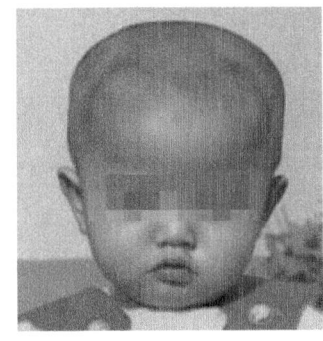

图6-4　方颅

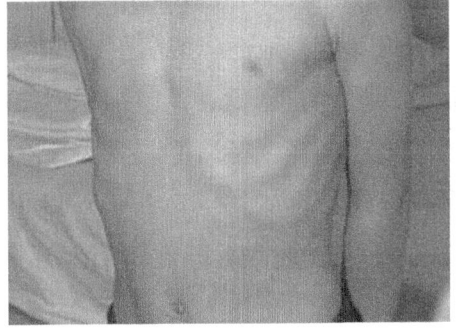

图6-5　肋骨串珠

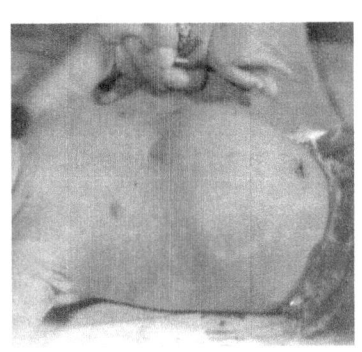

图6-6　肋膈沟

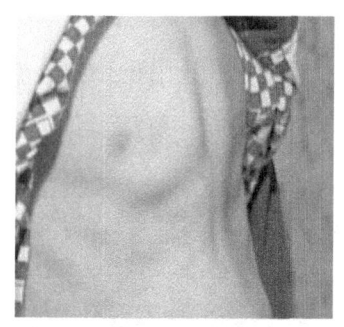
图6-7 鸡胸

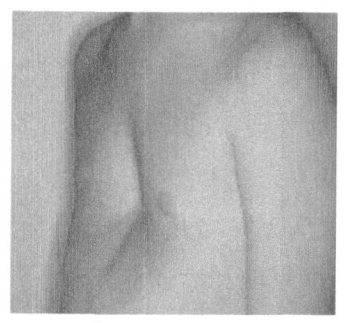
图6-8 漏斗胸

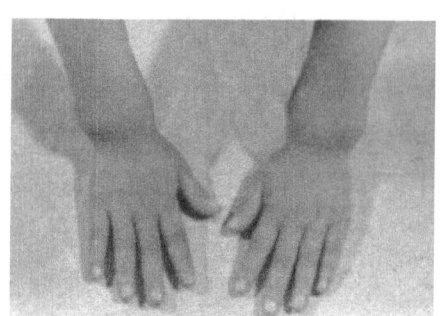
图6-9 手镯征

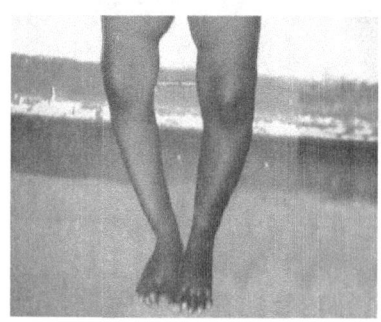
图6-10 O形腿

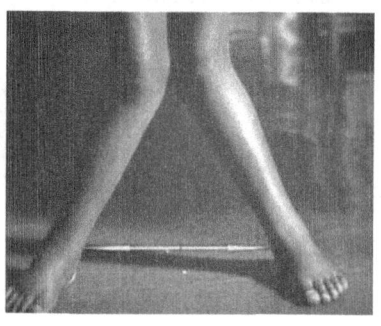
图6-11 X形腿

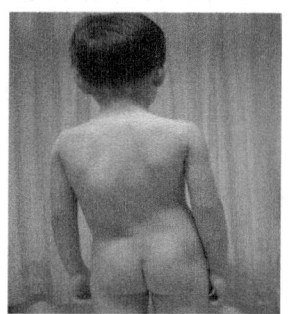
图6-12 脊柱侧弯

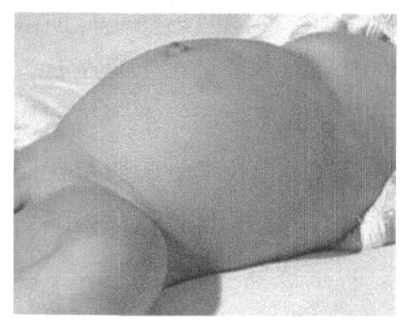
图6-13 蛙腹

2）运动功能发育迟缓：由于低血磷致肌肉糖代谢障碍，使患儿肌张力低下，韧带松弛，表现为头颈软弱无力，坐、立、行等运动功能落后。腹部肌张力低下，呈蛙腹状（图6-13）。

3）神经、精神发育迟缓：主要表现为神经系统发育缓慢，患儿表情淡漠，语言发育迟缓。免疫功能低下，易合并感染。

（3）恢复期 经过日光照射及治疗后，患儿临床症状和体征逐渐好转。

（4）后遗症期 多见于2岁以上的儿童，除严重佝偻病会遗留不同程度的骨骼畸形，或运动功能障碍外，其余临床症状消失。

（5）心理-社会状况 年长儿因出现骨骼畸形，对自身形象和运动能力的认识及与同龄儿产生的差异，可引起自卑等不良情绪。患儿家长因担心遗留骨骼畸形而产生焦虑或歉疚感。

3. 辅助检查

（1）初期 无明显骨骼改变，血清25-（OH）D_3含量下降，是最佳的诊断指标。血钙正常或稍低，血磷降低，钙磷乘积降低，碱性磷酸酶正常或增高。

（2）激期 患儿血钙降低，血磷明显降低，钙磷乘积明显降低，碱性磷酸酶增高，X线检查见长骨钙化带消失，干骺端呈毛刷样、杯口样改变，骨骺软骨带增宽，骨密度减低，骨皮质变薄，可有骨干弯曲畸形或青枝骨折。

（3）恢复期 血钙、血磷逐渐恢复正常，碱性磷酸酶开始下降，骨骼X线检查逐渐恢复正常。

（4）后遗症期 血生化和X线检查正常，仅见不同程度的骨骼畸形。

考点 佝偻病患儿临床各时期的特点

（三）治疗要点

治疗目的在于控制病情活动，防止骨骼畸形。重点是补充维生素 D 制剂，推荐每日维生素 D 口服补充的方法。当依从性差时，可采取间断大剂量维生素 D 口服方法；若存在胃肠道疾病，可采取间断大剂量维生素 D 肌内注射方法。激期可每天口服维生素 D 的最小推荐量 2000IU（50μg），至少持续 3 个月。重症及不能口服者可一次肌内注射维生素 D 20 万～30 万 IU，3 个月后改为预防量口服。维生素 D 治疗同时服用适量的钙剂，严重骨骼畸形者，需外科手术矫治。

（四）主要护理诊断/问题

1. 营养失调：低于机体需要量　与日光照射不足或维生素 D 摄入不足有关。
2. 有感染的危险　与免疫功能低下有关。
3. 潜在并发症：维生素 D 中毒。
4. 知识缺乏　与患儿家长缺乏佝偻病的预防和护理知识有关。

（五）护理措施

1. 一般护理　保持室内空气清新，阳光充足，温、湿度适宜，加强生活护理，对多汗的患儿勤换内衣、被褥，保持皮肤清洁、干燥。避免去人多的公共场所，预防感染。

> **链接**
>
> **你知道如何晒太阳吗？**
>
> 　　预防儿童佝偻病，最好的"药物"是晒太阳。晒太阳应打开窗户或到户外去，让阳光照在身上。据研究，即使将婴儿全身裹紧衣服，只要暴露面部，每天晒太阳 1～2h，即可产生 400IU 维生素 D（即预防剂量的维生素 D）。阳光照射是机体获得维生素 D 的主要方法。皮肤组织所含 7-脱氢胆固醇是维生素 D 生物合成的前体，在阳光或紫外线的光化学反应作用下产生维生素 D_3（胆钙化醇），即内源性维生素 D。冬春季节、低海拔、高纬度都是维生素 D 缺乏的危险因素，需要额外补充维生素 D，夏秋季日照较少地区的儿童也需要额外补充维生素 D。"儿童维生素 D 共识"推荐夏季不能获得足够日照的儿童在 11 月份至次年 4 月份补充维生素 D。

2. 增加户外活动　指导家长带患儿进行户外活动，出生 2～3 周即可带患儿到户外活动，冬季也要注意保证每天 1～2h 的户外活动。冬季室内活动要开窗，让紫外线能够透过。夏季可在树荫或在阴凉处活动，避免阳光直射，在不影响保暖的情况下，尽量多暴露皮肤，日照时间可逐渐延长。

3. 调整饮食　提倡母乳喂养，增加富含维生素 D、钙、磷的食物，如动物肝脏、蛋黄、蘑菇及维生素 D 强化奶粉等。

补充维生素 D 的同时还要保证膳食钙的摄入量。0～6 月龄和 6～12 月龄婴儿钙适宜摄入量分别为 200mg/d 和 260mg/d。因人乳平均钙浓度为 291mg/L，婴儿配方乳中钙含量为 405～650mg/L，故人乳与婴儿配方乳均能满足婴儿预防营养性佝偻病钙摄入量。若 12 月龄以上的幼儿膳食钙摄入量≤300mg/d，则发生佝偻病的风险增加，这种风险与血清 25-(OH)D_3 水平无关。

4. 用药护理　遵医嘱给予浓缩鱼肝油滴剂或维生素 D 制剂，可将其直接滴于舌上服用，以保证药物剂量。注意事项：①剂量大时宜选用单纯维生素 D 制剂，因浓缩鱼肝油中还含维生素 A，剂量大时会发生维生素 A 中毒。②3 个月以下伴手足搐搦症病史的患儿，在使用大剂量维生素 D 前 2～3 天先服用钙剂，以防发生低钙抽搐。③若注射用药，因维生素 D 是油剂，宜选用较粗的针头，做深部肌内注射，以保证药物充分吸收。④在服用单纯维生素 D 制剂过程中应观察有无维生素 D 中毒的表现，如出现厌食、恶心、烦躁不安、体重下降和顽固性便秘等表现，应立即停药，报告医生。

> **链接**
>
> **维生素 D 中毒的表现**
>
> 一般正常儿童每天 2 万～5 万 IU 或 2000IU/（kg·d），连服数周或数日即可发生中毒。中毒症状多在用药后 1～3 个月出现。最早症状为厌食、恶心、烦躁不安、低热，继而出现呕吐、体重减轻、精神不振、顽固便秘、嗜睡、表情淡漠、年长儿诉头痛；重症可出现惊厥、血压升高、心律失常、烦渴、尿频、夜尿，甚至脱水、酸中毒。

5. **并发症观察及护理** 患儿衣着应柔软、宽松，避免过早、过久的坐、立、行，以免发生骨骼畸形，护理操作时应避免重压和强力牵拉。

6. **心理护理** 护理人员态度要和蔼可亲，关心体贴患儿，对年长儿因骨骼改变导致自身形象变化而产生不良心理时，应说明轻度的骨骼改变可以通过主动、被动锻炼加以矫正。严重畸形可以通过外科手术矫正，鼓励患儿克服自卑心理，参加集体活动。

（六）健康教育

1. 向患儿家长讲解如何预防骨骼畸形和骨折；勤换内衣，保持皮肤清洁干燥。

2. 向家长示范骨骼畸形的矫正方法，如胸廓畸形，可做俯卧位抬头展胸运动；下肢畸形可施行肌肉按摩：O 形腿按摩外侧肌群，X 形腿按摩内侧肌群，以增加肌张力。严重畸形者可于 4 岁后手术矫正，指导家长正确使用矫形器具。

3. **佝偻病的预防** ①加强孕期保健，鼓励孕妇多晒太阳，多进行户外活动，补充富含维生素 D 和钙、磷的食物。②提倡母乳喂养，及时添加辅食，足月儿出生后数日开始补充预防量维生素 D，每天 400～800IU，可连续服用至 2 岁。早产儿、低出生体重儿、双胎儿生后即可补充维生素 D，每天 800～1000IU，3 个月后改为预防量，每天 400～800IU。在预防性用药的同时，注意观察有无维生素 D 中毒的表现。

考点 佝偻病的预防措施

二、维生素 D 缺乏性手足搐搦症患儿的护理

案例 6-2

患儿，男，10 个月，因惊厥 2 次来医院就诊。昨日起突然发生惊厥，表现为两眼凝视，肢体抽搐，意识不清，每次发作约持续 10s 而自然缓解，抽搐停止后一切活动如常。检查：体温 36.5℃，可见方颅、枕秃，余无特殊发现。初步诊断为维生素 D 缺乏性手足搐搦症。

问题：1. 该患儿可能的诊断是什么？
2. 首要的急救措施是什么？

（一）概述

1. **概念** 维生素 D 缺乏性手足搐搦症又称佝偻病性低钙惊厥，是指由于维生素 D 缺乏

导致血钙降低,而出现惊厥、手足搐搦和喉痉挛等神经肌肉兴奋性增高症状,多见于6个月内的小婴儿。

2. 病因　血清钙离子浓度降低是引起惊厥、喉痉挛、手足搐搦的直接原因。通常血钙＜1.75mmol/L或离子钙＜1.0mmol/L。诱发血钙降低的因素:①维生素D缺乏,血钙、血磷降低,此时甲状旁腺反应低下,骨钙不能及时游离入血,致使血钙继续降低。②春季开始接受日光照射骤然增多或接受大剂量维生素D治疗时,骨骼加速钙化,使大量钙沉积于骨,而肠道吸收钙相对不足,导致血钙降低。③发热、感染、饥饿时,组织细胞分解释放磷,使血磷增加,致使血钙下降。

考点 手足搐搦症的主要原因

(二) 护理评估

1. 健康史　询问患儿有无维生素D缺乏的病史,患儿近期是否接受日光照射较多或补充大剂量维生素D,有无发热、感染、饥饿等病史。

2. 症状和体征

(1) 症状　当血钙＜1.75mmol/L时,可出现惊厥、手足搐搦和喉痉挛表现。

1) 惊厥:最常见,多见于婴儿期儿童。患儿突然发生四肢抽动,两眼上翻,面肌颤动,短者数秒,长者数分钟以上。发作停止后意识恢复,精神萎靡而入睡,醒后活泼如常。发作次数可数天一次或一天数次甚至数十次,一般不发热。发作轻时仅有短暂的眼球上窜或面肌抽动,神志清楚。

2) 手足搐搦:多见于较大的婴幼儿,是本病特有表现。发作时手足肌肉痉挛呈弓状,手腕屈曲,四指并拢伸直,拇指内收贴紧掌心,强直痉挛,俗称"助产士手"(图6-14);踝关节伸直,足趾同时弯曲向下,俗称"芭蕾舞足"(图6-15)。发作停止后活动自如。

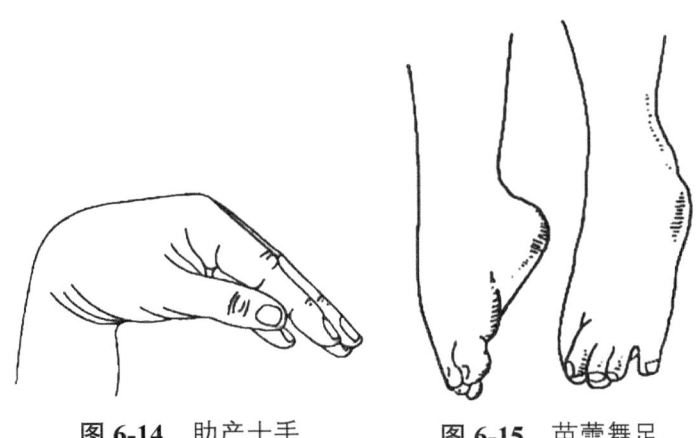

图6-14　助产士手　　图6-15　芭蕾舞足

3) 喉痉挛:多见于婴儿期儿童。表现为喉部肌肉、声门突发痉挛,出现呼吸困难,吸气时喉鸣,易发生窒息而致死。

(2) 体征　当血钙在1.75～1.88mmol/L时,无典型症状,但可通过刺激神经肌肉引出下列体征,属于隐性体征。

1) 面神经征:用手指尖或叩诊锤轻击患儿颧弓与口角间的面颊,引起眼睑和口角抽动者为阳性。新生儿可呈假阳性。

2）陶瑟征：用血压计袖带包裹上臂打气后，使血压维持在收缩压与舒张压之间，5min 之内该手出现痉挛症状为阳性。

3）腓反射：用叩诊锤叩击膝下外侧腓神经处，引起足向外侧收缩者为阳性。

（3）心理-社会状况　患儿家长缺乏对本病急救、病因、护理、预后等知识，常出现焦虑、恐惧和内疚等心理反应。

> **考点**　维生素 D 缺乏性手足搐搦症的临床表现

3. 辅助检查　血清总钙低于 1.75～1.88mmol/L，离子钙低于 1.0mmol/L。

（三）治疗要点

1. 急救处理　保持呼吸道通畅，吸氧，迅速控制惊厥或喉痉挛。地西泮每次 0.1～0.3mg/kg 缓慢静脉注射或肌内注射，或用 10% 水合氯醛每次 40～50mg/kg 灌肠。

2. 补充钙剂　可用 10% 葡萄糖酸钙 5～10ml 加入 10%～25% 葡萄糖液 10～20ml 缓慢推注（10min 以上）或静脉滴注，惊厥反复发作时可每天注射 2～3 次，惊厥停止后可改口服氯化钙，每天 3 次，每次 5～10ml，1～2 周。

3. 补充维生素 D 制剂　症状控制后遵医嘱补充维生素 D。

> **考点**　维生素 D 缺乏性手足搐搦症的治疗要点

（四）主要护理诊断 / 问题

1. 有窒息的危险　与惊厥、喉痉挛有关。
2. 有受伤的危险　与惊厥有关。
3. 营养失调：低于机体需要量　与维生素 D 缺乏有关。
4. 知识缺乏：家长缺乏相关护理和预防知识。

（五）护理措施

1. 防止窒息

（1）惊厥发作时　首先应就地抢救，防止窒息。室内保持安静，避免大声呼叫及用力摇晃患儿，松解衣领，置平卧位，头偏向一侧以免误吸造成窒息。在缺乏医疗条件或医生到来之前可用指腹按压或针刺人中、十宣穴等控制惊厥。

（2）喉痉挛时　应立即将患儿舌体拉出口外，保证呼吸道通畅，按医嘱给氧。对已出牙的小儿，应在上、下磨牙间放置牙垫，避免舌被咬伤。做好气管插管或气管切开的术前准备，必要时协助医生行气管插管或气管切开。

（3）惊厥控制后　如有缺氧表现，可给予吸氧。

2. 用药护理　遵医嘱立即使用镇静剂、钙剂。静脉使用镇静剂如地西泮速度不宜过快，以免引起呼吸抑制。静脉注射钙剂时速度也不能过快，以防血钙骤升发生心搏骤停，同时防止钙剂外渗，以免造成局部组织坏死。

3. 预防受伤　惊厥发作时避免紧抱、摇晃或抱起患儿疾跑就医，防止加重抽搐，造成机体缺氧引起脑损伤，不要对患儿肢体强加约束，勿强力撬开患儿紧咬的牙关，以免造成损伤。

（六）健康教育

1. 教会家长在患儿惊厥发作时的正确处置方法，使患儿平卧，松开衣领，颈部伸直，头后仰,保持呼吸道通畅,同时通知医护人员。

2. 指导家长遵医嘱给患儿补充维生素 D 和钙剂。对于有低钙惊厥史的患儿要注意多晒太阳,提供富含维生素 D 的食物。

3. 向家长介绍本病的病因及预后,减轻家长心理压力,以配合治疗和护理。

考点 手足搐搦症的急救措施

自测题

A₁/A₂ 型题

1. 婴儿出生后首次户外活动的时间是( )
   A. 出生后 2~3 天　　B. 出生后 5~7 天
   C. 出生后 7~10 天　　D. 出生后 2~3 周
   E. 出生后 4~5 周

2. 6 个月以内的儿童最理想的食品是( )
   A. 母乳　　　　　　B. 牛乳
   C. 羊乳　　　　　　D. 米糊
   E. 米粉

3. 儿童营养不良最常见的病因是( )
   A. 先天不足　　　　B. 喂养不当
   C. 缺乏锻炼　　　　D. 免疫缺陷
   E. 疾病影响

4. 营养不良最早出现的症状( )
   A. 脂肪逐渐消失　　B. 体重减轻
   C. 身高低于正常　　D. 体重不增
   E. 身材矮小

5. 佝偻病初期的主要表现是( )
   A. 出牙延迟　　　　B. 方颅
   C. 肋骨串珠　　　　D. 肌张力低下
   E. 易激惹、多汗

6. 预防佝偻病应强调( )
   A. 母乳喂养　　　　B. 及早添加辅食
   C. 及早服用钙剂　　D. 及早口服鱼肝油
   E. 经常晒太阳

A₃/A₄ 型题

(7、8 题共用题干)

值班护士在凌晨巡视病房时,发现一营养不良患儿突然面色苍白、神志不清、脉搏减弱、四肢厥冷。

7. 该患儿可能发生了( )
   A. 心力衰竭　　　　B. 低钠血症
   C. 低钙血症　　　　D. 继发感染
   E. 自发性低血糖

8. 针对上述情况,护士应立即采取的措施是( )
   A. 静脉注射西地兰
   B. 静脉注射肾上腺素
   C. 静脉注射 20% 葡萄糖
   D. 静脉注射葡萄糖酸钙
   E. 静脉注射生理盐水

(9、10 题共用题干)

患儿,男,11 个月,因睡眠不安、易惊、多汗来院就诊。体检可见明显方颅、肋骨串珠,诊断为佝偻病激期。

9. 该患儿最合适的治疗方法是( )
   A. 大剂量维生素 D
   B. 大剂量钙剂
   C. 先用维生素 D 后用钙剂
   D. 先用钙剂后用维生素 D
   E. 在使用维生素 D 的同时适当补充钙剂

10. 对患儿母亲进行护理指导时,下列提法哪项不妥( )
    A. 多抱患儿到外面晒太阳
    B. 合理喂养,及时添加辅食
    C. 按医嘱给服鱼肝油
    D. 多让患儿进行站立等运动锻炼
    E. 密切观察病情变化

(杜素红)

第7章
新生儿及新生儿疾病患儿的护理

第1节 新生儿分类

新生儿是指从脐带结扎到生后满28天的小儿,这一时期称为新生儿期。围生期是指围绕分娩前后的一段特定时期,目前我国将围生期定义为从妊娠28周至生后1周,其间的胎儿及新生儿称为围生儿。新生儿的分类方式有以下几种。

一、根据出生胎龄分类

1. 足月儿 指胎龄满37周至未满42周的新生儿。
2. 早产儿 指胎龄<37周的新生儿。
3. 过期产儿 指胎龄≥42周的新生儿。

二、根据出生体重分类

1. 正常出生体重儿 指出生体重在2500～4000g的新生儿。
2. 低出生体重儿 指出生体重<2500g的新生儿。其中出生体重<1500g者称为极低出生体重儿;出生体重<1000g者称为超低出生体重儿。
3. 巨大儿 指出生体重>4000g的新生儿。

三、根据出生体重与胎龄关系分类

1. 适于胎龄儿 指出生体重在同胎龄儿平均体重的第10～90百分位者。
2. 小于胎龄儿 指出生体重在同胎龄儿平均体重的第10百分位以下者。我国习惯将胎龄已足月但出生体重<2500g的新生儿称为足月小样儿,多由于宫内发育迟缓引起。
3. 大于胎龄儿 指出生体重在同胎龄儿平均体重的第90百分位以上者。

四、高 危 儿

高危儿是指已发生或可能发生危重情况而需要密切监护的新生儿。主要包括以下几种情况。
1. 异常妊娠史 孕母有糖尿病、妊娠期高血压、感染、吸烟、吸毒及母亲为Rh阴性血型等;孕母年龄>40岁或<16岁;孕母曾有死胎死产史。
2. 异常分娩史 各种难产、手术产,分娩过程中母亲使用镇静药物或镇痛药物等。
3. 异常新生儿 出生时Apgar评分<7分、脐带绕颈、各种先天畸形、早产儿、过期产儿、大于或小于胎龄儿、巨大儿、多胞胎及患有各种疾病的新生儿等。

第 2 节　正常新生儿和早产儿的特点及护理

一、正常足月儿的特点与护理

正常足月儿指出生时胎龄满 37～42 周，出生体重 2500～4000g，身长＞47cm，无任何疾病和畸形的活产婴儿（图 7-1）。

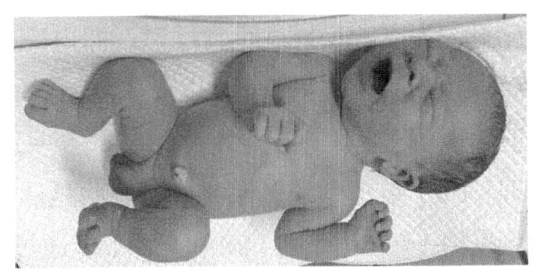

图 7-1　正常足月儿

（一）正常足月儿的特点

1. 正常足月儿和早产儿外观特点比较，见表 7-1。

表 7-1　正常足月儿与早产儿外观特点比较

外观	正常足月儿	早产儿
哭声	响亮	低弱
四肢肌张力	良好	低下
皮肤	红润，皮下脂肪丰满，毳毛少	绛红，水肿，毳毛多
头发	分条清楚	细而乱
耳壳	软骨发育良好，耳舟成形，直挺	软，缺乏软骨，耳舟不清楚
乳腺	乳晕清楚、结节＞4mm	乳晕不清、无结节或结节＜4mm
指（趾）甲	达到或超过指（趾）尖	未达指（趾）尖
跖纹	足纹遍及整个足底	足底纹理少
外生殖器	男婴阴囊褶皱多，睾丸已降至阴囊 女婴大阴唇完全遮盖小阴唇	男婴阴囊褶皱少，睾丸未降至阴囊 女婴大阴唇不能遮盖小阴唇

考点　正常足月儿与早产儿外观特点的区别

2. 生理特点

（1）体温调节　新生儿体温调节中枢发育不完善，皮下脂肪薄，体表面积相对较大，容易散热；主要依靠棕色脂肪代谢产热。室温过高时足月儿能通过出汗和皮肤蒸发散热，若体内水分不足，血液浓缩而发热称"脱水热"；但环境温度过低，可因产热相对不足而引起体温降低或硬肿症。因此，适宜的环境温度对新生儿非常重要。适中温度又称中性温度，指能维持正常体核及皮肤温度的最适宜的环境温度，在此温度下身体耗氧量最少，蒸发散热量最少，新陈代谢最低。

（2）呼吸系统　呼吸中枢发育不成熟，呼吸节律常不规则，频率较快，正常呼吸频率约40次/分，以腹式呼吸为主。

（3）循环系统　新生儿心率波动较大，90～160次/分，平均120～140次/分，血压平均为70/50mmHg。

（4）消化系统　胃呈水平位，易发生溢乳和呕吐。生后10～12h开始排胎粪，2～3天排完。胎粪由胎儿肠道分泌物、胆汁及咽下的羊水等组成，呈墨绿色，若超过24h还未排胎粪，应检查是否有消化道畸形。

（5）泌尿系统　新生儿在生后24h内开始排尿，若生后48h还未排尿，应查找原因。

（6）血液系统　新生儿缺氧时发绀不明显。胎儿肝脏维生素K储存量少，凝血因子活性低，故生后应常规肌内注射维生素K_1。

（7）神经系统　新生儿大脑皮质兴奋性低，睡眠时间长。足月儿出生时已具备多种原始反射，如吸吮反射、觅食反射、拥抱反射、握持反射和交叉伸腿反射，这些反射在出生数月后自然消失。在新生儿期巴宾斯基（Babinski）征、芬斯特（Finster）征、克尼格（kernig）征阳性属于正常现象。

（8）免疫系统　胎儿可通过胎盘从母体获得IgG，因此新生儿对某些传染病如麻疹具有免疫力；免疫球蛋白IgM和IgA不能通过胎盘，新生儿缺乏这两种免疫物质，因此易患消化道、呼吸道感染及大肠埃希菌、金黄色葡萄球菌败血症。

（9）能量、水和电解质需要量　新生儿总能量的需要为：出生后第1周需50～75kcal/（kg·d），以后逐渐增至100～120kcal/（kg·d）。

（10）常见几种特殊生理状态

1）生理性体重下降：新生儿出生后1周内因摄入不足、水分丢失和胎粪排出，体重可暂时性下降，一般下降值不超过出生体重的10%，出生10天左右恢复到出生时体重。

2）生理性黄疸：参见本章第8节。

3）乳腺肿大：男、女均可发生。多在出生后的3～5天出现，2～3周自然消退，切忌挤压，以免感染。

4）"马牙"和"螳螂嘴"：新生儿上腭中线和齿龈切缘上常有黄白色小斑点，俗称"马牙"，系黏液腺分泌物积留或上皮细胞堆积形成的，于生后数周或数月自行消失。新生儿两侧面颊部有脂肪垫，俗称"螳螂嘴"，对吸吮乳汁有利。两者均不可挑割，以免感染。

5）新生儿红斑及粟粒疹：出生后1～2天，在头面部、躯干和四肢出现大小不等的多形性丘疹，称"新生儿红斑"，1～2天自然消失。也可因皮脂腺堆积在鼻尖、鼻翼、颜面部形成针头大小黄白色皮疹，称为"新生儿粟粒疹"，多可自行消退，不需处理。

6）假月经：部分女婴在生后5～7天阴道可见血性分泌物流出，可持续1周，称假月经。系因妊娠后期母亲的雌激素进入胎儿体内，生后突然中断，形成类似月经的出血，一般不必处理。

考点　正常新生儿特殊生理状态

（二）主要护理诊断/问题

1. 有窒息的危险　与呛奶、呕吐有关。

2. 有体温失调的危险　与体温调节中枢发育不完善有关。

3. 有感染的危险　与新生儿皮肤黏膜屏障功能差及免疫功能低下有关。

4. 知识缺乏　与家长缺乏喂养及护理相关知识有关。

（三）护理措施

1. 保持呼吸道通畅　新生儿娩出后，立即清除口、鼻腔的羊水及黏液。保持新生儿舒适体位，仰卧时颈部垫薄枕，避免颈部前屈或过度后仰，俯卧位时头偏向一侧。

2. 维持稳定体温

（1）保暖　新生儿出生后应立即擦干身体，用温暖毛巾包裹，减少散热，根据实际情况采取不同的保暖方法，使之处于"适中温度"。

（2）新生儿居室应空气流通、阳光充足，备有空调和空气净化装置，对于足月新生儿在穿衣盖被的情况下，室温维持在22～24℃、相对湿度在55%～65%。

3. 合理喂养　提倡母乳喂养，尽早哺乳，一般出生后30min内即可让母亲怀抱新生儿使其吸吮，以促进乳汁分泌，并可防止低血糖。

4. 预防感染

（1）严格消毒隔离制度　在诊疗过程中应当实施标准预防措施，并严格执行无菌操作技术和手卫生规范。医务人员在诊疗与护理操作时应当按照"先早产儿后足月儿、先非感染性患儿后感染性患儿"的原则进行。每接触一次患儿后需洗手方可接触下一名患儿。

（2）脐部护理　新生儿娩出结扎脐带后，消毒处理残端。脐带脱落前应注意脐部有无渗血，保持脐部不被污染。脐带脱落后应注意脐窝有无分泌物及肉芽，做好相应处理。

（3）皮肤黏膜护理　足月儿体温稳定后可每天沐浴1次，以保持皮肤清洁和促进血液循环，注意调节适宜的室温和水温。

> **护士阿姨的关爱——襁褓式沐浴**
>
> 在温馨的新生儿病房里，护士阿姨们24h关心爱护着新生儿宝宝。为了维持宝宝体温稳定，护士阿姨们非常注意给宝宝保暖；为了延长胎脂保留时间，保护皮肤免受感染，防止经皮水分丢失，保持皮肤清洁和滋润，帮助皮肤形成适当的pH，护士阿姨们首次为孩子沐浴的时间是出生24h后，选择襁褓式沐浴，调节水温为38～40℃，将宝宝用柔软的毯子包裹后，清洗面部及头部，然后将肩部及以下部位浸泡在水中，依次清洗上肢、下肢、颈部、胸腹部、背部、会阴部，清洗过程中仅暴露清洗部位，洗完后立即将宝宝包裹入干燥预热的毛巾中，非常暖和，这样就能更好地维持宝宝体温稳定啦。

（四）健康教育

1. 促进母婴感情建立　提倡母婴同室和母乳喂养。

2. 宣传育儿知识　多与家长沟通，讲解新生儿喂养、保暖、皮肤护理、预防接种、添加辅食的原则等知识。

3. 新生儿疾病筛查　是指在新生儿期对严重危害新生儿健康的先天性、遗传性疾病施行专项检查，提供早期诊断和治疗的母婴保健技术。

二、早产儿的特点及护理

早产儿又称未成熟儿，指体重大多在2500g以下，身长不到47cm的活产婴儿（图7-2）。

（一）早产儿的特点

1. 外观特点　见表7-1。

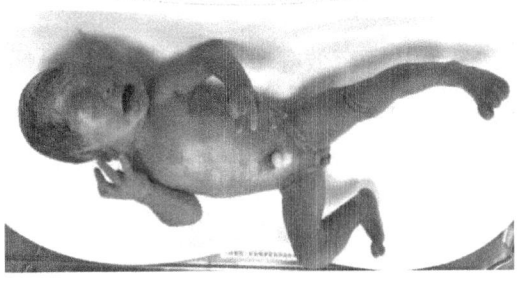

图7-2　早产儿

2. 生理特点

（1）体温调节　早产儿棕色脂肪少，产热量少，缺乏寒战反应，体温调节功能更差，体表面积相对大，易散热。

（2）呼吸系统　早产儿呼吸中枢发育不成熟，呼吸浅表不规则，常出现呼吸暂停现象。呼吸暂停通常指早产儿发生呼吸中断≥20s，或＜20s伴有心率下降或血氧饱和度下降。出生胎龄越小，呼吸暂停发生率越高。

考点　早产儿呼吸暂停表现

（3）循环系统　早产儿心率快，血压较足月儿低，部分可伴有动脉导管未闭。

（4）消化系统　早产儿吸吮能力差，吞咽反射弱，容易呛乳而发生乳汁吸入。胃容量小，呈水平位，更易发生胃食管反流和溢乳，易发生坏死性小肠结肠炎、胎粪排出延迟，易引起胆红素脑病、低蛋白血症和低血糖、出血症。

（5）泌尿系统　早产儿容易发生低钠血症、晚期代谢性酸中毒、糖尿。

（6）血液系统　贫血常见；较足月儿更易发生出血、贫血和佝偻病。

（7）神经系统　神经系统的功能和胎龄有密切关系，胎龄越小，反射越差。早产儿易发生缺氧而导致缺氧缺血性脑病。此外易发生颅内出血。

（8）免疫系统　早产儿体液免疫及细胞免疫功能均不完善，IgG及补体水平较足月儿更低，皮肤薄嫩，屏障功能差，极易发生各种感染。

（二）主要护理诊断/问题

1. 体温过低　与早产儿体温调节功能差有关。
2. 自主呼吸受损　与呼吸中枢发育不成熟、肺发育不良、呼吸肌无力有关。
3. 营养失调：低于机体需要量　与吸吮、吞咽、消化吸收功能差有关。
4. 有感染的危险　与皮肤黏膜屏障功能差及免疫功能不足有关。

（三）护理措施

1. 维持体温稳定　早产儿室的室温应维持在24～26℃、相对湿度在55%～65%。低体温者或体重＜2000g的早产儿，应置于适中温度的暖箱内保暖。

2. 合理喂养　尽早开奶，防止发生低血糖。提倡母乳喂养，不能母乳喂养者选择早产儿配方奶。喂奶量及添加速度应根据早产儿耐受力而定，以不发生呕吐及胃潴留为标准。早产儿在出生后应及时补充维生素K，预防出血症。另外，还应补充维生素A、维生素C、维生素D、维生素E及铁剂等。

3. 维持有效呼吸　保持呼吸道通畅，氧气吸入的患儿注意吸入的氧浓度以维持动脉血氧分压在50～80mmHg或经皮血氧饱和度在88%～93%为宜。缺氧症状改善后应立即停氧，以防发生氧疗并发症，如早产儿视网膜病变等。发生呼吸暂停时，可采取托背、拍打足底、刺激皮肤等方法，条件允许者放置水囊床垫，帮助恢复自主呼吸。俯卧位加抬高头部的体位疗法可作为防治早产儿呼吸暂停的措施。反复发生呼吸暂停者可遵医嘱给予枸橼酸咖啡因静脉注射，必要时使用机械呼吸支持。

考点　早产儿呼吸暂停处理

4. 预防感染 是护理中非常重要的环节，严格执行消毒隔离制度，物品定期更换消毒，防止交叉感染。

5. 病情观察 注意观察进食、精神反应、哭声、反射、面色、皮肤颜色、肢体末梢温度等情况及有无呼吸暂停。

6. 发展性照顾 可以是单一措施或多种措施的综合，包括控制病房光线、减少噪声刺激、为患儿提供舒适和正确的体位、减少疼痛刺激、非营养性吸吮、合理安排操作和护理、鼓励父母采用"袋鼠式护理"，鼓励父母参与照顾患儿、协助建立亲子关系等。

> **链 接**
>
> **什么是袋鼠式护理？**
>
> 袋鼠式护理（kangaroo mother care，KMC）已被证实是一种降低早产儿和低出生体重儿死亡率及并发症发生率的有效干预措施，是一种为早产儿和低出生体重儿提供的持续与母亲胸部皮肤对皮肤接触（skin-to-skin care，SSC），并尽可能进行母乳喂养的护理方法。KMC包括四大要点：体位、母乳喂养（理想状态下同时进行）、早期出院管理及随访。

（四）健康教育

应在提供隔离措施的前提下，鼓励父母进入早产儿室探视和指导他们参与照顾患儿的活动，如抱抚、喂奶、更换尿布、沐浴等，了解预防接种、门诊随访的相关事项等，促使他们得到良好的信息支持并树立照顾患儿的信心。

第3节 新生儿重症监护

新生儿重症监护室（neonatal intensive care unit，NICU）是为患有严重疾病、医学上呈现不稳定状态的新生儿提供持续护理、手术治疗、辅助呼吸及其他重症医护措施的重要场所，对危重新生儿循环、呼吸、神经系统及肾脏等的功能状态进行连续监测，尽早对危重新生儿的脏器功能异常和内环境进行动态的"微调"，维持机体正常生理状态。

一、新生儿重症监护对象

新生儿重症监护对象：病情不稳定、需急救的新生儿，如重度窒息、重症休克、反复惊厥者；胎龄＜28周、出生体重＜1500g的所有新生儿；胎龄＜30周、生后48h内的新生儿；需行呼吸管理的新生儿，如急慢性呼吸衰竭，需要氧疗、应用辅助通气及拔管后24h内的患儿；大手术后，特别是术后24h内的患儿；严重器官功能衰竭、需要全胃肠外营养、需要换血的患儿（图7-3）。

考点 新生儿重症监护对象

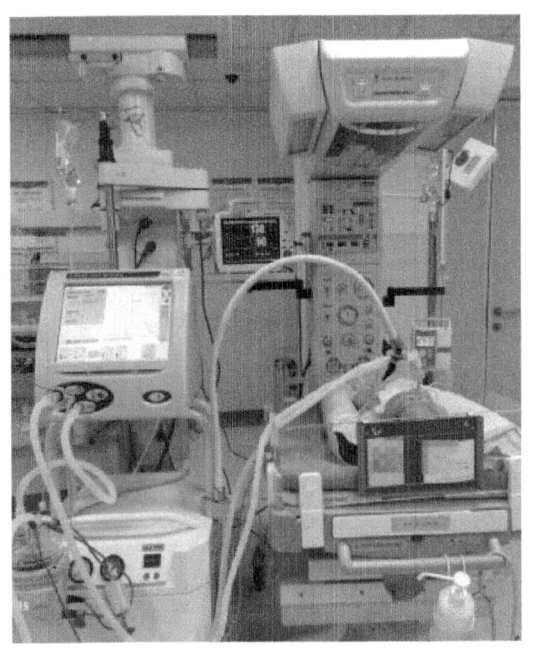

图7-3 新生儿重症监护患儿

二、新生儿重症监护的内容

（一）基本监护

1. 体温监测　新生儿出生后需立即包裹并置于已预热的远红外辐射台上或暖箱内，监测皮肤温度和核心温度，一般测量颈部或腋下温度，保持体温在 36.5～37.5℃。新生儿核心温度保持在 36.8～37.3℃。

2. 血糖监测　NICU/新生儿科的新生儿多伴有 ≥1 个原发疾病，呈高代谢状态，需消耗更多葡萄糖，发生低血糖风险更高。无条件喂养或非营养性喂养时，应保持与新生儿葡萄糖利用速度相同的葡萄糖输注速度。

3. 出入量和生化监测　大多数新生儿出生后 24h 内排尿，出生后 24h 后未排尿或以后尿量小于 1ml/（kg·h）要注意有无循环或肾功能异常等问题存在。每天监测尿量、体重，记录 24h 出入量。

（二）呼吸系统监护

观察有无气促、呼吸不规则、三凹征、发绀等；监测双侧肺部呼吸音是否对称、有无啰音等。监测呼吸暂停、氧合状态、氧饱和度、二氧化碳分压等。注意新生儿气道护理，按需吸痰。一般新生儿负压吸引力 <100mmHg，每次吸引时间 <15s，避免损伤黏膜。为气管插管的患儿吸痰时，吸引导管外径不应超过人工气道内径的 1/2～2/3。

（三）心血管系统监护

1. 观察有无发绀、皮肤花纹或发灰、意识障碍、水肿、尿量等。注意心率、心律、心音、杂音、肤色、四肢末梢温度等。

2. 血压监测　直接测压法较为准确，但有创伤，并发症多；间接测压法简便，无并发症，是临床上最常用的方法，但准确性有偏差。

3. 中心静脉压　可通过脐静脉导管放置在右心房而测定。

4. 乳酸　乳酸的蓄积提示无氧代谢，多发生在缺氧或组织灌注不良时。

5. 心功能监测　心排血量监测是危重新生儿尤其是血流动力学不稳定患儿抢救管理中非常重要的内容，监测方法有无创测量、有创测量，以及穿戴式或移动式动态测量等。

（四）中枢神经系统监护

注意患儿有无窒息、复苏、抽搐等病史。应注意观察患儿的意识、哭声、反应、头围、囟门、瞳孔、肌张力、各种反射等。

（五）消化系统监护

注意观察患儿的腹部症状和体征。动态监测肝脏功能，监测血清氨基转移酶、血氨、凝血因子及胆红素等的变化。

（六）血液系统监护

观察有无皮疹、出血点、肝脾肿大等；监测血常规及凝血功能有无异常。

（七）机械通气监护

气管插管时应严格无菌操作原则，气管导管顶端的理想位置为支气管隆突以上 1～2cm

或胸部X线片第2胸椎水平。每班交接时要仔细查看插管深度、固定情况，如发现固定不牢时，需及时更换胶布重新固定，防止导管脱落。监护时应每2～4h更换体位一次。

考点 新生儿气道护理要点、机械通气的监护和管理

（八）感染监测

新生儿特别是早产儿免疫功能差，易发生感染，早期准确的判断和治疗尤为重要。尤其对存在胎膜早破、窒息、母亲产前发热等病史者，更应密切观察和监测感染指标。

第4节 新生儿窒息

案例7-1

患儿，女，因"胎膜早破12h"行紧急剖宫产。患儿系G_2P_1，孕39^{+5}周，出生体重2800g。出生后全身皮肤青紫，严重呼吸困难，三凹征明显，无哭声，心率80次/分，四肢肌张力低下。

问题：1. 请判断该患儿窒息程度。
2. 如何紧急抢救该患儿？

新生儿窒息是由于产前、产时或产后的各种病因使新生儿出生后不能建立正常呼吸，引起缺氧并导致全身多脏器损害，是围产期新生儿死亡和致残的主要原因之一。

一、概　述

（一）病因

凡能使胎儿或新生儿缺氧的因素都可引起窒息。

1. **孕母因素** 孕母患有心脏病、糖尿病、肺部疾病、严重贫血、妊娠高血压综合征等；孕母有吸毒、吸烟；孕母年龄小于16岁或大于35岁等。

2. **胎儿因素** 早产儿、巨大儿、小于胎龄儿；胎粪或羊水吸入气道；先天畸形；宫内感染引起神经系统受损等。

3. **胎盘、脐带因素** 胎盘早剥、前置胎盘、胎盘老化；脐带绕颈、受压等。

4. **分娩因素** 产程中药物使用不当；手术产、难产等。

（二）病理生理

1. **呼吸的改变** 缺氧初期，可出现短暂的深快呼吸，若缺氧不能及时纠正，随即转为反射性心率减慢和呼吸抑制，即为原发性呼吸暂停；缺氧状态持续存在，则出现喘息样呼吸，心率和血压持续下降，面色苍白，肌张力消失，呼吸运动减弱，最终在一次深度喘息后出现呼吸停止，即继发性呼吸暂停。

2. **各器官缺氧缺血改变** 低氧血症和酸中毒，使体内血液重新分布。若缺氧继续，心、脑等重要器官供血减少，最终导致机体各器官缺氧缺血性损伤。

3. **血液生化及代谢改变** 缺氧可使血液pH和PaO_2降低，$PaCO_2$升高。在窒息应激状态时，胰高血糖素和儿茶酚胺释放增加，使早期血糖正常或增高；缺氧状态持续，糖原的消耗增加而储存不足，遂出现低血糖。

二、护理评估

(一)健康史

评估孕母、胎儿、胎盘、脐带、分娩过程因素,是否有造成胎儿或新生儿缺氧的因素。

(二)身心状况

1. 症状和体征

(1)胎儿缺氧 早期表现为胎动增加,胎心率≥160次/分;晚期表现为胎动减少甚至消失,胎心率<100次/分,羊水污染呈黄绿色或墨绿色。

(2)Apgar评分判定 分别于生后1min、5min和10min进行评分,评价内容包括皮肤颜色、心率、对刺激的反应、肌张力和呼吸。每项0~2分,共10分,0~3分为重度窒息,4~7分为轻度窒息,8~10分为正常。评分标准见表7-2。生后1min评分可区分窒息程度,5min和10min评分则有助于判断复苏效果及预后。

表7-2 新生儿Apgar评分标准

体征	评分标准			生后评分		
	0	1	2	1min	5min	10min
皮肤颜色	青紫或苍白	躯干红润,四肢青紫	全身红润			
心率	无	<100次/分	>100次/分			
对刺激的反应	无反应	反应及哭声弱	哭声响,反应灵敏			
肌张力	松弛	四肢略屈曲	动作灵活			
呼吸	无	微弱,不规则	良好、哭			

(3)各器官受损表现 缺氧缺血可造成多器官受损,窒息程度不同,器官受损的严重程度则有差异。

1)呼吸系统:易发生胎粪吸入综合征、肺出血及呼吸窘迫综合征等。

2)心血管系统:心肌受损、心源性休克及心力衰竭。

3)神经系统:颅内出血和缺氧缺血性脑病。

4)泌尿系统:急性肾衰竭时有尿少、蛋白尿、血尿素氮及肌酐增高,肾静脉栓塞时可见肉眼血尿。

5)消化系统:坏死性小肠结肠炎和应激性溃疡等。

6)代谢方面:低钙及低钠血症、低血糖等。

2. 心理-社会状况 本病发生早,住院时间长,病情严重的患儿往往留有后遗症,家长易出现沮丧、悲观,甚至绝望的情绪。

考点 新生儿窒息症状、体征和Apgar评分

(三)辅助检查

血气分析可显示呼吸性酸中毒或代谢性酸中毒。出生后应多次监测pH、$PaCO_2$和

PaO_2，作为应用碱性溶液和供氧的依据。根据病情需要还可监测生化指标。

三、治疗要点

1. 预防和治疗孕母疾病。
2. 早期预测　估计胎儿娩出有窒息危险时，应充分做好准备工作，包括人员、仪器、物品等。
3. 及时复苏　"评估—决策—措施"的程序在整个复苏过程中不断重复。采用 ABCDE 复苏方案。A：建立通畅的气道；B：建立呼吸，进行正压人工通气；C：进行胸外心脏按压，维持循环；D：药物治疗；E：评估。主要基于以下 3 项指标：呼吸、心率和脉搏血氧饱和度。通过评估这 3 项指标确定每一步骤是否有效，其中心率是最重要的指标。复苏程序其中前三项最为重要，A 是根本，B 是关键，E 贯穿整个复苏过程。
4. 复苏后处理　评估和监测神志、心率、呼吸、血压、肤色、尿量等。

四、主要护理诊断/问题

1. 自主呼吸受损　与羊水、胎粪、气道分泌物吸入引起低氧血症和高碳酸血症有关。
2. 体温过低　与缺氧有关。
3. 焦虑（家长）　与患儿病情危重及预后不良有关。

五、护理措施

1. 复苏的实施

（1）快速评估　出生后立即快速评估以下 4 项指标：足月吗？羊水清吗？肌张力好吗？哭声或呼吸好吗？如果以上 4 项指标中任何 1 项为否，则进入复苏流程，开始初步复苏。

（2）初步复苏　需时约 30s。

1）保暖：设置产房温度为 24～26℃。提前预热远红外辐射台，足月儿设置远红外辐射台温度为 32～34℃，早产儿设置适中温度。所有婴儿均需擦干头部并保暖。足月儿用预热毛巾包裹，擦干后置于远红外辐射台上。复苏胎龄 < 32 周和（或）出生体重 < 1500g 的早产儿，将其头部以下躯体和四肢包裹在清洁塑料膜/袋内，或盖以塑料薄膜置于远红外辐射台上，摆好体位后继续初步复苏的其他步骤。避免高温，防止引发呼吸抑制。

2）体位：维持新生儿头部轻度仰伸，呈鼻吸气位。

3）吸引：不建议常规进行口鼻咽部及气道吸引。如新生儿气道有较多分泌物且呼吸不畅，可用吸引球或吸痰管清理气道，先口后鼻。

4）擦干和刺激：快速彻底擦干新生儿头部、躯干和四肢，去掉湿毛巾。如仍无自主呼吸，用手轻拍或手指弹新生儿足底或摩擦背部 2 次以诱发自主呼吸。如上述努力无效，表明新生儿处于继发性呼吸暂停，需要正压通气。

5）评估呼吸和心率：初步复苏后，应观察新生儿呼吸状况并评估心率。

（3）正压通气　新生儿复苏成功的关键是建立有效通气。

1）指征包括：呼吸暂停或喘息样呼吸；心率 < 100 次/分，对有以上指征者，要求在黄金 1min 内实施有效的正压通气。

2）方法：①正压通气的频率为 40～60 次/分。②持续面罩气囊正压通气（＞2min）可造成胃充盈，需经口插入胃管，用注射器抽出胃内气体，并保持胃管远端处于开放状态。③判断通气有效性：有效的正压通气表现为胸廓起伏良好、心率迅速增加。④矫正通气步骤：如未达到有效通气，需做矫正通气。首先，检查面罩和面部之间是否密闭；其次，畅通气道，可调整体位为鼻吸气位，清理气道分泌物，使新生儿的口张开；最后，适当增加通气压力。上述步骤无效时，进行气管插管或使用喉罩气道。⑤评估及处理：30s 有效正压通气后评估新生儿心率。如心率≥100 次/分，逐渐降低正压通气的压力和频率，同时观察自主呼吸是否良好。如心率持续＞100 次/分，自主呼吸好，则逐渐停止正压通气。如脉搏血氧饱和度未达到目标值，可常压给氧；如心率在 60～99 次/分，再次评估通气的有效性，必要时再做矫正通气步骤，可考虑气管插管正压通气；如心率＜60 次/分，再次评估通气有效性，必要时再做矫正通气步骤，给予气管插管，增加氧浓度至 100%，连接心电监测，开始胸外心脏按压。

（4）气管插管

1）指征：①气管内吸引胎粪。②面罩气囊正压通气无效或需长时间正压通气。③需胸外心脏按压。④经气管注入药物（肾上腺素、肺表面活性物质）。⑤特殊复苏情况，如先天性膈疝等。

2）准备：根据患儿胎龄、体重选择不同气管导管的型号。

3）方法：将新生儿置于轻度仰伸位。左手持喉镜，使用带直镜片（早产儿用 0 号，足月儿用 1 号）的喉镜经口气管插管。

（5）胸外心脏按压 有效正压通气 30s 后，心率＜60 次/分。在正压通气的同时，开始胸外心脏按压。

方法：胸外心脏按压的位置为胸骨下 1/3（两乳头连线中点下方），避开剑突。按压深度为胸廓前后径的 1/3。按压时间稍短于放松时间，放松时拇指不应离开胸壁，尽量避免中断。胸外心脏按压有两种手法：拇指法，双手拇指端压胸骨，根据新生儿体型不同，双拇指重叠或并列，双手环抱胸廓支撑背部；双指法，右手食指和中指指尖放在胸骨上进行按压，左手支撑背部。按压与人工呼吸的比例为 3∶1，即每分钟按压 90 次，每分钟人工呼吸 30 次，共 120 次，每 1 循环（按压 3 次通气 1 次）需时 2s。

胸外心脏按压时心率的评估：如心率≥60 次/分，停止胸外心脏按压，以 40～60 次/分的频率继续正压通气。如心率＜60 次/分，检查正压通气和胸外心脏按压操作是否正确，以及给氧浓度是否 100%。

（6）药物治疗 新生儿复苏时很少需要用药。新生儿心动过缓通常源于肺通气不足及严重缺氧，纠正心动过缓最重要的步骤是有效的正压通气。有效的正压通气和胸外心脏按压 60s 后，心率持续＜60 次/分，则遵医嘱应使用 1∶10 000 的肾上腺素。静脉用量 0.1～0.3ml/kg；气管内用量 0.5～1ml/kg，必要时间隔 3～5min 重复给药。根据病史和体格检查，怀疑有低血容量的新生儿尽管给予正压通气、胸外心脏按压和肾上腺素，心率仍然＜60 次/分者，应使用扩容剂生理盐水，首次剂量为 10ml/kg，经脐静脉或骨髓腔 5～10min 缓慢注射，必要时可重复使用。

2. 复苏后的护理　复苏后应继续进行生命体征监测，如呼吸、心率、血压等，监测各种实验室检查，如血气分析、血生化及电解质等。注意保暖，维持患儿正常体温。适当限制液体入量，控制脑水肿，及时对重要器官功能进行监测。

考点　新生儿窒息复苏操作

六、健康教育

护理人员应耐心细致地解答病情，告诉家长患儿目前的情况和可能的预后，帮助家长树立信心，促进父母角色的转变。

第5节　新生儿缺氧缺血性脑病

案例 7-2

患儿，女，因"出生时窒息复苏后35min"入院。患儿系 G_1P_1，孕 38^{+3} 周，顺产，出生体重3245g。出生前胎心监测提示频发晚期减速。出生时羊水Ⅲ度粪染，脐带绕颈1周，Apgar评分：1min 3分，5min 6分，10min 7分。查体：体温36.2℃，心率120次/分，呼吸32次/分，昏迷状态，双侧瞳孔等大等圆，对光反射迟钝，颈软，无抵抗。四肢肌张力低下，吸吮、觅食、握持反射未引出。

问题：1. 对该患儿初步的诊断是什么？
2. 对该患儿主要的护理问题和护理措施有哪些？

新生儿缺氧缺血性脑病（hypoxic ischemic encephalopathy，HIE）是指由于围生期因素引起的缺氧和脑血流减少或暂停导致的胎儿及新生儿脑损伤，是新生儿窒息后严重的并发症。病情重，死亡率高，幸存者可产生永久性神经功能缺陷，如脑性瘫痪、智力障碍、癫痫等。

一、概　　述

（一）病因

缺氧是HIE发病的核心，在围生期的各个阶段均可发生缺氧缺血性损伤。

1. 缺氧　围生期窒息、严重的呼吸系统疾病、反复呼吸暂停、右向左分流型先天性心脏病等。其中围生期窒息是主要原因。

2. 缺血　重度心力衰竭、周围循环衰竭、严重的心动过缓、心脏停搏等。

考点　新生儿缺氧缺血性脑病病因

（二）发病机制

HIE的发病机制主要与下列因素有关。

1. 脑血流改变　在窒息缺氧早期，体内器官间血液重新分布；随着缺氧时间的延长，这种代偿机制失效，出现第2次血液的重新分布，供应大脑半球的血流减少，以保证小脑、丘脑和脑干的血流量，此时大脑皮质矢状旁区及其下面的白质最易受损。

2. 脑组织代谢改变　缺氧时脑组织的无氧糖酵解增强，乳酸堆积，引起低血糖和代谢性酸中毒。

3. 神经病理学改变　足月儿常见改变是皮质梗死及深部灰质核坏死；早产儿则以脑室周围出血和脑室内出血多见，其次是白质病变。

二、护理评估

（一）健康史
评估母亲孕期是否有妊娠高血压综合征、心力衰竭等疾病，患儿出生时有无窒息等情况。

（二）身心状况
1. 症状和体征　主要表现为意识改变和肌张力变化，严重者伴有脑干功能障碍。根据表现不同将 HIE 分为轻、中、重 3 度，见表 7-3。

表 7-3　HIE 临床分度及症状和体征

分度	意识	肌张力	惊厥	中枢性呼吸衰竭	瞳孔改变	脑电图	病程及预后
轻度	兴奋抑制交替	正常或增高	阵发性痉挛	无	正常或扩大	正常	症状在 72h 内消失，预后好
中度	嗜睡、反应迟钝	减低	常有	有	常缩小	低电压，可有癫痫样放电	症状在 14 天内消失，可能有后遗症
重度	意识不清，昏迷	松软，或间歇性伸肌张力增高	明显	有，可呈持续状态	不对称或扩大	暴发抑制等电位	症状持续数周，病死率高，存活者多有后遗症

2. 心理-社会状况　本病病情重，发生早，住院时间长，往往留有后遗症，后期需要康复治疗，家长易出现沮丧、悲观，甚至绝望的情绪。

考点　新生儿缺氧缺血性脑病临床分度及症状和体征

（三）辅助检查
头颅 B 超及 CT 可确定病变的位置、范围及有无出血等情况。脑电图有助于了解脑电活动的改变。

三、治疗要点

1. 维持良好的通气、换气功能　根据患儿病情选择适当的吸氧方法，维持 $PaCO_2$ < 40mmHg、PaO_2 > 60～80mmHg。

2. 支持治疗　纠正呼吸性酸中毒；维持血压稳定；维持血糖在正常高值；适量限制入液量，预防脑水肿，每日液量控制在 60～80ml/kg。

3. 控制惊厥　首选苯巴比妥钠，负荷量为 20mg/kg，15～30min 静脉滴注，若不能控制惊厥，1h 后可加用 10mg/kg；每日维持量为 3～5mg/kg。地西泮的作用时间短，疗效快，在上述药物效果不明显时可加用，剂量为 0.1～0.3mg/kg，静脉滴注，两药合用时应注意呼吸抑制的发生。

4. 治疗脑水肿　出现颅内高压时可先用呋塞米 1mg/kg，静脉注射；HIE 脑水肿主要为细胞毒性水肿，甘露醇虽能减轻脑水肿，但不能减轻最终脑损伤程度，只有在颅内压明显升高，导致脑灌注压严重下降时才使用甘露醇。

5. 亚低温治疗　目前认为亚低温治疗主要适用于中重度 HIE 患儿。生后 6h 内应启动亚低温治疗，启动时间越早，神经保护效果越好。

四、主要护理诊断／问题

1. 低效性呼吸型态　与缺氧缺血致呼吸中枢损害有关。
2. 潜在并发症：颅内压升高、颅内出血、呼吸衰竭。
3. 有失用综合征的危险　与缺氧缺血导致的后遗症有关。

五、护 理 措 施

1. 吸氧　保持呼吸道通畅，及时清除呼吸道分泌物。选择合适的氧疗方法。
2. 密切观察病情　严密监护患儿的生命体征和血氧饱和度等，注意观察患儿的神志、瞳孔、前囟张力及抽搐等症状，观察药物反应。
3. 亚低温治疗的护理
（1）降温　应尽量避免过度降温，治疗过程中维持体核温度在 33～34℃。
（2）维持　达到亚低温治疗的目标温度后转为维持治疗 72h。需要连续监测体温，以了解患儿体温波动情况，维持肛温在目标温度，每 2h 记录一次。
（3）缓慢复温　亚低温治疗结束后应给予复温，复温速度≤ 0.5℃ /h，复温时间≥ 5h。
（4）监测　在治疗过程中应给予心电监护、肛温监测、血氧饱和度、呼吸和血压等监测，还应注意观察患儿的反应、面色、末梢循环情况。

考点　新生儿缺氧缺血性脑病的护理措施

六、健 康 教 育

健康教育的内容包括早期康复干预，耐心细致为患儿家长解答病情，树立信心，指导家长掌握康复干预的方法，坚持训练并定期随访。

第 6 节　新生儿颅内出血

案例 7-3

　　患儿，女，1天。产钳助产，出生后 4h 开始出现烦躁，呼吸急促，上肢抽动。查体：体温 36.8℃，心率 153 次 / 分，呼吸 60 次 / 分，肺部听诊无异常。双侧瞳孔等大等圆，对光反射迟钝，四肢肌张力增高。
　　问题：1. 该患儿初步的诊断是什么？
　　　　　2. 该患儿主要的护理问题和护理措施有哪些？

新生儿颅内出血（intracranial hemorrhage of newborn，ICH）主要由缺氧或产伤引起，早产儿发病率高，预后较差，幸存者常留有脑瘫、癫痫、运动和智能障碍等神经系统后遗症。

一、概　述

病因及发病机制主要有以下几方面。

1. 缺氧缺血　缺氧缺血性脑病常导致缺氧性颅内出血，早产儿多见。缺氧和酸中毒直接损伤毛细血管内皮细胞使其通透性增加或破裂出血。相反，在血压下降时，脑血流量减少而致缺血性改变，缺血坏死区内可有出血灶。

2. 产伤　胎儿头部受到挤压是产伤性颅内出血的重要原因，以足月儿多见。如胎头过大、产道过小、产道阻力过大、胎位异常、急产、高位钳产等，导致颅内血管撕裂、出血。

3. 其他　新生儿的出血性疾病及颅内先天性血管畸形也可引起颅内出血；不适当地输注高渗液体、频繁吸引和气胸等均可使血压急剧上升引起脑血流变化而造成颅内出血。新生儿肝功能不成熟，凝血因子不足，也是引起出血的一个原因。

二、护理评估

（一）健康史

评估母亲、胎儿、新生儿的健康状况。母亲有无心力衰竭、出血性疾病、妊娠高血压综合征等病史；胎儿有无脐带绕颈，分娩时有无产程延长、头盆不称、高位产钳、负压吸引助产等；新生儿是否早产，有无快速扩容、不当机械通气等。

（二）身心状况

1. 症状和体征　颅内出血的症状和体征与其出血部位、出血量有关。

（1）意识改变　过度兴奋与抑制交替出现，易激惹、嗜睡、昏迷等。

（2）眼部症状　双目凝视、斜视、眼球震颤、眼球上转困难等。

（3）颅内高压的表现　如惊厥、前囟隆起、脑性尖叫等。

（4）呼吸改变　呼吸频率增快或减慢、呼吸节律不规则或呼吸暂停。

（5）肌张力改变　早期肌张力增高，以后减弱或消失。

（6）瞳孔　双侧瞳孔不等大、对光反射差。

（7）其他　可出现贫血、黄疸等。

2. 心理-社会状况　发病早、病情重者，家长缺乏心理准备，且对本病的严重程度、病情进展及预后焦虑、恐惧、茫然等。

考点　新生儿颅内出血症状和体征

（三）辅助检查

血液、脑脊液、影像学和头颅 CT 及头颅 B 超检查等有助于诊断和判断预后。

三、治疗要点

1. 止血　可使用维生素 K_1、血凝酶、酚磺乙胺等对症治疗。
2. 镇静、止惊　可选用苯巴比妥钠、地西泮等。
3. 降低颅内压　颅内高压患儿可选用呋塞米。若出现瞳孔不等大、呼吸节律不规则、叹息样或双吸气样呼吸时，根据病情使用 20% 甘露醇。
4. 外科治疗脑积水　早期有症状时可行侧脑室引流，进行性加重者可行侧脑室 - 腹腔分流。

四、主要护理诊断 / 问题

1. 潜在并发症：颅内压增高。
2. 低效性呼吸型态　与呼吸中枢受损有关。
3. 有窒息的危险　与昏迷、惊厥有关。

五、护理措施

1. 一般护理　室内温度保持在 24～26℃，湿度保持在 55%～65%，体位适宜，抬高头部，头偏向一侧，避免分泌物或呕吐物吸入呼吸道造成窒息和吸入性肺炎，对抽搐、分泌物多的患儿应保持其呼吸道通畅。保持皮肤、口腔清洁，注意合理安排静脉输液速度。
2. 防止噪声及镇静　保持患儿安静，治疗和护理操作集中进行，换尿布、喂奶等动作要轻，尽量少搬动患儿头部，避免引起患儿烦躁，必要时按医嘱使用镇静剂。
3. 密切观察病情

（1）严密监测　监测患儿神志、瞳孔、生命体征、肌张力等；观察呼吸型态，及时清除呼吸道分泌物，保持呼吸道通畅。若瞳孔大小不等、边缘不规则或前囟饱满紧张则提示颅内压增高，观察患儿有无脑性尖叫、抽搐等，及时记录并报告医生。

（2）观察患儿热量及液体摄入情况，以保证机体生理需要，合理用药，用药时记录用药时间、剂量及效果，同时要注意药物配伍禁忌和疗效观察。

（3）观察患儿喂养中的反应　出血早期禁止直接哺乳，以防因吸奶用力或呕吐而加重出血。可用奶瓶喂养，当患儿出现恶心、呕吐时提示颅内压增高。

考点　新生儿颅内出血护理措施

六、健 康 教 育

护理人员应向家长讲解患儿病情、疗效及可能出现的后遗症，予以心理支持和安慰。如患儿出现后遗症，尽早指导家长早期进行功能训练及智力开发，鼓励其坚持治疗和随访，树立战胜疾病的信心。

第7节 新生儿黄疸

案例 7-4

患儿，男，2天，因发现皮肤黄染1天收入院。患儿系 G_1P_1，孕 39^{+4} 周，顺产，出生体重 2642g。无胎膜早破及宫内窘迫史，Apgar 评分：1min 10分，5min 10分，10min 10分。患儿生后1天皮肤出现黄疸，逐渐加重。查体：足月儿貌，反应可，全身皮肤和巩膜中重度黄染，双侧瞳孔等大等圆，对光反射灵敏，口唇红润，呼吸浅、欠规则，心音有力，心率138次/分，心律齐。腹平软。辅助检查：血清总胆红素 359.1μmol/L（21mg/dl），间接胆红素 338.6μmol/L（19.8mg/dl），直接胆红素 21.6μmol/L（1.2mg/dl）。ABO 血型为 A 型，Rh 血型阳性，母亲血型为 O 型，抗人球蛋白试验：阳性。

问题：1. 患儿的护理问题有哪些？
　　　2. 如何护理该患儿？

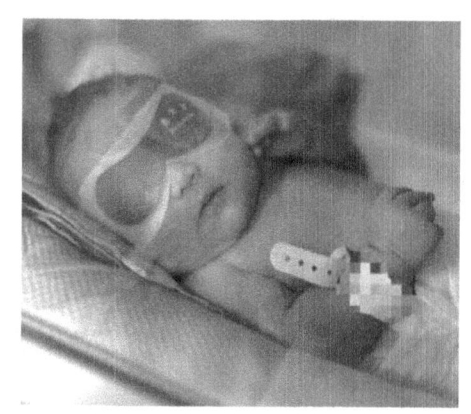

图 7-4 新生儿黄疸

新生儿黄疸（neonatal jaundice）是指胆红素（主要是未结合胆红素）在体内积聚而引起皮肤、巩膜、黏膜等部位出现黄染的现象（图7-4），根据原因可分为生理性黄疸和病理性黄疸两大类。

一、概　述

（一）新生儿胆红素代谢特点

1. **胆红素生成较多**　新生儿每日生成胆红素约 8.8mg/kg，成人为 3.8mg/kg。原因如下。

（1）胎儿期所处环境氧分压偏低，因此胎儿生成的红细胞数较多，出生后的环境氧分压提高，红细胞数相对过多、破坏也多。

（2）胎儿的血红蛋白半衰期短，新生儿红细胞寿命仅 70~90 天，较成人的 120 天明显短，故形成胆红素的周期缩短。

（3）其他来源生成的胆红素较多，如来自肝脏的血红蛋白及骨髓中无效造血的胆红素前体较多。

2. **运转胆红素能力不足**　刚出生的新生儿常有不同程度酸中毒，会影响血液中白蛋白与胆红素联结，早产儿白蛋白数量比足月儿低，导致运送胆红素的能力不足。

3. **肝功能发育不完善**

（1）新生儿肝细胞中摄取胆红素所必需的 Y、Z 蛋白含量低，需 5~10 天方能达到成人水平。

（2）新生儿生成结合胆红素的能力差。

（3）新生儿排泄结合胆红素的能力弱，易导致胆汁淤积。

4. **肠肝循环的特性**　初生婴儿肠道内细菌含量少，不能将肠道内胆红素还原成尿胆原、粪胆原；肠腔内的葡萄糖醛酸酶活性高，能将结合胆红素水解生成葡萄糖醛酸和未结合胆红素,而后者又被肠吸收经门静脉到达肝脏。

(二)新生儿黄疸的分类及特点

1. 生理性黄疸特点

(1)一般情况良好。

(2)足月儿生后2~3天出现黄疸,4~5天达高峰,5~7天消退,最迟不超过2周。

(3)早产儿黄疸多于生后3~5天出现,5~7天达高峰,7~9天消退,最长可延迟到3~4周。

(4)每日血清胆红素升高<85μmol/L(5mg/dl)或每小时<0.85μmol/L(0.5mg/dl)。

2. 病理性黄疸特点

(1)黄疸在出生后24h内出现。

(2)黄疸程度重 足月儿血清胆红素>256.5μmol/L(15mg/dl),早产儿血清胆红素>221μmol/L(12.9mg/dl),或每天上升超过85μmol/L(5mg/dl)。

(3)黄疸持续时间长(足月儿>2周,早产儿>4周)。

(4)黄疸退而复现。

(5)血清结合胆红素>34μmol/L(2mg/dl)。

3. 病因分析 对病理性黄疸应积极查找病因,引起病理性黄疸的主要原因有以下几种。

(1)感染性 新生儿肝炎以出生后巨细胞病毒感染最常见。新生儿败血症及其他感染也可引起。

(2)非感染性

1)新生儿溶血病:是指母婴血型不合,临床上以ABO血型系统不合和Rh血型系统不合较为常见。ABO血型系统不合:母亲为O型血,婴儿为A型或B型血,最易发生;Rh血型系统不合:主要发生在Rh阴性孕妇和Rh阳性胎儿,一般不会在第1胎发生,但Rh溶血病症状随胎次增多而越来越严重,大多在24h内出现黄疸并迅速加重,血清胆红素超过342μmol/L(20mg/dl)时,可发生胆红素脑病。

2)胆道闭锁:目前已证实本症多数是由宫内病毒感染所导致的生后进行性胆管炎、胆管纤维化和胆管闭锁。

3)母乳性黄疸:婴儿一般状态好,黄疸于4~12周下降。

4)遗传性疾病:红细胞葡萄糖-6-磷酸脱氢酶(G6PD)缺陷在我国南方多见,其他如红细胞丙酮酸激酶缺乏症、球形红细胞增多症、半乳糖血症等。

5)药物性黄疸:如由维生素K_3、维生素K_4、新生霉素等药物引起者。

考点 新生儿黄疸的分类及特点

二、护理评估

(一)健康史

了解患儿胎龄、分娩方式、Apgar评分、母婴血型、体重、喂养及保暖情况;了解患儿体温变化及大便颜色、药物服用情况、有无诱发物接触等。

（二）身心状况

观察患儿皮肤黄染的部位和范围，精神状态、反应、吸吮力、肌张力等情况，有无抽搐等。

（三）辅助检查

血清胆红素增高；三项试验（①改良直接抗球蛋白试验，即改良 Coombs 试验。②患儿红细胞抗体释放试验。③患儿血清中游离抗体试验）阳性；血型检测可见红细胞、血红蛋白降低及网织红细胞、有核红细胞增多。

三、治疗要点

找出引起病理性黄疸的原因，采取蓝光治疗、换血疗法、药物对症治疗，治疗基础疾病。提早喂养，诱导正常菌群的建立，减少肠肝循环；保持大便通畅，减少肠壁对胆红素的再吸收；保护肝脏，合理选择药物；控制感染，注意保暖，供给营养，及时纠正酸中毒和缺氧；适当用肝酶诱导剂，输血浆和白蛋白，降低血清未结合胆红素。

四、主要护理诊断／问题

1. 潜在并发症：胆红素脑病。
2. 知识缺乏：家长缺乏黄疸护理的相关知识。

五、护理措施

1. 密切观察病情　注意观察患儿皮肤、巩膜黄染的范围和程度变化；注意神经系统的表现，如患儿出现胆红素脑病的表现，立即通知医生；观察大小便次数、量及性质。

2. 合理喂养　黄疸期间常表现为吸吮无力、食欲缺乏，应耐心喂养，按需调整喂养方式，如少量多次、间歇喂养等，保证奶量摄入。

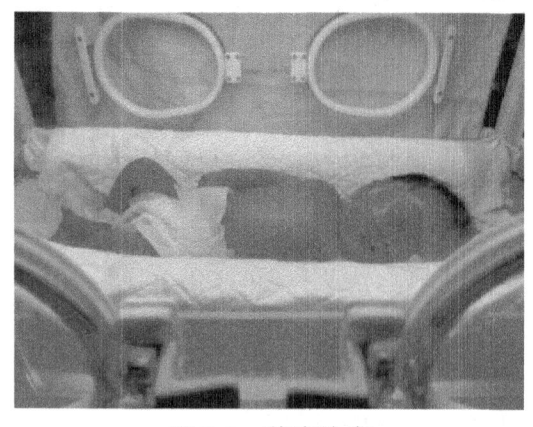

图 7-5　蓝光治疗

3. 预防胆红素脑病的发生。

（1）根据病情实施蓝光治疗（图 7-5）、换血疗法，做好相应的护理。

（2）遵医嘱使用白蛋白，促进胆红素和白蛋白的结合，减少胆红素脑病的发生。

（3）合理补液：根据补液内容调节相应的补液速度，忌快速输注高渗性液体，以免造成血脑屏障暂时开放，使已与白蛋白结合的胆红素进入脑组织。

考点　新生儿黄疸的护理措施

六、健康教育

提早喂养可刺激肠蠕动，利于胎粪排出，建立正常肠道菌群，减少肠肝循环。如为母乳性黄疸，可继续喂养母乳。若喂养母乳后仍出现轻度黄疸可改变隔次母乳喂养，逐渐过渡到正常母乳喂养；若黄疸严重，患儿一般情况差，可考虑暂停母乳喂养，待黄疸消退后再恢复母乳喂养。若为 G6PD 缺陷者，需忌食蚕豆及其制品，患儿衣物保管时勿放樟脑丸，并注意药物的选用,以免诱发溶血。发生胆红素脑病者,注意后遗症的出现,给予康复治疗和护理。

第8节 新生儿寒冷损伤综合征

案例 7-5

患儿,男,2天,胎龄34周,出生体重2000g,生后第2天出现拒乳、少哭等症状。查体:体温不升,心率118次/分,呼吸37次/分,心肺无异常。双下肢外侧皮肤发硬、水肿。

问题:1.该患儿可能患了什么疾病?
2.该患儿主要的护理问题有哪些?
3.如何护理该患儿?

新生儿寒冷损伤综合征(neonatal cold injure syndrome)是由于寒冷、感染、早产和窒息等多种原因引起的低体温及多器官功能损伤,严重者可出现皮肤及皮下脂肪变硬和水肿,又称为新生儿硬肿病(scleredema neonatorum,SN)。其中以寒冷损伤为多见,主要发生在冬春寒冷季节,与产后环境温度有关,早产儿发病率高。

一、概　述

引起本病的主要原因是寒冷、感染、早产和窒息。

1.寒冷因素

(1)新生儿由于缺乏寒战反应,寒冷时主要靠棕色脂肪代谢产热,而早产儿棕色脂肪储存量少,代偿产热能力更差,寒冷时棕色脂肪消耗过多,易出现低体温。

(2)新生儿体表面积相对较大,皮下脂肪少,皮肤薄,血管丰富,易于散热。寒冷时散热增加,导致低体温。

(3)新生儿体温调节中枢不成熟,环境温度低时,其增加产热和减少散热的调节功能差,使体温降低。

(4)新生儿体内能量储存少,产热不足,对失热的耐受力差。

(5)新生儿皮下脂肪中饱和脂肪酸含量高,其熔点高,寒冷时易凝固,出现皮肤硬肿。

2.疾病因素　严重感染、缺氧、休克、心力衰竭等可使机体能量消耗增加,热量摄入不足,加之缺氧时机体产热能力不足,也可出现低体温和皮肤硬肿。严重颅脑疾病也可出现低体温,甚至皮肤硬肿。

3.其他　低体温及皮肤硬肿可使局部血液循环淤滞,引起缺氧和代谢性酸中毒,导致皮肤毛细血管壁通透性增加,引起水肿。

二、护理评估

(一)健康史

评估患儿居室环境温度、保温措施及喂养情况;评估患儿胎龄及出生情况,是否有寒冷、感染、早产和窒息等因素存在;评估患儿体温、食欲、反应、皮肤及尿量。

(二)身心状况

1. 症状和体征　本病常发生在寒冷的冬春季,夏季发病多由于严重感染和疾病造成,主要表现为皮肤硬肿、不哭、不吃、不动、体温不升、体重不增等。

(1) 低体温　全身及肢端冰凉,肛温<35℃,重症者肛温<30℃,低体温时常伴有心率减慢。

(2) 硬肿　皮肤紧贴皮下组织,不易提起,按之有橡皮样感,严重时肢体僵硬不能活动。皮肤先深红色后转为暗红色,严重者呈青紫色,伴水肿者有指压凹陷。硬肿顺序:小腿—大腿外侧—整个下肢—臀部—面颊—上肢—全身。

(3) 多器官功能损害　早期常有心音低钝、心率缓慢、微循环障碍等表现,严重时可出现休克、弥散性血管内凝血(disseminated intravascular coagulation,DIC)、急性肾衰竭和肺出血等多器官功能衰竭表现。

(4) 病情分度　根据患儿体温及皮肤硬肿范围分为轻度、中度、重度,见表7-4。

表7-4　新生儿寒冷损伤综合征的病情分度

分度	肛温(℃)	腋-肛温差(℃)	硬肿范围(%)	全身情况及器官功能改变
轻度	≥35	>0	<20	无明显改变
中度	<35	≥0	20~50	功能明显低下、反应差
重度	<30	<0	>50	DIC、休克、急性肾衰竭、肺出血

2. 心理-社会状况　由于家长缺乏对疾病相关知识的了解,常出现内疚、焦虑、悲伤等情绪和心理反应。

考点　新生儿寒冷损伤综合征的症状和体征

(三)辅助检查

检测血常规、血气分析、血电解质等,必要时可做心电图、胸部X线检查等。

三、治疗要点

1. 复温　复温原则是逐步复温、循序渐进,正确复温是治疗的关键。
2. 合理用药　有出血倾向时可用止血药;有感染者,根据血培养和药物敏感试验结果使用抗生素;休克时扩容,纠正酸中毒。
3. 支持治疗　保证足够的能量供应,有利于体温恢复,可根据患儿情况选择不同的喂养方式,不能喂养的患儿采用静脉补充营养。

四、主要护理诊断/问题

1. 体温过低　与体温调节功能不完善、寒冷、感染、早产和窒息等有关。
2. 营养失调:低于机体需要量　与吸吮力弱、能量摄入不足有关。
3. 皮肤完整性受损　与皮肤硬肿、水肿有关。
4. 有感染的危险　与皮肤黏膜屏障功能差、免疫力低下有关。

5. 潜在并发症：DIC、肺出血。

6. 知识缺乏：家长缺乏正确的保暖和育儿知识。

五、护理措施

1. 遵循正确的复温原则

（1）轻中度患儿　若肛温＞30℃，腋-肛温差≥0℃，此时可减少散热，使体温恢复。将患儿置于中性温度的暖箱中，一般需6～12h即可使体温恢复正常。

（2）重度患儿　若肛温＜30℃，多数患儿腋-肛温差＜0，将患儿置于比肛温高1～2℃的暖箱中，每小时提高箱温1℃，箱温不超过34℃，于12～24h恢复正常体温。

（3）无上述条件者，可使用热水袋、温水浴、母亲怀抱、电热毯等方法复温，注意防止烫伤。

2. 能量供给　能吸吮者可经口喂养；吸吮无力者可行滴管、鼻饲或静脉补充能量，但应严格控制补液量及补液速度。

3. 预防感染　严格执行消毒隔离制度，加强皮肤护理，经常更换体位，预防发生坠积性肺炎及体位性水肿。

4. 密切观察病情　注意观察患儿生命体征、硬肿范围及程度、尿量，以及有无出现DIC、肺出血等，备好抢救药物及设备，一旦发生病情突变，立即抢救。

考点　新生儿寒冷损伤综合征的复温原则

六、健 康 教 育

护理人员应向家长介绍该病的相关知识，指导患儿家长注意给患儿保暖，保持适宜的环境温度和湿度，合理喂养，预防感染。

第9节　新生儿呼吸窘迫综合征

案例7-6

患儿，女，因"早产后1h"入院。患儿系G_3P_1，孕28周，顺产，出生体重1020g。查体：早产儿貌，前囟平，口唇无青紫，口吐白色泡沫，呻吟、呼吸促，可见三凹征，体温36.2℃，心率140次/分，呼吸62次/分。四肢肌张力低，原始反射弱。

问题：1. 对该患儿初步的诊断是什么？

2. 患儿目前最主要的护理问题是什么？

新生儿呼吸窘迫综合征（neonatal respiratory distress syndrome，NRDS）是肺表面活性物质（PS）缺乏所致的两肺广泛肺泡萎陷损伤渗出的急性呼吸衰竭，多见于早产儿和剖宫产新生儿。病理上出现肺透明膜，又称新生儿肺透明膜病（hyaline membrane disease of newborn，HMDN）。胎龄小于35周的早产儿多见，胎龄越小发生率越高。

一、概述

PS缺乏使肺泡表面张力增高，肺泡逐渐萎陷，发生进行性肺不张，影响通气换气功能，导致缺氧和酸中毒等。缺氧和酸中毒导致肺小动脉痉挛、肺动脉高压、动脉导管和卵圆孔开放，右向左分流。结果使缺氧加重，肺毛细血管通透性增高，血浆纤维蛋白渗出，形成肺透明膜，覆盖肺泡表面，使缺氧和酸中毒更加严重，造成恶性循环。

二、护理评估

（一）健康史

评估患儿是否早产，有无宫内窘迫、宫内感染、产时窒息等病史，评估母亲是否有妊娠糖尿病、前置胎盘、胎盘早期剥离等病史。

（二）身心状况

1. 症状和体征

（1）早产儿呼吸窘迫综合征（respiratory distress syndrome，RDS） 典型表现主要见于早产儿，生后1~2h即可出现呼吸急促，呼吸频率在60次/分以上，继而出现呼吸困难、呻吟，吸气性三凹征，发绀，病情呈进行性加重，至生后6h症状已非常明显。然后出现呼吸不规则、呼吸暂停、呼吸衰竭。体检两肺呼吸音减弱。

（2）剖宫产新生儿RDS 主要见于晚期早产儿和足月儿，与剖宫产的胎龄密切相关，胎龄＜39周剖宫产发生率较高。剖宫产新生儿RDS起病时间差别较大，有些患儿生后1~2h即发生严重呼吸困难，而有些患儿生后第1天呼吸困难并不严重，胸片为湿肺表现，但生后第2天或第3天呼吸困难突然加重，胸片示两肺呈白肺，发生严重呼吸衰竭。剖宫产新生儿RDS常合并重症肺动脉高压，表现为严重低氧性呼吸衰竭。

（3）体征 查体可见患儿胸廓扁平，听诊示双肺呼吸音减低，吸气时可闻及细湿啰音，心音减弱，胸骨左缘可闻及收缩期杂音。

2. 心理-社会状况 家长易出现悲伤、内疚等负面情绪；缺乏本病的治疗及预后知识，易出现焦虑、恐惧等心理变化。

考点 新生儿呼吸窘迫综合征症状和体征

（三）辅助检查

1. 分娩前检测羊水磷脂和鞘磷脂的比值，如果低于2：1，提示胎儿的肺发育不成熟。
2. 血气分析提示PaO_2降低，$PaCO_2$升高，pH降低。
3. X线检查具有特征性，早期双肺野透明度普遍降低，可见散在的网状阴影和细小颗粒；以后出现支气管充气征；严重时整个肺野不充气，呈"白肺"。
4. 胃液振荡试验：取1ml胃液加1ml 95%乙醇，振荡15s后静止15min，沿管壁出现有多层泡沫为阳性。如为阳性，可排除此病。

三、治疗要点

1. 无创通气 能使肺泡在呼气末保持正压（图7-6），防止肺泡萎陷，并有助于萎陷的肺泡重新张开，及时使用无创呼吸支持可减少机械通气的使用。如使用无创呼吸支持后出现反复呼吸暂停、$PaCO_2$ 升高、PaO_2 下降，应改用机械通气。

2. 肺表面活性物质治疗　目前 PS 已成为 RDS 的常规治疗药物，早期给药是治疗成败的关键。PS 剂量为每次 50～200mg/kg。对轻症病例一般给药 1 次即可，对重症病例需要多次给药，现主张按需给药。

3. 机械通气　对严重 RDS 或无创呼吸支持效果不理想者，应使用机械通气。

4. 体外膜氧合　对少数严重病例，上述治疗方法无效时，可使用 ECMO 技术治疗。

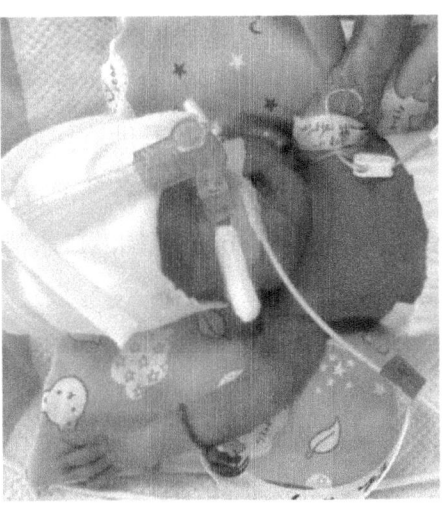

图 7-6　无创通气

5. 支持疗法　纠正酸中毒，维持水、电解质平衡。

6. 并发症治疗　并发动脉导管未闭（PDA）出现症状时，可使用布洛芬或吲哚美辛药物关闭动脉导管。

7. 原发病治疗　对继发于重症感染者应积极抗感染治疗。

四、主要护理诊断/问题

1. 自主呼吸障碍　与 PS 缺乏引起的肺不张、呼吸困难有关。
2. 气体交换受损　与肺泡缺乏 PS、肺泡萎陷及肺透明膜形成有关。
3. 营养失调：低于机体需要量　与摄入不足有关。
4. 有感染的危险　与抵抗力低下有关。
5. 焦虑　与母婴分离有关。

五、护 理 措 施

1. 保持呼吸道通畅　及时清除患儿口鼻、咽部分泌物，如分泌物黏稠可予以雾化吸入后吸痰。将患儿头稍后仰，使气道伸直，保持正确的体位。

2. 用氧护理

（1）监测与记录　持续进行血氧饱和度监测，至少每小时记录一次。每次调整呼吸机参数后都需要监测血气分析结果，根据血氧饱和度、动脉血氧分压再进行调整。

（2）无创通气的护理　放置鼻塞时，先清除呼吸道分泌物。鼻部采用"工"形水胶体敷料保护鼻部皮肤和鼻中隔。在无创通气氧疗期间，经常检查装置各连接处是否紧密、有无漏气、打折。每小时观察压力和氧浓度。

（3）机械通气的护理　妥善固定气管插管以避免脱管，每班测量并记录置管长度，检查接头有无松脱漏气、管道有无受压扭曲。湿化器内蒸馏水加至标准刻度线处，吸入气体要注意加温湿化，每次吸痰操作前后要确认导管固定位置是否正确，听诊呼吸音是否对称。

3. PS 给药护理　尽早给药，用 PS 前先清理呼吸道，彻底清除口、鼻腔及气道内的分泌物，摆好患儿体位，然后将 PS 经气管插管注入肺内，滴完后予复苏气囊加压通气，充分弥散，并严密监测血氧饱和度、心率、呼吸和血压变化。

4. **保暖** 环境温湿度适宜，置于中性环境温度，减少水分损耗。

5. **喂养** 保证营养供给，不能吸吮、吞咽者可用鼻饲法或静脉补充营养。

6. **预防感染** 做好各项消毒隔离工作，严格执行无菌操作，做好口腔护理，对气管插管患儿可采用1%碳酸氢钠漱口水清洁口腔，至少每4h清洁口腔1次。

> **考点** 新生儿呼吸窘迫综合征护理措施

六、健康教育

早产儿RDS产前预防应从出生前开始，预防早产；尽可能避免胎龄＜39周择期剖宫产。教会家长相关护理知识，为患儿出院后的照顾打下基础。

第10节 新生儿脐炎

一、概述

脐炎是指断脐时或出生后脐部处理不当导致脐残端被细菌侵入、繁殖而引起的急性炎症，亦可由于脐血管置管或换血时被细菌污染而导致发炎。可由任何化脓菌引起，主要为金黄色葡萄球菌，其次为大肠埃希菌、溶血性链球菌及铜绿假单胞菌。

> **考点** 新生儿脐炎的致病菌

二、护理评估

（一）健康史

询问小儿出生时的情况，是否为家中土法接生，脐带残端是否脱落；评估患儿体温、食欲、反应等。

（二）身心状况

1. **症状和体征** 轻者脐轮与脐周皮肤轻度红肿，可伴少量分泌物，重者脐部及脐周明显红肿，见脓性分泌物，常有臭味。

2. **心理-社会状况** 家属缺乏本病的治疗及护理知识，易出现焦虑、恐惧等心理变化。

（三）辅助检查

外周血常规检查，血液及脐部分泌物做细菌培养和药敏试验，脐部分泌物涂片。

三、治疗要点

新生儿脐炎轻者局部消毒，清除感染灶；重者根据涂片结果结合临床疗效及药敏试验结果合理选用抗生素治疗。慢性肉芽肿可用10%硝酸银溶液涂擦，大肉芽肿可用电灼、激光治疗或手术切除。

四、主要护理诊断/问题

1. **皮肤完整性受损** 与脐部感染、损伤有关。

2. 潜在并发症：蜂窝织炎、败血症、腹膜炎等。

五、护理措施

1. 清除脐部感染灶　轻者脐周无扩散者局部用2%碘酒和75%乙醇清洗，每天2～3次，消毒时应从脐带根部由内向外环形消毒。有明显脓液、脐周有扩散或有败血症者，除局部消毒处理外，遵医嘱应用抗生素治疗。慢性肉芽肿可用10%硝酸银溶液涂擦，需要手术时做好手术相关护理。

2. 保持脐部清洁干燥　注意洗澡时不浸湿脐部，洗澡后用无菌干棉签吸干脐窝、脐周的水分，并用75%乙醇消毒，保持脐部清洁干燥。勤更换尿布，防止尿液污染。

3. 观察病情　观察患儿脐部红肿、分泌物情况。如出现少吃、少动、少哭及体温异常，提示可能是败血症；如出现腹部触痛、腹胀、腹肌紧张等，提示可能是腹膜炎，应及时报告医生，做进一步处理。

考点　新生儿脐炎的护理措施

六、健康教育

护理人员应指导家长做好断脐后的护理，保持脐部清洁干燥，勤换尿布，避免尿布过长盖过脐部，造成尿液污染。

自测题

A_1/A_2型题

1. 下列关于早产儿外观特点的描述错误的是（　　）
   A. 哭声低弱
   B. 皮肤绛红，水肿，毳毛少
   C. 头发细而乱
   D. 足底纹理少
   E. 乳晕不清、无结节

2. 新生儿心率波动较大，平均（　　）
   A. 60～80次/分
   B. 90～110次/分
   C. 120～140次/分
   D. 150～160次/分
   E. 170～180次/分

3. 新生儿脐炎主要的致病菌是（　　）
   A. 金黄色葡萄球菌　　B. 大肠埃希菌
   C. 溶血性链球菌　　　D. 铜绿假单胞菌
   E. 肺炎克雷伯杆菌

4. 新生儿，男，3天，反应好，吃奶好，妈妈给宝宝沐浴时发现乳腺肿大，正确的做法是（　　）
   A. 等待自然消退　　　B. 挤压
   C. 挑割　　　　　　　D. 口服抗生素
   E. 静脉注射抗生素

A_3/A_4型题

（5～7题共用题干）

患儿，男，2天，因发现皮肤黄染1天收治入院。患儿系G_1P_1，孕39^{+4}周，顺产，出生体重2640g。查体：足月儿貌，反应可，全身皮肤和巩膜中重度黄染，双侧瞳孔等大等圆。辅助检查：血清总胆红素359.1μmol/L（21mg/dl），间接胆红素338.5μmol/L（19.8mg/dl），直接胆红素21.6μmol/L（1.2mg/dl）。

5. 该患儿考虑为病理性黄疸，其特点错误的一项

是（　　）

A. 黄疸程度重，血清胆红素＞256.5μmol/L（15mg/dl）

B. 黄疸持续时间长，足月儿＞2周，早产儿＞4周

C. 黄疸退而复现

D. 早产儿多于生后3～5天出现黄疸

E. 血清结合胆红素＞34μmol/L（2mg/dl）

6. ABO血型系统不合多见于（　　）

A. 母亲为A型血，婴儿为O型或B型血

B. 母亲为B型血，婴儿为A型或O型血

C. 母亲为A型血，婴儿为A型或O型血

D. 母亲为B型血，婴儿为O型或B型血

E. 母亲为O型血，婴儿为A型或B型血

7. 患儿血清胆红素值超过多少时，可发生胆红素脑病（　　）

A. 212.4μmol/L（12mg/dl）

B. 256.5μmol/L（15mg/dl）

C. 300.9μmol/L（17mg/dl）

D. 324.9μmol/L（19mg/dl）

E. 342μmol/L（20mg/dl）

（8～10题共用题干）

患儿，女，因"胎膜早破12h"行紧急剖宫产。患儿系G_2P_1，孕39^{+5}周，出生体重2800g。出生后全身皮肤青紫，无呼吸，无哭声，心率80次/分，对刺激无反应，四肢略屈曲。

8. 该患儿Apgar评分为（　　）

A. 1分　　　　B. 2分

C. 3分　　　　D. 4分

E. 5分

9. 初步复苏后，患儿呈喘息样呼吸，心率90次/分，立即正压通气，频率为（　　）

A. 12～20次/分

B. 30～40次/分

C. 40～60次/分

D. 60～80次/分

E. 80～100次/分

10. 有效通气30s之后，患儿心率56次/分，立即正压通气同时进行胸外心脏按压，按压部位为（　　）

A. 胸骨体上1/3　　　B. 胸骨体中1/3

C. 胸骨体下1/3　　　D. 胸骨体中2/3

E. 胸骨体下2/3

（刘兴琴）

第8章 消化系统疾病患儿的护理

消化系统疾病是儿童最常见的疾病之一，这类疾病会对营养物质的摄取、消化和吸收造成影响。儿童消化系统功能尚不够完善，容易出现胃肠功能紊乱、水电解质和酸碱平衡失调，从而影响儿童的生长发育，同时还会造成儿童机体抵抗力下降。所以，护士需要全面评估消化系统疾病对消化系统功能和儿童身心方面的影响。

第1节 儿童消化系统解剖生理特点

一、口腔

足月新生儿出生时已经具有较好的吸吮功能和吞咽功能，两颊脂肪垫发育良好，有助于吸吮活动，出生后即可开奶；而早产儿吸吮功能和吞咽功能较差，常常无力吃奶或不会吃奶，因此更容易发生呛奶的情况。因婴幼儿唾液腺发育不完善，唾液分泌量少，口腔黏膜干燥、薄嫩，血管丰富，因此容易被损伤引起局部感染；3个月内的婴儿唾液中淀粉酶的含量低，故不宜过早喂食淀粉类食物；3～4个月时婴儿唾液分泌开始逐渐增多，5～6个月时分泌更为显著，但由于婴儿口底浅，不能及时吞咽所分泌的全部唾液，故常发生生理性流涎。

考点 生理性流涎的月龄

二、食管

新生儿食管长为8～10cm，1岁时约为12cm，5岁时约为16cm，学龄期儿童为20～25cm，成人为25～30cm。婴儿食管呈漏斗状，黏膜薄弱、腺体缺乏、弹力组织及肌层尚不发达，食管下段贲门括约肌发育不够成熟，控制能力较差，故常发生胃食管反流，一般在8～10个月时症状逐渐消失。婴儿吃奶时，会因吞咽过多空气而发生溢奶。

三、胃

婴儿胃呈水平位，开始行走后逐渐变为垂直位，贲门括约肌发育差，幽门括约肌发育良好，容易发生幽门痉挛，胃肠逆向蠕动，同时吃奶时婴儿常吸入空气，容易发生溢乳和呕吐。各年龄阶段胃容量大小不同，随着年龄的增长，胃容量也越来越大。新生儿胃容量为30～60ml，1～3个月为90～150ml，1岁时为250～300ml，5岁时为700～850ml，成人约为2000ml。小婴儿胃容量小，宜少量多次哺喂，但由于哺喂后不久幽门即开放，胃内容物逐渐进入十二指肠，故实际哺喂量多于上述容量。胃排空时间因食物种类不同而异，水为1.5～2h，母乳为2～3h，牛乳为3～4h。早产儿胃排空慢，易发生胃潴留。

> **考点** 小儿溢乳的原因

四、肠

婴儿肠道相对较成人长，一般为身长的5～7倍（成人仅为4倍）。肠道血管黏膜丰富，小肠绒毛发育好，分泌面积及吸收面积较大，利于消化吸收。但是肠黏膜肌层发育差，肠系膜长而柔软，固定差，更容易发生肠套叠及肠扭转。同时由于肠壁薄，通透性高，屏障功能发育不良，所以肠内毒素、消化不全产物、过敏原等较易通过肠黏膜吸收入体内，引起全身性感染和变态反应性疾病。婴儿大脑皮质发育不完善，进食时常引起胃-结肠反射，产生便意，所以大便次数较成人多。早产儿肠乳糖酶活性低、肠壁屏障功能差和肠蠕动协调能力差，易发生乳糖吸收不良、全身性感染和功能性肠梗阻。

五、肝

年龄越小，肝相对越大。新生儿约为体重的4%（成人约为2%）。正常婴幼儿在右肋缘下1～2cm易触及肝，6～7岁后不易触及。婴儿期肝细胞发育尚未完善，肝功能也不成熟，胆汁分泌较少，影响脂肪的消化、吸收。肝再生能力强，但解毒能力差，在感染、缺氧、中毒等情况下易发生肝大和变性。

六、胰腺

出生时胰液分泌量少，3～4个月随着胰腺的发育分泌量明显增多，6个月内胰淀粉酶活性较低，1岁后接近成人。新生儿胰液中脂肪酶活性较低，直到2～3岁时才接近成年人水平，所以对脂肪的消化和吸收不成熟，容易导致消化不良的发生。婴幼儿期胰液和消化酶的分泌还容易受天气和疾病的影响而被抑制，发生消化不良。

七、肠道菌群

胎儿肠道内无细菌，出生后数小时细菌即从口、鼻、肛门侵入肠道，哺乳后结肠和直肠有细菌繁殖。母乳喂养儿以双歧杆菌为主，混合喂养和人工喂养儿则大肠埃希菌、嗜酸杆菌、双歧杆菌和肠球菌等并存。婴幼儿正常肠道菌群脆弱，容易受内外因素影响而菌群失调，导致消化功能紊乱。

> **链接**
>
> **大肠埃希菌**
>
> 大肠埃希菌（Escherichia coli），又称大肠杆菌，是条件致病菌，在一定条件下可以引起人和多种动物发生胃肠道或泌尿道等多种局部组织器官感染。根据大肠杆菌在感染过程中是否具有产生肠毒素的能力，可将大肠杆菌分为两大类：即产肠毒素大肠杆菌和非产肠毒素大肠杆菌。产肠毒素大肠杆菌是人和多种动物的任何感染性腹泻的重要病原体。

八、婴儿粪便

（一）正常粪便

1. 胎粪　呈墨绿色，质黏稠，无臭味，无细菌。新生儿出生12h内开始排出胎粪，持续2~3天，逐渐过渡为黄色糊状粪便；若出生后24h内无胎粪排出，应报告医生检查有无肛门闭锁等先天性消化道畸形。

2. 母乳喂养儿粪便　呈黄色或者金黄色，均匀糊状，偶有细小乳凝块，不臭，呈酸性（pH为4.7~5.1）。平均每天排2~4次。一般在添加辅食后次数减少。

3. 人工喂养儿粪便　呈淡黄色或灰黄色，较干稠，多成形，为碱性或中性（pH为6~8），量多，较臭，每天排1~2次，易发生便秘。添加淀粉或糖类食物后可使粪便变软。

4. 混合喂养儿粪便　与人工喂养儿粪便相似，但比较软、黄。添加谷类、蛋、肉及蔬菜等辅食后，粪便性状均接近成年人。大便每天1次左右。

（二）异常粪便

异常粪便是指在某些情况下，大便次数突然增加或减少及性状的改变等。如大便干结，多是因为进食蛋白质偏多、淀粉或糖过少或肠蠕动慢、水分吸收过多所导致；如大便呈黑色，多是因为肠上部及胃出血或进食大量含铁食物或铁剂药物所致；若大便带血丝，多是直肠息肉、肛裂所导致；若大便呈灰白色，则表示有胆道梗阻。

> **链　接**
>
> **胆道梗阻**
>
> 胆道梗阻（obstruction of biliary tract）指胆汁排出道的任何一段因胆管腔内病变、管壁自身疾病、管壁外浸润压迫等疾病，造成胆汁排泄不畅，甚至完全堵塞的胆管机械性梗阻。表现为黄疸，伴上腹隐痛，发冷发热，腹痛性质一般以胀痛、绞痛为主，有时绞痛为显著症状，既往有反复发作的病史，一般都呈急性和亚急性的症状出现。

第2节　口炎患儿的护理

案例8-1

患儿，女，出生26天。因间断发热、咳嗽7天，遵医嘱给予抗生素口服8天后，近2天发现患儿口腔有多处白色凝乳状物，不易拭去，不影响进食。初步诊断为鹅口疮。

问题：1. 患儿目前主要的护理问题有哪些？
　　　2. 如何对家长进行有关鹅口疮的健康教育？

口炎是指口腔黏膜的炎症，可波及颊黏膜、舌、齿龈、上腭等处。引起口炎的病原体有细菌、病毒及真菌，也可因为口腔黏膜局部受到理化因素的刺激而发病。本病全年可发，在儿童时期较多见，尤其是婴幼儿，可单独发病，也可继发于腹泻、营养不良、急性感染、维生素B缺乏、维生素C缺乏或久病体弱等全身性疾病。若病变局限于舌、牙龈、口角，亦可称为舌炎、牙龈炎、口角炎。

一、鹅口疮

（一）概述

1. 概念　鹅口疮又名雪口病，由白念珠菌感染所致，本病特征性表现是口腔黏膜表面形成白色斑膜。本病多见于新生儿，腹泻、营养不良、久病体弱和长期应用广谱抗生素或激素的患儿。新生儿可由产道感染，也可因哺喂时奶头、乳具不洁或污染所致。

> **考点**　鹅口疮的致病菌

2. 病因
（1）母亲阴道有真菌感染，婴儿出生时通过产道，接触母体的分泌物而感染。
（2）奶瓶、奶嘴消毒不彻底，母乳喂养时奶头不清洁。
（3）接触念珠菌感染的食物、衣物和玩具。
（4）幼儿园的集体生活，引起交叉感染。
（5）长期应用广谱抗生素或糖皮质激素，造成体内菌群失调。

（二）护理评估

1. 健康史　询问患儿是否有产道感染、腹泻、长期应用广谱抗生素或肾上腺糖皮质激素史，是否有不洁奶具使用史。

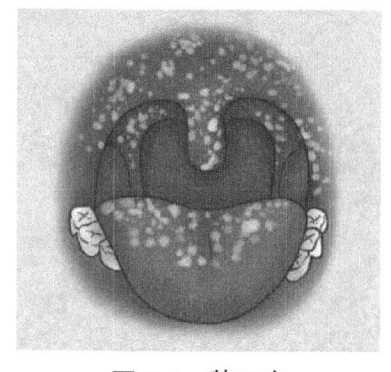

图 8-1　鹅口疮

2. 身心状况

（1）症状和体征　本病特征性的表现是口腔黏膜表面出现白色或灰白色乳凝块样物，呈点状或小片状，可逐渐融合成大片，不易擦去，若强行擦拭剥离后，局部黏膜潮红、粗糙、可有渗血（图 8-1）。患处不痛，患儿不流涎，不影响吃奶，一般无全身症状。受损的口腔黏膜以颊黏膜最常见，其次是舌、齿龈及上腭，严重患儿整个口腔均被白色斑膜覆盖，甚至可蔓延到咽、喉、食管、气管、肺等部位，从而出现呕吐、吞咽困难、声音嘶哑或呼吸困难。

（2）并发症　如果治疗不及时，病变可向口腔后部蔓延至咽、气管、食管等，少数病例病菌可进入血液循环，称为白念珠菌败血症，病情危重，偶尔可引起心内膜炎、脑膜炎等严重疾病。

（3）心理 - 社会状况　家长由于缺乏对疾病相关知识的了解，常出现焦虑、担忧等情绪和心理反应。

3. 辅助检查　取少许白膜涂片，加 10% 氢氧化钠溶液 1 滴，镜检可见真菌菌丝和孢子。

（三）治疗要点

1. 清洁口腔　可用 2% 碳酸氢钠于哺乳前后清洁口腔。
2. 局部用药　局部涂 10 万～20 万 IU/ml 制霉菌素鱼肝油混悬溶液，每天 2～4 次。

3. 其他　可口服肠道微生态制剂，抑制真菌生长。

考点　鹅口疮的治疗要点

（四）主要护理诊断/问题

1. 口腔黏膜受损　与口腔感染有关。
2. 知识缺乏　缺乏鹅口疮的预防及护理知识。

（五）护理措施

1. 口腔护理　鼓励患儿多饮水，保持口腔清洁、湿润，可用2%碳酸氢钠溶液清洗口腔，每天2～4次，哺乳后或者餐后1h为宜。年长儿进食后要漱口，婴幼儿可在进食后喂适量微温或凉的开水，以清洁口腔。

2. 饮食护理　供给高热量、富含维生素的微温或凉的流食为宜，避免进食酸、咸、烫等刺激性食物，以免引起患儿疼痛。对不能进食者，可给予管饲喂养或肠外营养，以确保水分和能量的供给。

3. 正确涂药　涂药在餐后1h为宜，涂药前先清洗口腔，然后将纱布或干棉球垫于颊黏膜腮腺管口处或舌系带两侧，以隔断唾液，用干棉球吸干病变部位表面水分后再涂药。涂药后嘱患儿闭口10min后去除棉球或纱布，并嘱患儿勿立即漱口、饮水或进食。为了避免患儿疼痛，动作一定要轻、快、准，在清洁口腔及局部涂药时应注意棉签在溃疡面上滚动式涂药，不可涂擦。

4. 观察病情　密切观察患儿的病情，如有发热，根据具体情况选择合适的降温措施。

5. 心理护理　与患儿及家长及时沟通，多提供指导和帮助以缓解其焦虑情绪。

考点　鹅口疮患儿的护理

（六）健康教育

1. 向家长讲解鹅口疮发生的病因及预防要点。
2. 指导家长清洁口腔、正确涂药的操作方法。
3. 指导家长对食具、玩具定期进行消毒，哺乳期妇女要勤换内衣，患儿使用的奶瓶、奶嘴，最好先用5%碳酸氢钠溶液浸泡30min后再煮沸消毒。
4. 患儿避免长期服用抗生素、糖皮质激素等药物，适当增加B族维生素和维生素C的摄入。

二、疱疹性口炎

（一）概述

1. 概念　疱疹性口炎是由单纯疱疹病毒Ⅰ型感染所引起。多见于婴幼儿，季节性不明显，有较强传染性，可在集体托幼机构引起小流行。

考点　疱疹性口炎的致病菌

2. 病因　单纯疱疹病毒主要通过飞沫、唾液及疱疹液直接接触传播，也可以通过食具和衣物间接传染，传染方式主要为直接经呼吸道、口腔、鼻、眼结膜、生殖器黏膜或破损皮肤进入人体。

> **单纯疱疹病毒**
>
> 单纯疱疹病毒（herpes simplex virus，HSV）是疱疹病毒的典型代表，由于感染急性期发生水疱性皮炎即单纯疱疹而得名。能引起人类多种疾病，如疱疹性口炎、角膜结膜炎、脑炎及生殖系统感染和新生儿的感染。在感染宿主后，常在神经细胞中建立潜伏感染，激活后又会出现无症状的排毒，在人群中维持传播链，周而复始地循环。

（二）护理评估

1. 健康史　询问家长患儿的疾病史，有无口腔黏膜受损史，有无接触同样症状的患儿，是否有腹泻、营养不良等病史。

2. 身心状况

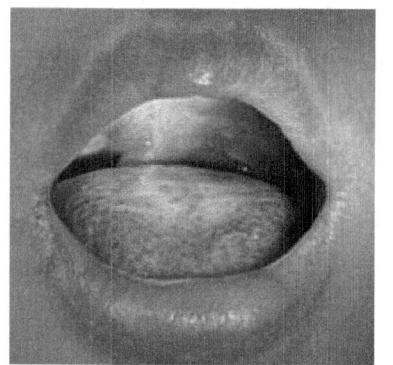

图 8-2　疱疹性口炎

（1）症状和体征　主要表现为颊黏膜、齿龈、舌、唇及邻近口周皮肤早期有散在或成簇的小疱疹，直径可达 2～3mm，周围有红晕，水疱很快破溃形成溃疡，有黄白色纤维素性分泌物覆盖，多个溃疡可融合成不规则的大溃疡（图 8-2），可累及软腭、咽部。患儿疼痛剧烈，出现拒食、流涎、烦躁、颌下淋巴结大。起病时体温可高达 38～40℃，5～7 天后恢复正常，病程 1～2 周。

（2）并发症　引起疱疹性口炎的单纯疱疹病毒，在极少数情况下，可进入中枢神经系统，引起脑炎和脑膜炎。

（3）心理-社会状况　患儿因口腔疼痛不适而哭闹，家长因患儿发热、进食差、流涎、哭闹而焦虑，常因病程长、营养缺乏而担忧。

3. 辅助检查　白细胞计数正常或减少，继发细菌感染时可增多。

（三）治疗要点

1. 清洁口腔　鼓励患儿多饮水，可用 3% 过氧化氢溶液清洗口腔，避免刺激性食物。

2. 局部用药　局部可喷涂碘苷（疱疹净）、西瓜霜、锡类散等。为预防继发感染可涂 2.5%～5% 金霉素鱼肝油。严重疼痛者可在进食前用 2% 利多卡因涂抹局部。

3. 对症处理　发热时可用物理或药物降温，补充足够的营养和水分，及时更换衣物。有继发感染时按医嘱使用抗生素治疗。

（四）主要护理诊断/问题

1. 口腔黏膜受损　与口腔感染有关。
2. 疼痛　与口腔黏膜糜烂、炎症刺激有关。
3. 体温过高　与口腔黏膜感染有关。
4. 营养失调：低于机体的需要量　与疼痛不适进食少有关。
5. 知识缺乏：家长缺乏有关疱疹性口炎的预防及护理知识。

（五）护理措施

1. 口腔护理　鼓励患儿保持口腔清洁，多饮水。每天清洗口腔 2～4 次，餐后 1h 为宜。

流涎者,及时清除口腔分泌物,保持口角、面颊、颈部等处皮肤清洁干燥,避免引起湿疹与糜烂。

2. **饮食护理** 供给高热量、富含维生素的微温或凉的流质饮食为宜,避免刺激性食物,以免引起患儿疼痛。疼痛较重者可按医嘱在进食前局部涂抹2%利多卡因。对于不能进食者,应给予管饲喂养或肠外营养,以保证营养和水分的供给。

3. **发热护理** 密切监测患儿的体温,当新生儿或小婴儿的体温超过38.5℃时给予松解包被、温水擦浴等物理降温。

4. **正确涂药** 涂药方法同鹅口疮。

5. **心理护理** 安抚患儿,多与家长沟通本病的治疗及预后知识,消除家长的焦虑情绪。

(六) 健康教育

1. 向家长讲解疱疹性口炎发生的病因及预防要点。

2. 指导家长清洁口腔及正确涂药的操作方法,并注意操作前后要洗手。

3. 重视口腔和饮食卫生,纠正吮指、不刷牙等不良习惯。年长儿进食后要漱口,婴幼儿可在进食后喂适量微温或凉的开水,以清洁口腔。避免偏食、挑食,培养良好的饮食习惯。食具专用,使用过的食具应煮沸消毒。

4. 解释流涎是患儿对疼痛的一种反应,对清洁口腔有一定的作用,注意保持口腔周围干燥,防止出现皮肤湿疹及糜烂。

5. 告知家长疱疹性口炎有较强的传染性,注意与健康儿童隔离。

三、溃疡性口炎

(一) 概述

1. **概念** 溃疡性口炎主要由链球菌、金黄色葡萄球菌、肺炎链球菌、铜绿假单胞菌或大肠埃希菌等感染引起,多见于婴幼儿,可发生于感染、长期腹泻等机体抵抗力下降时。当口腔不洁时更利于细菌的繁殖而致病。

2. **病因** 细菌感染、长期腹泻引起机体抵抗力下降;口腔不洁、黏膜干燥等均可导致细菌增生繁殖。

(二) 护理评估

1. **健康史** 询问患儿口腔黏膜是否受损,询问家长是否有腹泻、感染等导致抵抗力下降的疾病。

2. **身心状况**

(1) 症状和体征 患儿口腔各部位均可发生,常见于舌、唇内及颊黏膜处,可蔓延到唇及咽喉部。开始时患儿口腔黏膜充血水肿,随后形成大小不等的糜烂或溃疡,上有纤维素性炎性分泌物形成的假膜(图8-3),呈灰白色或黄色,边界清楚,易拭去,露出溢血的创面,但不久又被假膜覆盖,涂片染色可见大量细菌。患儿局部疼痛、流涎、拒食、烦躁,常有发热,体温可高达39～40℃,颌下淋巴结肿大,全身

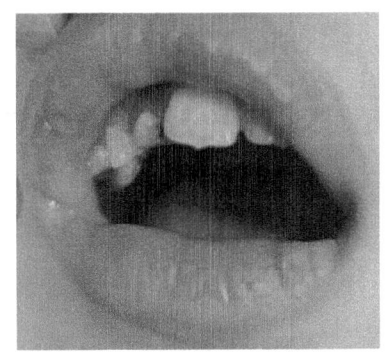

图8-3 溃疡性口炎

症状轻者1周左右体温恢复正常，溃疡逐渐愈合；严重者可出现脱水和酸中毒。

（2）并发症　如治疗不积极，局部的感染就会扩散，导致败血症，甚至出现中枢神经系统的感染，同时饮食不良的患儿可出现脱水和酸中毒等。

（3）心理-社会状况　患儿因口腔疼痛而哭闹、烦躁不安，家长因患儿发热、进食差、流涎、哭闹而焦虑。

3. 辅助检查　外周血白细胞计数和中性粒细胞增多，取假膜涂片染色可见大量细菌。

（三）治疗要点

1. 控制感染　选用有效抗生素。
2. 清洁口腔　可选择0.1%依沙吖啶（利凡诺）或3%过氧化氢溶液清洗溃疡面。
3. 局部处理　涂以2.5%～5%金霉素鱼肝油或冰硼散等；近年来临床使用重组人表皮生长因子（金因肽），可有效促进溃疡面的愈合，对疼痛较明显者可在进食前局部涂2%利多卡因来缓解。
4. 其他　注意补充营养和水分。

（四）主要护理诊断/问题

1. 口腔黏膜受损　与口腔不洁、抵抗力下降及口腔感染有关。
2. 疼痛　与口腔黏膜糜烂、溃疡有关。
3. 体温过高　与口腔炎症有关。
4. 营养失调：低于机体的需要量　与疼痛拒食有关。
5. 知识缺乏：家长缺乏有关本病的预防及护理知识。

（五）护理措施

护理措施参见本节疱疹性口炎的护理措施。

（六）健康教育

1. 向家长讲解溃疡性口炎的病因及护理要点。
2. 指导家长教育小儿养成良好的卫生习惯，纠正吮指、不刷牙等不良习惯，指导掌握正确的刷牙方式，避免损伤口腔黏膜。年长儿进食后要漱口，婴幼儿可在进食后喂适量微温或凉的开水，以清洁口腔。
3. 培养良好的饮食习惯，避免偏食、挑食；避免进食过硬、过酸、过热食物；食具专用，按时煮沸消毒。
4. 向家长示教清洁口腔和局部涂药的方法。注意护理患儿前后要洗手。

第3节　腹泻患儿的护理

案例8-2

患儿，男，10个月。2天前开始腹泻。每天10余次，大便呈黄绿色，量多，有少量黏液，无腥臭味。有时呕吐，为胃内容物，量少。体格检查：体温37.5℃，神志清，精神萎靡，皮肤干燥弹性差，前囟、眼窝凹陷，眼泪少、口腔黏膜干燥，尿量明显减少。双肺（-），腹稍胀，无压痛及反跳痛，四肢稍凉，膝腱反射正常。辅助检查：血钠140mmol/L，血钾3.8mmol/L，血HCO_3^- 16mmol/L。

问题： 1. 该患儿可能的疾病诊断及该病最常见的病原体是什么？
2. 根据临床表现判断患儿的脱水程度。

一、概　　述

（一）概念

腹泻是多种病原体、多种因素引起的以大便次数增多和大便性状改变为特点的一组疾病。该病一年四季均可发病，以夏、秋季发病率最高，多见于6个月至2岁小儿，是婴幼儿时期的常见病、多发病，严重者可伴水、电解质及酸碱平衡紊乱，是我国儿童保健重点防治的"四病"之一。

（二）病因

1. 易感因素

（1）婴幼儿消化系统发育不成熟　胃酸及消化酶分泌少、消化酶活性低，对食物的量及质的适应性差，容易出现胃肠功能紊乱。

（2）婴幼儿生长发育快　对营养物质的需求相对较多，消化道负担重。

（3）机体防御功能较差　婴幼儿时期免疫功能相对不够成熟，血液中的免疫球蛋白和胃肠道SIgA均较低，胃肠屏障功能较弱，胃酸分泌量少，胃肠排空较快，对感染因素防御功能差。人工喂养者食物中缺乏母乳含有的大量免疫物质，且食物和食具污染机会较多，肠道感染的发生率明显高于母乳喂养儿。

（4）正常肠道菌群尚未建立　新生儿出生后尚未建立完善的肠道正常菌群，对侵入肠道的病原微生物对抗能力弱；滥用广谱抗菌药物易引起肠道菌群失调，均可引起肠道感染。

2. 感染因素　病原体包括病毒、细菌、真菌和寄生虫，其中以病毒感染，尤其是轮状病毒感染最为常见。可分为肠道内感染和肠道外感染。

（1）肠道内感染　冬季婴幼儿腹泻，80%由病毒感染引起，以轮状病毒最常见，其次有埃可病毒、柯萨奇病毒、诺如病毒、冠状病毒、腺病毒等。夏季腹泻由大肠埃希菌引起，可分5种类型，即致病性大肠埃希菌、产毒性大肠埃希菌、侵袭性大肠埃希菌、出血性大肠埃希菌和肠聚集性大肠埃希菌，其中以致病性大肠埃希菌最多见；其他细菌如空肠弯曲菌、耶尔森菌、沙门菌属和金黄色葡萄球菌等。若长期应用广谱抗生素或肾上腺糖皮质激素，都可以使机体免疫力降低，发生真菌性肠炎，白念珠菌最常见。寄生虫导致的感染常见的有蓝氏贾第鞭毛虫、阿米巴原虫及隐形孢子虫等。肠道内感染性腹泻临床又称为肠炎。

考点 秋季腹泻最常见的病原体

（2）肠道外感染　患上呼吸道感染、肺炎、中耳炎、皮肤感染及急性传染病时，发热及病原体毒素可使消化功能紊乱引起腹泻。

3. 非感染因素

（1）饮食因素

1）喂养不当：喂养不按时，食物的质和量不适宜，淀粉类或脂肪类食物给予过早等均可引起；若给含高果糖或山梨醇的果汁时，可产生高渗性腹泻；若给肠道刺激物如含纤维素的食物和调料等也可引起腹泻。

2）过敏因素：个别婴儿对大豆（豆浆）、牛奶及某些食物成分过敏或不耐受而引起腹泻。

3）其他：主要包括原发性或继发性双糖酶缺乏，乳糖酶的活性降低，肠道对糖的消化吸收不良而引起的腹泻。

（2）气候因素　天气突然变冷、腹部受凉使肠蠕动增加；天气过热导致消化液分泌量减少或口渴饮奶过多，都可诱发消化功能紊乱而引起腹泻。

（三）发病机制

腹泻发生的机制包括：肠腔内存在大量不能吸收的具有渗透活性的物质，炎症所致的液体大量渗出，肠腔内电解质分泌过多，以及肠道运动功能异常等。临床上大部分腹泻并非由某种单一机制引起，而是由多种机制共同作用的结果。

1. 感染性腹泻　大多数病原微生物通过污染的手、食物、水、玩具及日用品播散进入消化道。当机体因任何原因导致防御功能下降、大量的微生物侵袭并产生毒力时均可引起腹泻。

（1）病毒性肠炎　当病毒侵入肠道后，就会在小肠绒毛顶端的柱状上皮细胞上进行复制，使小肠绒毛细胞受损，受累的肠黏膜上皮细胞就会脱落，遗留不规则的裸露病变，从而导致小肠黏膜吸收水、电解质能力下降，肠液在肠腔内大量集聚而引起腹泻。

（2）细菌性肠炎　肠道感染的病原体不同，发病机制也不同。

1）肠毒素性肠炎：产毒性大肠埃希菌等，虽不直接侵袭破坏肠膜，但能分泌肠毒素，肠毒素通过抑制小肠绒毛上皮细胞吸收 Na^+、Cl^- 和水，促进肠腺分泌 Cl^-，使小肠液量增加，超过结肠吸收能力而发生腹泻，排出大量水样便，导致患儿脱水和电解质紊乱发生。

2）侵袭性肠炎：如沙门菌、侵袭性大肠埃希菌等，可直接侵入小肠或结肠肠壁，引起肠黏膜充血、水肿、炎症细胞浸润等病变，患儿排出含有大量白细胞、红细胞的菌痢样大便。由于结肠发生炎症病变，不能充分吸收来自小肠的液体，同时某些致病菌还会产生肠毒素，所以也会排出水样便。

2. 非感染性腹泻　主要见于饮食不当，当摄入的食物量过多或食物的质量发生改变时，食物不能被充分消化吸收而发酵、腐败，肠腔内渗透压升高，腐败性毒性产物刺激肠壁，肠蠕动亢进，引起腹泻、脱水、电解质紊乱。

（四）腹泻类型

根据不同病因、病程和病情可将腹泻分为几种类型，见表8-1。

表 8-1　小儿腹泻分类

分类依据	类型及特点
病因	感染性腹泻：分为肠道内感染和肠道外感染
	非感染性腹泻：食饵性、过敏性腹泻等
病程	急性腹泻：病程＜2 周
	迁延性腹泻：病程 2 周至 2 个月
	慢性腹泻：病程＞2 个月
病情	轻型腹泻：主要表现为胃肠道症状，一般无全身中毒症状及水、电解质、酸碱平衡紊乱
	重型腹泻：胃肠道症状明显加重，出现全身中毒症状及水、电解质、酸碱平衡紊乱

二、护理评估

（一）健康史

评估患儿的喂养史，了解辅食添加及断乳情况；了解有无不洁饮食史和食物、药物过敏史；了解既往有无类似病史，是否长期使用抗生素或糖皮质激素治疗；了解腹泻开始的时间，大便的颜色、性状、次数及有无发热、呕吐、腹痛、腹胀等其他情况。

（二）身心状况

1. 症状和体征

（1）急性腹泻

1）轻型腹泻：主要由饮食因素或肠道外感染引起。以胃肠道症状为主。主要表现为食欲不振，偶有溢奶或呕吐，大便次数增多，每天多在 10 次以内，每次量不多，粪质稀薄或带水，呈黄色或黄绿色，有酸味，有白色或黄白色奶瓣和泡沫。患儿一般无脱水及全身中毒症状，多在数天内痊愈。

2）重型腹泻：主要由肠道内感染引起，往往起病急；也可由轻型逐渐加重而来。除有较重的胃肠道症状外，还有明显的全身中毒症状及水、电解质、酸碱平衡紊乱。①胃肠道症状：患儿食欲低下，常伴呕吐，严重者可吐咖啡样物。腹泻频繁，大便每天 10 余次至数十次，呈黄绿色或者蛋花汤样大便，量多，可伴有少量黏液；少数患儿可有血便。②全身中毒症状：患儿可有发热，体温高达 40℃，精神萎靡或烦躁不安、嗜睡甚至昏迷、休克等。③水、电解质及酸、碱平衡紊乱症状：患儿有脱水，代谢性酸中毒，低钾、低钙、低镁血症等（参见本章第 4 节）。

（2）迁延性腹泻和慢性腹泻　迁延性腹泻病程在 2 周～2 个月，慢性腹泻病程＞2 个月，多与营养不良和急性期治疗不彻底有关，多见于人工喂养、营养不良的婴幼儿。表现为腹泻迁延不愈，病情反复，大便次数和性质不稳定，严重时患儿可出现水、电解质紊乱。营养不良和腹泻两者可互为因果，形成恶性循环，最终导致免疫力下降，容易继发感染，导致多脏器功能的异常。

（3）生理性腹泻　多见于 6 个月内的虚胖小婴儿，常有湿疹。表现为生后不久便出现腹泻，仅有大便次数增多，无其他症状，患儿食欲好，生长发育正常，随着辅食的添加，大便逐渐转为正常。不需特殊治疗。近年研究发现可能为乳糖不耐受的一种特殊类型。

2. 心理-社会状况　评估家长对本病的认识程度和护理方面的知识，是否因担心患儿而焦虑，评估住院患儿是否因住院环境陌生、与家人分离、面对治疗检查等产生焦虑与恐惧。

（三）辅助检查

1. 血常规　当细菌感染时白细胞总数及中性粒细胞增多；寄生虫感染和过敏性腹泻时嗜酸性粒细胞增多。

2. 大便检查　大量脂肪球多见于轻型腹泻患儿的大便；大量白细胞多见于中、重型腹泻患儿的大便，有些可有不同数量的红细胞。大便细菌培养可做病原学检查。

3. 血生化检查　血钠测定可明确脱水性质，血清钾、血清钙在脱水纠正后可下降。二氧化碳结合力和血气分析可了解酸碱平衡的程度和性质。

三、治疗要点

1. 调整饮食　急性感染性腹泻期间，口服或静脉补液开始后应尽早给予适宜饮食，不推荐高糖、高脂和高粗纤维食物。婴幼儿母乳喂养者继续母乳喂养，配方奶喂养者伴有乳糖不耐受时可选择低乳糖或无乳糖配方。年龄较大的儿童，无须严格限制饮食。尽可能保证热量供给。急性腹泻治愈后，应额外补充疾病导致的营养素缺失。

2. 控制感染　合理使用抗生素。水样便者约占70%为病毒及非侵袭性细菌所致，一般不用抗生素，以调整饮食和液体疗法治疗为主；侵袭性细菌感染时结合临床特点、大便细菌培养、药敏试验结果选用有效的抗生素。

3. 纠正水、电解质和酸碱平衡紊乱　口服补液盐（简称ORS）溶液用于轻、中度脱水无严重呕吐的患儿。中、重度脱水或吐泻频繁及腹胀的患儿需要静脉输液（详见本章第4节儿童体液平衡的特点和液体疗法）。

4. 微生态疗法　口服双歧杆菌三联活菌、双歧杆菌活菌胶囊、双歧杆菌乳杆菌三联活菌片、促菌生、地衣芽孢杆菌活菌胶囊、乳酶生等辅助治疗。

5. 肠黏膜保护药　口服蒙脱石散，服药后可在胃肠黏膜上形成一层均匀的保护膜，吸附病原体及毒素，本身不被吸收，不影响其他药物的利用。

6. 预防并发症　对于慢性和迁延性腹泻常伴有营养不良或其他并发症，注意观察和采取综合治疗措施。

考点　腹泻病原体鉴别与治疗要点

四、主要护理诊断/问题

1. 腹泻　与喂养不当、消化道感染、胃肠功能紊乱等有关。
2. 有体液不足的危险　与呕吐、腹泻导致体液丢失过多而摄入不足有关。
3. 营养失调：低于机体需要量　与呕吐、腹泻频繁而进食少有关。
4. 有皮肤完整性受损的危险　与大便次数多对臀部皮肤的刺激有关。
5. 潜在并发症：代谢性酸中毒及电解质紊乱。

6. 知识缺乏：家长缺乏有关腹泻病的预防及护理知识。

五、护理措施

1. **饮食护理** 母乳喂养的患儿继续母乳喂养，需要缩短每次哺乳的时间、减少哺喂次数、暂停辅食。人工喂养的患儿可喂等量米汤、稀释的牛奶、脱脂牛奶，腹泻次数减少后，给予半流质饮食如米粥、面条，少食多餐。病毒性肠炎患儿多有双糖酶（主要是乳糖酶）缺乏，可改为淀粉类、去乳糖配方乳。严重呕吐的患儿，可暂禁食4～6h（不禁水），好转后继续喂食，需要由少到多、由稀到稠。少数严重病例，必要时全静脉营养。

考点 腹泻患儿的饮食护理

2. **补液护理**

（1）口服补液 口服补液与静脉补液同样有效，是预防和治疗轻度、中度脱水的首选方法。目前推荐选择低渗口服补液盐（ORS Ⅲ）。患儿自腹泻开始就应口服足够的液体以预防脱水，可予ORS Ⅲ或米汤加盐溶液[每500ml加细盐1.75g（约为1/2啤酒瓶盖）]。每次稀便后补充一定量的液体（＜6个月50ml，6个月至2岁100ml，2～10岁150ml，10岁以上儿童按需随意饮用），直至腹泻停止。

轻至中度脱水：口服补液用量（ml）＝体重（kg）×（50～75），4h内分次服完。4h后再次评估脱水情况。以下情况提示口服补液可能失败，需调整补液方案：①频繁、大量腹泻[＞10～20ml/（kg·h）]。②频繁、严重呕吐。③口服补液服用量不足，脱水未纠正。④严重腹胀。

（2）静脉补液 适用于重度脱水及不能耐受口服补液的中度脱水患儿，休克或意识改变、口服补液脱水无改善或程度加重、肠梗阻等患儿。静脉补液的成分、量和滴注持续时间须根据脱水程度和性质决定。补液原则为"先浓后淡、先盐后糖、先快后慢、见尿补钾"。严格掌握补液量及补液速度，检查好补液通路是否通畅，局部皮肤有无红肿、有无输液不良反应等。记录入院后第1次排尿时间、大便次数、性状及24h出入量，根据具体情况，调整液体入量及速度。补液过程中应密切观察患儿皮肤弹性、前囟、眼窝凹陷及尿量情况，若输液合理，3～4h排尿表明血容量恢复，24h皮肤弹性及眼窝凹陷恢复表明脱水已纠正。如果尿量多而脱水未纠正，可能是输入的含糖液体较多；如果输液后出现眼睑水肿，可能是电解质溶液比例较高。补液后注意观察患儿的精神、肌张力及腱反射等变化，预防低钾血症或低钙血症的发生。

3. **皮肤护理** 患儿便后用温水清洗臀部，用吸水性强、清洁、柔软的布吸干，涂护臀霜保护臀部，选用适宜的尿不湿，及时更换，预防红臀。皮肤发红的患儿清洁臀部后涂抹5%鞣酸软膏或40%氧化锌软膏并按摩，以促进吸收；局部皮肤有渗出或溃疡者，可采用暴露法，臀下仅垫尿布，不用包扎，让臀部皮肤接触空气和阳光。注意女婴患儿会阴部清洁，预防上行尿路感染的发生。

考点 腹泻患儿的臀部护理

4. **用药护理** 口服双歧杆菌三联活菌、双歧杆菌乳杆菌三联活菌、双歧杆菌活菌胶囊等时，应和抗生素分开服用，间隔至少 2h；使用消化道黏膜保护剂时，应空腹或在两餐间服用，不能和其他药物同时服用，以免影响效果。

5. **病情观察** 监测生命体征、观察记录大便的次数、颜色、性状、量；观察全身中毒症状如发热、神志及精神状态等；观察水、电解质及酸碱平衡紊乱症状。

考点 腹泻患儿补液的观察护理

6. **消毒隔离** 感染性腹泻的患儿需要进行消化道隔离，护理患儿前后要认真洗手。患儿的食具、玩具等要定期消毒，被大便污染的被褥要先消毒，防止交叉感染。

7. **心理护理** 做好患儿的安抚工作，减轻患儿的焦虑、恐惧。向患儿家长解释腹泻病预防和护理的重要性及注意事项，消除家长的顾虑。

六、健康教育

1. 向家长讲解儿童腹泻的病因、表现、预防和护理要点。在饮食、补液、用药、护理等方面应细心宣教。鼓励母乳喂养。

2. 指导家长注意预防红臀，观察患儿的病情变化，如患儿出现尿量明显减少、眼窝及前囟明显凹陷、皮肤弹性差等情况，及时就医。

3. 介绍预防患儿脱水的方法，指导家长做好不住院患儿的家庭护理，指导家长配制和使用 ORS 液、选择合适的喂养方法及注意事项。

4. 切忌随意给小儿服用抗菌药物，避免造成肠道菌群失调，从而引起肠炎迁延不愈。

5. 已有预防轮状病毒感染的口服疫苗，指导家长根据小儿的情况自行接种。

第4节 儿童体液平衡及液体疗法

案例 8-3

患儿，女，14个月。发热3天，轻微咳嗽，呕吐、腹泻稀水样便5天，每天大便10余次，呈蛋花汤样。今日突然出现手足抽搐，急来院就诊。查体：患儿表情淡漠，四肢厥冷、前囟、眼窝深陷，哭闹时无泪，脉搏细弱，皮肤干燥，血钠 155mmol/L，血钾 3.2mmol/L。

问题：1. 请判断患儿是何种性质的脱水？
  2. 如为患儿补液，需要哪种张力的溶液？
  3. 若为患儿补钾应注意哪些事项？

一、儿童体液平衡的特点

体液是人体的重要组成部分，主要包括细胞内液和细胞外液，其中细胞外液主要由血浆和组织间液组成。体液平衡是维持机体生命活动的重要条件，包括水、电解质、酸碱度及渗透压平衡，主要依赖于神经、内分泌系统及肝、肾等器官的调节。儿童体液占体重比例大且肝、肾等调节器官功能不完善，调节体液平衡的能力差，容易发生体液平衡紊乱。

（一）体液的总量和分布

体液的总量和分布与年龄有关，年龄越小体液总量占体重的百分比越大，小儿体液主要是组织间液占体重比例大，而血浆、细胞内液占体重的比例则与成人接近，见表8-2。

表8-2 不同年龄体液分布（占体重的％）

年龄	细胞内液（％）	细胞外液（％）		体液总量（％）
		组织间液	血浆	
新生儿	35	37	6	78
＜1岁	40	25	5	70
2～14岁	40	20	5	65
成人	40～45	10～15	5	55～60

（二）体液的电解质成分

新生儿出生后数天内血钾、氯、磷及乳酸偏高，而血钠、钙和碳酸氢盐偏低。儿童体液电解质成分则与成人相似，细胞内液以 K^+、Ca^{2+}、HPO_4^{2-} 等离子及蛋白质为主。细胞外液的电解质以 Na^+、Cl^-、HCO_3^- 等为主。Na^+ 是细胞外液的主要阳离子，对维持渗透压起主要作用。

（三）水的代谢

儿童生长发育快，新陈代谢旺盛，需水量较多，但儿童表面积相对较大，呼吸频率快，不显性失水也较多，对缺水的耐受力差。婴儿每天水的交换量约等于细胞外液的1/2，成人仅为1/7，婴儿水交换率比成人快3～4倍，所以更容易发生脱水。年龄越小，消化液的分泌与吸收越快，一旦出现消化功能障碍极易出现水和电解质失衡。儿童肾脏发育不成熟，调节能力差，容易发生水、电解质、酸碱平衡紊乱。因此，婴儿补液时应注意补液量及速度，并根据病情的变化、尿量及尿比重等调节输液方案。

二、水、电解质及酸碱平衡紊乱

（一）脱水

脱水是由于吐泻丢失大量体液或摄入不足导致体液总量减少，尤其是细胞外液量的减少。除了失水还有钠、钾等电解质的丢失。

1. 脱水程度　指患病后累积的体液损失量。常用丢失液体量占体重百分比来表示。临床上常根据病史及患儿前囟、眼窝、尿量、皮肤弹性、循环情况等临床表现来综合分析并做出判断。脱水按其程度分为三种类型：轻度、中度、重度，见表8-3。

表8-3 不同程度脱水表现及分度

比较项	轻度	中度	重度
脱水占体重百分比	≤5%（30～50ml/kg）	5%～10%（50～100ml/kg）	≥10%（100～120ml/kg）
精神状态	稍差	萎靡或烦躁	表情淡漠或昏迷
心率	正常	增快	增快或减弱

续表

比较项	轻度	中度	重度
血压	正常	正常或稍低	下降
脉搏	正常	增快	明显增快且弱
皮肤弹性	尚可	差	极差，捏起皮肤恢复≥2s
眼泪	少	明显减少	无
前囟、眼窝	稍凹陷	明显凹陷	深陷
口腔黏膜	湿润	干燥	明显干燥
尿量	正常或稍减少	明显减少	极少或无
末梢循环情况	尚温暖	稍凉	凉或发绀

考点 腹泻脱水程度的判断

2. 脱水性质 指体液渗透压的改变，反映了水和电解质相对丢失的量。由于钠是决定细胞外液渗透压的主要成分，故临床上依据血钠的浓度将脱水分为三种类型，即等渗性、低渗性、高渗性脱水。临床上最常见的是等渗性脱水，其次为低渗性脱水，高渗性脱水少（表8-4）。

表8-4 不同性质的脱水表现

比较项	低渗性脱水	等渗性脱水	高渗性脱水
主要原因	营养不良、慢性腹泻、补非电解质溶液过多	腹泻、呕吐	慢性腹泻、高热、出汗、补含钠液过多
血钠（mmol/L）	<130	130～150	>150
口渴	不明显	明显	非常明显
神志	嗜睡或昏迷	精神萎靡	烦躁、惊厥
血压	下降明显	下降	正常或稍低
皮肤弹性	极差	稍差	尚可
水、电解质丢失比例	电解质丢失大于水	大致相同	水丢失大于电解质

考点 腹泻脱水性质的判断

（1）低渗性脱水 是指血钠<130mmol/L，电解质的丢失多于水分的丢失。患儿脱水后体液呈低渗状态，水分就会由细胞外转移到细胞内，低渗性脱水细胞外液减少的程度较其他两种脱水明显，所以更容易发生低血容量性休克，临床表现也较重。严重的低钠血症可导致脑细胞水肿，出现嗜睡等神经系统症状。

（2）等渗性脱水 是指血钠在130～150mmol/L，水和电解质等比例丢失，丢失的体液主要是细胞外液，所以患儿脱水后体液仍处于等渗状态。临床表现为一般脱水症状。主要见于急性呕吐、腹泻所致的脱水。

（3）高渗性脱水 是指血钠>150mmol/L，水分的丢失多于电解质的丢失。患儿脱水后细胞外液呈高渗状态，水分就会由细胞内转移到细胞外，因细胞外液得到了补充，所以临床脱水体征不是很明显，循环衰竭表现也较其他两种脱水轻。由于细胞内水分外移而缺水，患儿常有烦渴、高热、烦躁不安及肌张力增高等表现，严重者甚至发生惊厥。

（二）低钾血症

人体内钾主要存在于细胞内，血钾的正常浓度是 3.5～5.5mmol/L。当血钾低于 3.5mmol/L 时为低钾血症。

1. 病因　①钾丢失过多：如腹泻、呕吐、长期胃肠引流；长期应用脱水剂、利尿剂、肾上腺皮质激素等。②钾摄入不足：如长期禁食或进食量不足，液体疗法时补钾不足等。③钾在体内外分布异常：如碱中毒、胰岛素治疗等导致钾向细胞内转移。其他见于家族性周期性麻痹等。

2. 主要表现　①神经肌肉兴奋性降低：表现为精神萎靡、反应低下；肌肉软弱无力，重症时出现呼吸肌麻痹或麻痹性肠梗阻；腱反射减弱或消失，腹胀、肠鸣音减弱或消失。②心脏损害：心率增快、心音低钝、心律失常、猝死等；心电图表现为 ST 段下降、T 波低平、双相或倒置，Q-T 间期延长，出现 U 波、室上性或室性心动过速、室颤等；严重时出现心搏骤停。③肾脏损害：肾脏的浓缩功能下降，出现口渴、多尿等；肾小管分泌 H^+ 和重吸收 HCO_3^- 增加，氯的重吸收降低。长期低钾可出现多尿和反常性酸性尿等。

考点　低钾血症的主要表现

（三）低钙血症和低镁血症

患儿进食少、吸收不良及腹泻，均可使体内钙、镁减少。当患儿出现脱水和酸中毒时，由于血液浓缩，可不出现低钙血症表现。当脱水和酸中毒纠正后，血液稀释，血钙降低，可出现惊厥、手足搐搦等表现。应用钙剂治疗效果不佳时，应考虑低镁血症的可能。

（四）代谢性酸中毒

儿童正常血 pH 为 7.35～7.45，若超出此正常范围即出现酸碱平衡紊乱。其中在临床上代谢性酸中毒最多见。主要是代谢紊乱使细胞外液中 HCO_3^- 浓度降低或 H^+ 浓度增高所致，血 pH＜7.35。

1. 病因　①呕吐、腹泻导致大量碱性物质丢失。②热量摄入不足使体内脂肪分解增加，产生大量酮体。③血容量减少，血液浓缩，血流缓慢，使组织灌注不良，缺氧致乳酸堆积；④肾血流量不足，尿量就会减少，导致酸性代谢产物在体内堆积等。⑤氯化镁、氯化钙等酸性物质摄入过多等。

2. 临床特点　正常血液 HCO_3^- 的浓度为 18～27mmol/L，临床上根据血液 HCO_3^- 的测定结果，来判断代谢性酸中毒的类型。酸中毒分为 3 型，见表 8-5。新生儿及小婴儿无典型的呼吸变化，仅表现为非特异性的精神萎靡、拒食及面色苍白等。

表 8-5　三种程度代谢性酸中毒的临床特点

比较项	轻度	中度	重度
HCO_3^-	13～18mmol/L	9～13mmol/L	＜9mmol/L
临床特点	症状和体征不明显	精神萎靡或烦躁，呼吸深长，口唇呈樱桃红色等	恶心、呕吐，心率增快、节律不齐、呼吸深快、有烂苹果味，口唇发绀、昏睡或昏迷等

考点　中度酸中毒的临床特点

三、常用溶液及其配制

（一）非电解质溶液

临床上常用的非电解质溶液有 5% 和 10% 的葡萄糖溶液，5% 葡萄糖溶液为等渗溶液，10% 葡萄糖溶液为高渗溶液，主要供给水分和热量，没有维持血浆渗透压作用，因此被视为无张力溶液。

（二）电解质溶液

电解质溶液主要用于补充体液，纠正电解质、酸碱平衡紊乱。

1. 生理盐水（即 0.9% 氯化钠溶液） 为等张液，其含 Na^+ 和含 Cl^- 的量各为 154mmol/L，Na^+ 接近血浆中的浓度（142mmol/L），Cl^- 高于血浆中的浓度（103mmol/L），输入过多可使血氯过高，加重酸中毒的危险。

2. 复方氯化钠 如林格溶液，主要由氯化钠、氯化钾、氯化钙组成，为等张液。

3. 碱性溶液 纠正酸中毒。

（1）碳酸氢钠溶液 是代谢性酸中毒的首选治疗药物。1.4% 碳酸氢钠溶液为等张液，5% 碳酸氢钠溶液为高张液，用 5% 或 10% 葡萄糖溶液稀释 3.5 倍即为等张液，在紧急抢救酸中毒的患儿时可直接静脉推注（一般不建议静脉推注）。

（2）乳酸钠 1.87% 乳酸钠溶液为等张液，11.2% 乳酸钠为高渗液，加入 5% 或 10% 葡萄糖溶液稀释 6 倍后配成等张液。乳酸钠需要在有氧的条件下，经肝脏代谢产生 HCO_3^- 而起缓冲作用，但显效缓慢，所以在缺氧、休克、肝功能不全、新生儿期和乳酸潴留性酸中毒时不宜使用。

4. 氯化钾溶液 临床上常用 10% 氯化钾溶液纠正低钾血症。但不能直接使用，静脉滴注时须稀释成 0.15%～0.3% 溶液，注意观察尿量，含钾溶液禁忌静脉推注，否则可发生心肌抑制而死亡。

5. 葡萄糖酸钙溶液和硫酸镁溶液 临床上常用 10% 葡萄糖酸钙溶液加入葡萄糖稀释后静脉滴注，纠正低钙血症；用 25% 硫酸镁溶液加入 5% 葡萄糖溶液中缓慢静脉滴注，纠正低镁血症。

（三）混合溶液

为满足临床不同情况补液的需要，将几种溶液按一定比例配制成不同张力的混合液，减少和避免了单一溶液的不足。常用混合溶液有口服补液盐（ORS 液）和静脉补液混合溶液。

1. 口服补液盐 目前推荐选择低渗口服补液盐（ORS Ⅲ），配方见表 8-6。ORS 液主要用于补充继续损失量和累积损失量。见本章第 3 节护理措施中补液护理。

表 8-6 ORS Ⅲ 配方

成分	含量（g/袋）	成分	含量（g/袋）
重量	5.125	氯化钾	0.375
氯化钠	0.650	无水葡萄糖	3.375
枸橼酸钠	0.725	配制方法	每袋加温水 250ml

考点 ORS 溶液的张力

2. 静脉补液混合溶液　常用混合溶液的组成，见表 8-7。

表 8-7　几种常用混合溶液的组成

混合溶液	0.9% 氯化钠溶液	5%～10% 葡萄糖溶液	1.4% 碳酸氢钠溶液（1.87% 乳酸钠）	张力	应用
1∶1	1份	1份	—	1/2	轻、中度等渗性脱水
1∶2	1份	2份	—	1/3	高渗性脱水
1∶4	1份	4份	—	1/5	生理需要
2∶1	2份	—	1份	1	低渗性或重度脱水
2∶3∶1	2份	3份	1份	1/2	轻、中度等渗性脱水
4∶3∶2	4份	3份	2份	2/3	中度低渗性脱水

考点　常用混合溶液的张力及组成

四、液 体 疗 法

液体疗法的目的是纠正水、电解质及酸碱平衡紊乱，恢复机体的正常生理功能。基本原则为三定：定性、定量、定速；三见：见尿补钾、见酸补碱、见惊补钙或镁；三先：先盐后糖、先快后慢、先浓后淡。

（一）液体疗法的实施

1. 补液三定

（1）定性（定输液种类）　根据患儿脱水的性质选择不同张力的溶液。一般情况为：等渗性脱水补 1/2 张含钠液，低渗性脱水补 2/3 张含钠液，高渗性脱水补 1/5～1/3 张含钠液。如临床判断脱水性质有困难时，可先按等渗性脱水处理，同时应检测血钠、钾、氯的含量来确定脱水性质。继续损失量用 1/3～1/2 张含钠液，补充生理需要量用 1/5～1/4 张含钠液。

考点　根据脱水性质选择合适的溶液

（2）定量（定输液量）　总量包括累积损失量、继续损失量及生理需要量三个方面。

1）累积损失量：是指发病到补液时所损失的水和电解质的量。一般轻度脱水为 30～50ml/kg，中度脱水为 50～100ml/kg，重度脱水为 100～120ml/kg。实际先按上述量的 2/3 给予。

2）继续损失量：指补液进行后，因腹泻、呕吐、胃肠引流等继续损失的液体量，应按脱水性质、实际损失量予以补充。一般患儿每天丢失 20～40ml/kg。

3）生理需要量：指维持基础代谢所需要的量，儿童生理需要量每天按照第一个 10kg 体重 100ml/kg，第二个 10kg 体重 50ml/kg，其后按 20ml/kg 补给。实际用量应除去口服的部分。

以上三部分合计，第 1 天补液总量为：轻度脱水 90～120ml/kg，中度脱水 120～150ml/kg，重度脱水 150～180ml/kg。应根据治疗效果，随时进行调整。第 2 天以后，补液只需补继续损失量和生理需要量，病情好转后可改为口服，如呕吐、腹泻频繁，可继续静脉补液，继续损失量根据吐泻量而定，原则上丢多少补多少，用 1/3～1/2 张含钠液补充，用 1/5 张含钠液来补充生理需要量，所需液体在 12～24h 内均匀输入。

（3）定速（定输液速度） 主要根据脱水的程度来定，原则上先快后慢。重度脱水伴有周围循环衰竭者应快速扩容，选用2∶1等张含钠液20ml/kg，总量<300ml，于30～60min内静脉注射或快速输入，以迅速扩充血容量。累积损失量应于8～12h补足，每小时8～10ml/kg。继续损失量和生理需要量在12～16h内输入，每小时约5ml/kg。在补液过程中密切观察患儿病情变化并随时调节输液速度。

考点 重度脱水伴循环衰竭患儿的补液

2. 补液三见

（1）见尿补钾 临床常用10%氯化钾。补钾前应询问排尿情况（是否有尿或补液前6h内有无排尿），见尿补钾，分次口服；严重者须静脉滴注，补钾的浓度不超过0.3%，每天静脉补钾的时间不应少于8h，每天补钾的总量为200～300mg/kg，补钾需要持续4～6h或更长，禁忌静脉注射。

考点 临床补钾的注意事项

（2）见酸补碱 轻、中度代谢性酸中毒经补液治疗即可纠正，无须额外补充碱性药物。重度酸中毒需要给予碱性溶液纠酸。注意碱性溶液一般稀释成等张含钠液后分次给予，首次可给予计算量的1/2。注意保持气道通畅以保证CO_2的排出。

（3）见惊补钙或镁 若补液过程中出现惊厥、手足搐搦，可用10%葡萄糖酸钙5～10ml加等量葡萄糖溶液稀释后静脉滴注，每次1～2ml/kg。若补钙后手足搐搦仍不见好转，应考虑低镁血症。可给25%硫酸镁深部肌内注射，每次0.1ml/kg，每天2～3次，直至症状消失。

3. 三种特殊情况的补液注意事项

（1）新生儿的补液 新生儿对水、电解质和酸碱平衡的调节功能差，易出现水肿和酸中毒，补液时需慎重。因新生儿出生几天内血钾偏高，如无明显损失，短期补液可不给钾。如有明显缺钾时，应注意肾功能及尿量情况，每天给钾总量为2～3mmol/kg，浓度不超过0.15%，滴入速度宜慢，新生儿补液速度，除急需扩充血容量者外，一般每小时不应超过10ml/kg，不宜在短时间内把全天的液量一次性输入。新生儿肝脏功能还未发育完善，在纠正酸中毒时宜用碳酸氢钠。

（2）肺炎患儿的补液 轻症患儿尽量供给足够的热量、水和电解质，能进食者可以不补液。患儿在急性期，特别是病程2天内，细胞外液常偏多，易有钠潴留，一般无水和电解质紊乱，暂时不予以补液，以免加重心脏负担诱发心力衰竭和肺水肿。对不能进食或进食不足的患儿可静脉补液。肺炎伴轻度酸中毒者，不需要补充碱性药物。重症患儿需适当补液，输液总量按患儿每天的基础代谢和最低液体需要量来计算，以60～100ml/（kg·d）的液体量为适宜，较小的婴儿用量可稍偏大，较大的儿童用量可稍偏小。最好静脉滴注量为总液体量的1/2，即40～50ml/kg为宜，其余的液体量口服补充。如患儿不能口服，余量可再经静脉输入，但速度需减慢。

（3）营养不良腹泻患儿的补液 因营养不良患儿体液处于偏低渗状态，故呕吐、腹泻时多为低渗性脱水。婴幼儿皮下脂肪少，在估计脱水程度时容易估计偏高，故补液按体重计算后，宜减少总量的1/3，选用2/3张含钠液来补充。注意在补液过程中易发生低钾、低钙、低镁，需及时补充。在补充热量，预防低血糖时，可选用10%～15%葡萄糖配制液体。由于婴幼儿心功能发育不完善，补液速度需稍慢。

（二）液体疗法的护理

1. 补液前的准备工作　以高度责任心做好补液前的准备工作，首先全面了解患儿的病史、病情、补液目的及其临床意义；其次做好家长工作，取得配合；最后对于患儿也要做好解释与鼓励，以消除其恐惧心理，对于不合作的患儿需要适当约束或给予镇静剂。

2. 维持输液的护理

（1）按医嘱要求进行补液，全面安排24h的液体总量，遵循"补液原则"分批输入。

（2）严格掌握输液速度，明确每小时应输入的量，计算出每分钟输液滴数，且随时观察，防止输液速度过快或过慢达不到治疗效果，为了更准确地控制输液速度，最好使用输液泵进行调节。

（3）密切观察病情变化

1）观察生命体征：密切监测体温、脉搏、呼吸、血压、神志等，如患儿出现烦躁不安，脉率、呼吸增快等，需警惕是否因输液量过多、输液速度过快导致了心力衰竭和肺水肿的发生。

2）观察脱水改善情况：注意观察患儿的神志、皮肤黏膜、眼窝及前囟凹陷情况，有无口渴及呕吐，以及腹泻的次数和量，根据患儿情况调整补液速度和量。比较补液治疗前后的变化，如补液合理，患儿会于补液3～4h内排尿，表明血容量已恢复；若补液后24h患儿皮肤弹性及眼窝凹陷恢复、口舌湿润等，则说明脱水已纠正；若补液后患儿尿量多而脱水未纠正，则说明输入含糖液体过多；若补液后眼睑水肿，则说明输入钠盐过多。

3）观察酸中毒表现：观察患儿是否出现精神萎靡、口唇樱红、呼吸深长、呼气呈烂苹果味等酸中毒表现。注意观察酸中毒纠正后，患儿是否有惊厥、手足搐搦等低血钙的表现。

4）观察低血钾表现：观察患儿的面色，有无肌张力下降、心音低钝、心律失常、腹胀及腱反射减弱等低血钾表现。补钾时应遵循补钾的原则，严格掌握补钾的速度、浓度和量。

3. 准确记录24h液体出入量　液体入量包括口服液体量、静脉输液量和食物含水量；液体出量包括呕吐、引流液、尿液、粪便的失水量和不显性失水量。在补液过程中，婴幼儿大小便失水量不易收集，可用"称尿布法"来计算液体的排出量。

中国好医生路生梅——一生坚守，为基层患者服务

1968年，24岁的路生梅向母校郑重承诺："服从祖国分配，到最艰苦的地方去。"从青春洋溢到耄耋老人，她一干就是54年，兑现着她入党时写下的"为党健康工作50年，为佳县人民服务50年"庄严承诺。行医五十载，路生梅造福了一代又一代的佳县儿童。一次，一对老夫妻敲响了她的门。他们刚刚出生2h的孙子呼吸困难，正在医院抢救，恳求路生梅去会诊。路生梅二话没说跟着他们跑到了离家不远的住院部，和值班的医护人员忙碌了一夜，天亮时，孩子终于呼吸平稳，面色也由青紫变得红润。"这个地方不大，你架子再大、表现再高傲，人家不会买你的账。"路生梅说，但是你治好一个病人，解决他的问题，便会一传十、十传百，群众才会认可你、信任你。

自测题

A₁/A₂型题

1. 小儿生理性流涎发生于（　　）
   A. 出生时　　　　　B. 满月时
   C. 1～2个月　　　　D. 3～4个月
   E. 5～6个月

2. 婴儿发生溢乳的原因是（　　）
   A. 幽门痉挛
   B. 贲门括约肌松弛
   C. 幽门肥大性狭窄
   D. 胃酸分泌少
   E. 消化能力差

3. 关于小儿消化道的解剖生理特点正确的是（　　）
   A. 婴儿食管黏膜纤弱，腺体丰富
   B. 新生儿胃容量60～80ml
   C. 由于年龄，每日喂食的次数应较年长儿少
   D. 小儿唾液中淀粉酶含量低，故3个月以下的患儿不宜喂淀粉类食物
   E. 新生儿胃呈垂直位

4. 鹅口疮的致病菌是（　　）
   A. 单纯疱疹病毒Ⅰ型　　B. 链球菌
   C. 白念珠菌　　　　　　D. 肺炎链球菌
   E. 金黄色葡萄球菌

5. 疱疹性口炎患儿特征性表现是（　　）
   A. 口腔黏膜表面有灰白色假膜
   B. 口腔黏膜表面有白色乳凝块样物
   C. 口腔黏膜溃疡不痛，患儿不流涎
   D. 口腔黏膜大小不等的糜烂面和浅溃疡
   E. 舌、唇、颊黏膜散在或成簇的小疱疹

6. 下列哪种口炎具有传染性，需要隔离（　　）
   A. 溃疡性口炎　　　　B. 疱疹性口炎
   C. 口角炎　　　　　　D. 鹅口疮
   E. 细菌性口炎

7. 患儿，男，7个月，因腹泻3天入院。入院查体：皮肤弹性差，呼吸深快，口唇樱桃红色。该患儿可能出现了（　　）
   A. 轻度脱水，碱中毒
   B. 中度脱水，酸中毒
   C. 中度脱水，碱中毒
   D. 重度脱水，酸中毒
   E. 重度脱水，低钾血症

A₃/A₄型题

（8～10题共用题干）

患儿，女，出生50天，母乳喂养，间断发热、咳嗽6天，偶有腹泻，遵医嘱口服抗生素7天后，发现患儿口腔黏膜出现白色乳凝块样物，不易擦去，强行拭去见充血性创面，无流涎。

8. 该患儿可能的诊断是（　　）
   A. 疱疹性口炎　　　B. 鹅口疮
   C. 溃疡性口炎　　　D. 卡他性口腔炎
   E. 以上都是

9. 该种类型口炎致病菌是（　　）
   A. 链球菌　　　　　B. 金黄色葡萄球菌
   C. 白念珠菌　　　　D. 大肠埃希菌
   E. 单纯疱疹病毒Ⅰ型

10. 为患儿选择漱口液的种类是（　　）
    A. 3%过氧化氢　　　B. 0.1%依沙吖啶
    C. 生理盐水　　　　D. 甲硝唑漱口液
    E. 2%碳酸氢钠

（姜明明）

第9章 呼吸系统疾病患儿的护理

呼吸系统疾病是儿童的常见病,包括呼吸道感染性疾病、呼吸道变态反应性疾病、呼吸道异物等,其中以上呼吸道感染、支气管炎、支气管肺炎最常见。一般年龄越小,病情越重,并发症越多,死亡率越高。

第1节 儿童呼吸系统解剖生理特点

一、解剖特点

呼吸系统以环状软骨为界,分为上、下呼吸道(图9-1)。上呼吸道包括鼻、鼻窦、咽、咽鼓管、会厌及喉;下呼吸道包括气管、支气管和肺。儿童呼吸系统的解剖特点及临床意义,见表9-1。

考点 上、下呼吸道分界

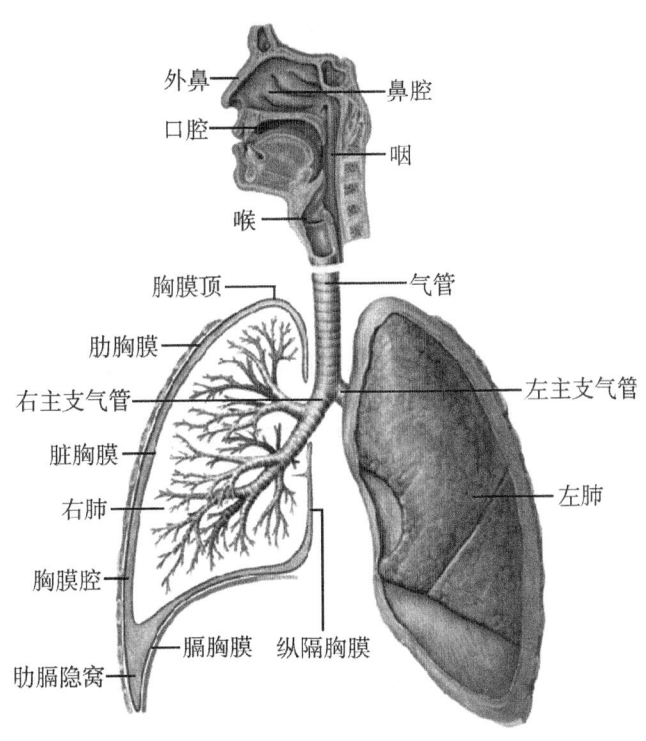

图9-1 呼吸系统

表9-1 儿童呼吸系统解剖特点及临床意义

部位		解剖特点	临床意义
上呼吸道	鼻	鼻腔相对较短、鼻道狭窄、缺少鼻毛,鼻黏膜柔嫩、血管丰富	易发生感染,造成鼻塞、呼吸困难或张口呼吸,影响吸吮

续表

	部位	解剖特点	临床意义
上呼吸道	鼻窦	鼻窦黏膜与鼻腔黏膜相连续，鼻窦口相对大	急性鼻炎易导致鼻窦炎
	鼻泪管	婴幼儿鼻泪管短，开口接近内眦，且瓣膜发育不良	上呼吸道感染易致结膜炎
	咽鼓管（耳咽管）	婴儿咽鼓管宽、短、直，呈水平位	鼻咽炎时易侵及中耳导致中耳炎
	咽部	狭窄且垂直。咽扁桃体于生后6个月已发育；腭扁桃体于1岁末才逐渐增大，4～10岁发育达高峰，14～15岁逐渐退化	扁桃体炎常见于年长儿，婴儿少见
	喉	较长、狭窄，呈漏斗状，声门狭小，软骨柔软，声带及黏膜柔嫩，富含血管及淋巴组织	轻微炎症时即引起声音嘶哑和吸气性呼吸困难
下呼吸道	气管和支气管	婴幼儿气管和支气管相对狭窄；软骨柔软，缺乏弹力组织，支撑作用差；黏膜柔嫩，血管丰富，气道干燥，纤毛运动差，清除能力弱。左主支气管细长；右主支气管粗、短、直，为气管的延伸	易发生呼吸道感染，导致呼吸道阻塞。吸入异物易进入右支气管
	肺	肺泡数量少、气体交换面积小；弹力纤维发育差，但肺间质发育好，血管丰富，故肺含血量多而含气量少	易发生肺部感染，引起间质性炎症、肺气肿、肺不张等
	胸廓和纵隔	婴幼儿胸廓上下径较短、前后径较长，呈桶状；肋骨水平、膈肌位置较高；胸腔小而肺脏相对较大；呼吸肌发育差。胸廓运动幅度小，肺不能充分扩张、通气及换气。纵隔体积相对较大，周围组织松软、富有弹性	呼吸时肺的扩张受限，易引起呼吸困难，导致缺氧及CO_2潴留；胸腔积液或气胸时易致纵隔移位

考点 咽鼓管、左右支气管解剖特点

二、生理特点

（一）呼吸频率与节律

儿童呼吸频率较成人快，且年龄越小，呼吸频率越快。新生儿尤其是早产儿，易出现呼吸节律不齐、间歇甚至暂停等现象。不同年龄儿童呼吸频率，见表9-2。

表9-2 不同年龄儿童呼吸频率

年龄	新生儿	1个月至1岁	2～3岁	4～7岁	8～14岁
呼吸频率（次/分）	40～44	30	24	22	20

（二）呼吸类型

儿童膈肌较发达且肋骨呈水平位，肋间隙较小，故婴幼儿为腹式呼吸。随年龄增长及站立，膈肌及腹腔脏器下降，肋骨由水平位变为斜位，呼吸类型转为胸式呼吸。7岁以后接近成人。

（三）呼吸功能的特点

儿童潮气量、肺活量、每分通气量及气体弥散量均较成人小。婴幼儿发生呼吸障碍时易导致呼吸衰竭。

三、免疫特点

儿童呼吸道免疫功能较差。咳嗽反射及纤毛运动功能差,不能有效清除吸入的异物。婴幼儿体内 SIgA、IgG 含量低,乳铁蛋白、干扰素、溶菌酶、补体等数量及活性不足,且肺泡巨噬细胞功能不足,易发生呼吸道感染。

考点 婴幼儿呼吸系统免疫特点

第 2 节 急性上呼吸道感染患儿的护理

案例 9-1

患儿,男,1 岁。因"发热、咳嗽 1 天,惊厥 1 次"急诊入院。查体:体温 39.5℃,神志清,咽部充血,前囟平软,神经系统检查无异常,无呕吐及腹泻等症状。

问题:1. 目前患儿的主要护理诊断/问题有哪些?
2. 应采取哪些护理措施?

急性上呼吸道感染(简称上感)是由各种病毒和(或)细菌引起的主要导致鼻、咽或喉部急性炎症的总称,包括普通感冒、疱疹性咽峡炎、咽结膜热、细菌性扁桃体炎等。

一、概 述

上感是儿童最常见的急性呼吸道感染性疾病,一年四季均可发病,尤以冬春季及气候骤变时多发。病原体以病毒多见,占 70%～80%,如流感病毒、副流感病毒、呼吸道合胞病毒等。细菌占 20%～30%,以溶血性链球菌最多见,其次为流感嗜血杆菌、肺炎球菌等。

考点 急性上呼吸道感染最常见的病原体

二、护理评估

(一)健康史
询问患儿近期是否有受凉、气候变化、不良环境因素等影响。

(二)身心状况

1. 一般类型上呼吸道感染

(1)症状

1)婴幼儿:起病急、全身症状重,局部症状轻,常伴消化道症状。多有发热,体温可达 39～40℃,甚至引起高热惊厥。患儿烦躁不安、全身不适、乏力,新生儿及小婴儿可因鼻塞出现张口呼吸或拒乳。

2)年长儿:以呼吸道局部症状为主,如鼻塞、流涕、喷嚏、咽部不适或咽痛、声音嘶哑、干咳等,可有轻微发热、头痛、全身不适、乏力,3～4 天多可自然痊愈。

3)消化道症状:食欲减退、呕吐、腹泻、腹痛等。

(2)体征 咽部充血,扁桃体肿大,可见下颌和颈部淋巴结肿大、触痛。

2. 两种特殊类型上呼吸道感染

（1）急性疱疹性咽峡炎　主要病原体为柯萨奇病毒，春、夏季流行。起病急骤，表现为持续高热、咽痛、流涎、拒食、呕吐等。查体可见咽部充血，咽腭弓、软腭、腭垂的黏膜上有多个直径2～4mm大小的灰白色疱疹，周围有红晕，1～2天后疱疹破溃形成小溃疡（图9-2）。溃疡疼痛可引起患儿哭闹，影响进食。病程1周左右。

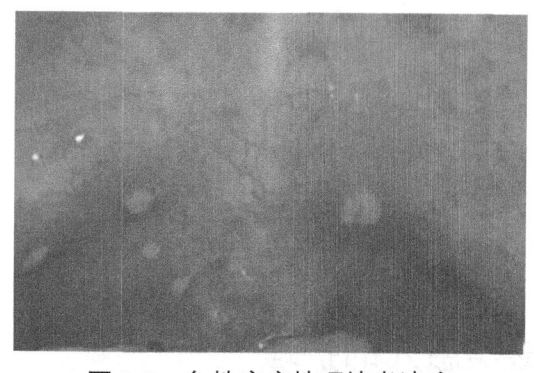

图9-2　急性疱疹性咽峡炎溃疡

（2）咽结膜热　病原体为腺病毒，好发于夏季。以发热、咽炎、结膜炎为特征。临床表现为高热、咽痛、眼部刺痛。查体可见咽部充血，有白色点块状分泌物，周围无红晕；一侧或双侧滤泡性结膜炎；颈部及乳突淋巴结肿大。病程4～6天。

考点　两种特殊类型上感的病原体

3. 并发症　以婴幼儿多见，可引起中耳炎、鼻窦炎、喉炎、支气管炎、肺炎等。年长儿上感若由A组β溶血性链球菌引起，可致急性肾小球肾炎、风湿热。

（三）辅助检查

病毒感染者白细胞计数正常或偏低，淋巴细胞计数相对增高。细菌感染者白细胞总数和中性粒细胞计数增高。

三、治疗要点

病毒性上感以对症处理、休息、多饮水、居室通风、防治继发细菌感染为主，无须积极抗病毒治疗和使用抗菌药物。细菌感染者酌情使用青霉素、第一代头孢菌素、大环内酯类或喹诺酮类。高热患儿给予对乙酰氨基酚或布洛芬，也可冷敷或温水浴进行物理降温；热性惊厥者给予镇静、止惊处理。

四、主要护理诊断/问题

1. 体温过高　与上呼吸道感染有关。
2. 潜在并发症：热性惊厥。
3. 舒适度改变：鼻塞、咽痛　与上呼吸道炎症有关。

五、护理措施

1. 一般护理　注意休息，减少活动。维持室温18～22℃，湿度50%～60%，每日通风至少2次。保证充足的营养和水分，给予清淡、易消化、富含维生素、高营养的饮食，少量多餐。

2. 维持体温正常　衣被不宜过厚，出汗后及时更换衣物。发热时，给予物理降温，体温超过38.5℃者遵医嘱应用退热剂。

3. 预防热性惊厥　既往有惊厥史者积极降温，加强巡视，监测体温。保持室内安静，拉好床挡以防患儿坠床，备好急救物品及药品。若出现患儿兴奋、烦躁、惊跳等惊厥先兆，及时报告医生并配合处理。

4. 促进舒适　保持口腔清洁，婴幼儿饭后喂少量温开水清洗口腔，年长儿饭后漱口。及时清除鼻腔及咽喉分泌物，保持口鼻周围清洁。若因鼻塞影响吸吮及睡眠，可于哺乳前或睡前 15min 使用 0.5% 麻黄碱滴鼻。咽痛者可含服润喉片。

六、健康教育

1. **指导家长做好家庭护理**　居室整洁宽敞，空气清新，温湿度适宜。嘱患儿多休息、多饮水，提倡母乳喂养，及时添加换乳期食物，营养均衡，保证充足的蛋白质及维生素。做好口鼻护理，减轻患儿不适。

2. **指导疾病预防**　督促儿童多进行户外运动，增强体质，合理作息。气候骤变时，及时为儿童增减衣物，做好保暖、避免受凉。上感高发季节避免带儿童去人多拥挤、封闭的公共场所。

第 3 节　急性感染性喉炎患儿的护理

案例 9-2

患儿，男，2 岁，1 天前出现发热，体温 38.6℃，犬吠样咳嗽、伴声音嘶哑，安静时有吸气性喉鸣及吸气性呼吸困难，听诊双肺可闻及喉管状呼吸音，心率 140 次 / 分，呼吸 32 次 / 分。

问题：1. 该患儿的初步诊断是什么？
2. 该患儿的喉梗阻程度为几度？

急性感染性喉炎是指喉部黏膜发生的急性弥漫性炎症。临床特征为犬吠样咳嗽、声音嘶哑、喉鸣和吸气性呼吸困难。多发生于冬、春季，常见于婴幼儿。

一、概　述

急性感染性喉炎由病毒或细菌感染引起，常继发于上感，亦可并发于麻疹、流感等急性传染病。常见的病毒为副流感病毒、流感病毒、腺病毒、呼吸道合胞病毒；常见的细菌为金黄色葡萄球菌、肺炎链球菌。由于婴幼儿喉腔狭小、喉软骨柔软、声带及黏膜富有血管及淋巴组织，炎症时易充血、水肿而出现不同程度的喉梗阻。

二、护理评估

（一）健康史

询问有无上呼吸道感染史，既往有无过敏史、免疫系统疾病或抵抗力下降等。

（二）身心状况

1. **症状和体征**　急性感染性喉炎起病急、症状重。患儿可有发热、犬吠样咳嗽、声嘶、吸气性喉鸣和三凹征。一般白天症状轻，夜间入睡后加重。体检可见咽部充血，间接喉镜检查可见喉黏膜、声带有不同程度的充血、水肿。喉梗阻若不及时抢救,可因吸气困难而窒息死亡。根据吸气性呼吸困难的程度,将喉梗阻分为4度,见表9-3。

表9-3 喉梗阻分度

分度	表现	体征
Ⅰ度	活动后出现吸气性喉鸣和呼吸困难	肺部呼吸音及心率无改变
Ⅱ度	安静时有喉鸣和吸气性呼吸困难	肺部可闻及喉传导音或管状呼吸音,心率快
Ⅲ度	除以上喉梗阻症状,因缺氧出现烦躁不安、口唇及指(趾)发绀、双眼圆睁、惊恐万状、头面部出汗	肺部呼吸音明显降低,心率快,心音低钝
Ⅳ度	渐显衰竭、昏睡,因无力呼吸,三凹征可不明显,面色苍白发灰	肺部呼吸音几乎消失,仅有气管传导音,心律失常,心音低钝、微弱

考点 喉梗阻分度

2. 心理 - 社会状况 评估患儿及家长是否因担心呼吸困难危及生命而紧张、恐惧;评估家长是否因对病情认识不足、贻误治疗时机而愧疚、悔恨。

三、治疗要点

1. 一般治疗 保持呼吸道通畅,缺氧者给予吸氧。

2. 糖皮质激素 药物治疗首选糖皮质激素,可及时减轻喉头水肿,缓解喉梗阻。如口服泼尼松,Ⅱ度以上喉梗阻可静脉滴注地塞米松、氢化可的松等,雾化吸入布地奈德混悬液。

3. 控制感染 细菌感染时给予青霉素、大环内酯类、头孢菌素类等。

4. 对症治疗 烦躁不安者给予镇静剂(不宜使用氯丙嗪、吗啡,可抑制呼吸);痰多者使用祛痰药。

5. 行气管插管或气管切开 经上述处理仍有严重缺氧或Ⅲ度以上喉梗阻者,及时气管插管,呼吸机辅助通气治疗,必要时行气管切开术。

考点 急性喉炎的治疗

四、主要护理诊断/问题

1. 低效性呼吸型态 与喉头水肿有关。
2. 有窒息的危险 与喉梗阻有关。
3. 体温过高 与喉黏膜感染有关。

五、护理措施

1. 一般护理 室内空气清新,温湿度适宜;患儿取舒适体位,减少活动,注意休息;环境安静,护理操作集中,避免刺激。患儿进食时易因呛咳加重病情,需耐心喂养,注意喂哺时抱起患儿,宜进清淡的流食、半流食,必要时行静脉补液。

2. 保持呼吸道通畅 及时清除气道分泌物。遵医嘱给予糖皮质激素雾化吸入,缓解喉头水肿；烦躁不安者遵医嘱给予镇静剂。缺氧者予以吸氧，痰液黏稠不易咳出者行雾化吸入，必要时吸痰。注意观察面色、唇色、意识状态、呼吸频率及节律，备好抢救用物，严重缺氧或Ⅲ度以上喉梗阻者，及时配合气管插管或气管切开术。

3. 维持体温正常　衣被不宜过厚，出汗后及时更换衣物。发热时，给予物理降温，体温超过38.5℃者遵医嘱应用退热剂。

六、健康教育

护士应及时解释病情进展和治疗方案，安抚家长、给予情感支持，缓解其恐惧情绪。指导家长正确护理患儿。

第4节　急性支气管炎患儿的护理

案例9-3

患儿，女，5岁。因"咳嗽，咳黏液痰2天"入院。查体：双肺呼吸音粗，胸片示双肺纹理增粗。门诊以"急性支气管炎"收入院。

问题：1. 该患儿的主要护理问题是什么？
　　　2. 首先应采取的护理措施是什么？

急性支气管炎是由各种病原体感染、理化刺激或过敏引起的支气管黏膜急性炎症，因气管常同时受累，又称为急性气管-支气管炎，常继发于上呼吸道感染。

一、概　述

急性支气管炎多由流感病毒、呼吸道合胞病毒和副流感病毒等引起，常发生于受凉、淋雨、过度疲劳时，可在病毒感染基础上继发细菌感染。

二、护理评估

（一）健康史

询问有无上呼吸道感染史，既往有无支气管炎反复发作史，有无湿疹或其他过敏史等。

（二）身心状况

1. 症状和体征　患儿大多先有上感症状，而后以咳嗽为主要症状，初为干咳，以后有痰。婴幼儿症状较重，常有发热、呕吐、腹泻等。听诊双肺呼吸音粗糙，可闻及不固定的干、湿啰音，啰音易变，多于变换体位或咳嗽后减少，甚至消失。婴幼儿有痰常不易咳出，可于咽喉部或肺部闻及痰鸣音。

考点　支气管炎肺部听诊

婴幼儿可发生一种特殊类型的支气管炎，即喘息性支气管炎（亦称哮喘性支气管炎），泛指以喘息为突出表现的急性支气管感染。除一般支气管炎表现外，主要特点是：①多见于3岁以下、有湿疹或过敏史的婴幼儿。②有类似哮喘的临床表现，如呼气性呼吸困难，肺部叩诊呈鼓音，听诊双肺布满哮鸣音及少量粗湿啰音。③部分病例可复发，大多与感染有关。④预后大多良好，3～4岁后发作次数减少，少数可发展为支气管哮喘。

考点 喘息性支气管炎的特点

2. 心理-社会状况　患儿可因呼吸困难表现为烦躁不安，住院患儿因环境陌生、与父母分离产生焦虑、恐惧情绪。家长因缺乏疾病知识、担心预后出现担忧与恐惧。

（三）辅助检查

血常规检查示病毒感染者白细胞计数正常或偏低，淋巴细胞计数相对增高；细菌感染者白细胞总数和中性粒细胞比例增高。胸部X线检查正常或肺纹理增粗。

三、治疗要点

1. 一般治疗　同上感。
2. 控制感染　本病多为病毒感染，一般不使用抗生素。疑有细菌感染者，适当选用抗生素。
3. 对症治疗　为使痰液易于咳出，一般不用镇咳剂。痰液黏稠时可用N-乙酰半胱氨酸、氨溴索等稀释痰液。憋喘严重者可用支气管舒张剂，如雾化吸入沙丁胺醇、特布他林等。

四、主要护理诊断/问题

1. 清理呼吸道无效　与呼吸道分泌物过多、痰液黏稠不易咳出有关。
2. 体温过高　与病毒或细菌感染有关。

五、护理措施

1. 一般护理

（1）环境与休息　保持室内空气清新，温湿度适宜（温度18～22℃，湿度50%～60%），嘱患儿多休息，避免剧烈活动，以免咳嗽加重。

（2）保证充足的水分及营养　鼓励患儿多饮水，以稀释痰液利于咳出；给予营养丰富、清淡、易消化的饮食，少量多餐，以免因咳嗽引起呕吐。

2. 保持呼吸道通畅　及时清除口鼻及咽喉分泌物，指导并鼓励患儿有效咳嗽；卧位时头胸抬高，取舒适体位；咳嗽无力者，经常更换体位，定时拍背，利于分泌物排出。痰液黏稠者采用雾化吸入，使用多种药物雾化时，注意给药次序；使用祛痰药雾化者应在医生或护士的监督下进行。气道分泌物过多影响呼吸时可吸痰。

3. 维持体温正常　发热时给予物理降温，体温超过38.5℃者遵医嘱应用退热剂。

六、健康教育

护士应及时解释病情发展及治疗方案，指导家长正确护理患儿。注意预防上感及各种传染病；远离过敏原，按时预防接种，增强机体免疫力。

第 5 节 肺炎患儿的护理

案例 9-4

患儿，女，1 岁。因"发热、咳嗽 4 天，加重伴气促半天"入院。查体：体温 39.5℃，脉搏 150 次 / 分，呼吸 48 次 / 分，体重 9.5kg，嗜睡与烦躁交替出现，口周略有发绀，鼻翼扇动，轻度三凹征，听诊双肺呼吸音粗，可闻及少量湿啰音，X 线可见左下大片状阴影。

问题：1. 该患儿可能的临床诊断是什么？
2. 目前存在的主要护理问题是什么？
3. 宜采取哪些护理措施？

肺炎是由不同病原体或其他因素（如吸入羊水）引起的肺部炎症，多因急性上感或急性支气管炎向下蔓延所致，一年四季均可发病，尤以冬春寒冷季节及气候骤变时多见；是我国 5 岁以下儿童死亡的第 1 位原因，严重威胁儿童健康。目前儿童肺炎常见的分类，见表 9-4。本节重点讨论支气管肺炎。

表 9-4　儿童肺炎常见的分类

分类依据	类型
病理	大叶性肺炎、支气管肺炎（婴幼儿最常见）、间质性肺炎
病因	①感染性肺炎：病毒、细菌、支原体、衣原体、原虫、真菌等均可引起肺炎 ②非感染性肺炎：吸入性肺炎、坠积性肺炎、过敏性肺炎等
病程	①急性肺炎：病程＜1 个月 ②迁延性肺炎：病程 1～3 个月 ③慢性肺炎：病程＞3 个月
病情	①轻症肺炎：以呼吸系统症状为主，其他系统无或仅轻微受累，无全身中毒症状 ②重症肺炎：除呼吸系统出现呼吸衰竭，其他系统也严重受累且全身中毒症状明显
临床表现典型与否	①典型肺炎：由肺炎链球菌、金黄色葡萄球菌、流感嗜血杆菌、大肠埃希菌等引起 ②非典型肺炎：由肺炎支原体、衣原体、嗜肺军团菌及某些病毒引起
肺炎发生地点	①社区获得性肺炎：健康儿童在医院外获得的感染性肺炎 ②院内获得性肺炎：入院时不存在且未处于潜伏期，而在入院≥48h 发生的感染性肺炎

考点　婴幼儿最常见的肺炎病理类型、肺炎按病程分类

一、支气管肺炎

支气管肺炎是累及支气管壁及肺泡的炎症，为儿童时期最常见的肺炎，2 岁以下儿童多见。

（一）概述

1. 病因　常为细菌或病毒感染，也可为两者混合感染。发达国家儿童肺炎以病毒感染多见，如呼吸道合胞病毒（最多见）、腺病毒、人鼻病毒等。我国以细菌感染为主，最多见的为肺炎链球菌，其次为金黄色葡萄球菌等。

2. 发病机制　病原体侵入肺部后,引起支气管和肺泡炎症,造成通气和换气功能障碍。通气不足可引起低氧血症和高碳酸血症,换气功能障碍可引起低氧血症。为代偿性缺氧,患儿呼吸与心率加快,呼吸辅助肌参与呼吸运动,出现鼻翼扇动及三凹征。

缺氧、CO_2潴留和病原体毒素及炎症产物吸收导致的毒血症,可累及循环系统、神经系统、消化系统,并引起酸碱平衡失调和水、电解质紊乱。

（1）循环系统　病原体及其毒素侵犯心肌导致中毒性心肌炎;低氧血症和CO_2潴留,使肺小动脉反射性收缩,肺循环压力增加,形成肺动脉高压,诱发心力衰竭。

（2）神经系统　缺氧、CO_2潴留及病原体的毒素作用可造成颅内压增高、脑水肿,引发缺氧中毒性脑病。

（3）消化系统　低氧血症及病原体毒素可引发胃肠功能紊乱,出现腹泻、呕吐,甚至缺氧中毒性肠麻痹。严重者可致消化道出血。

（4）酸碱平衡失调和水、电解质紊乱　严重缺氧、高热、进食减少、脂肪分解等因素,常引起代谢性酸中毒;CO_2排出减少,可引起呼吸性酸中毒。因此,重症患儿常存在混合性酸中毒（即代谢性酸中毒合并呼吸性酸中毒）。缺氧和CO_2潴留还可导致肾小动脉痉挛,引起水钠潴留,重者可出现稀释性低钠血症（图9-3）。

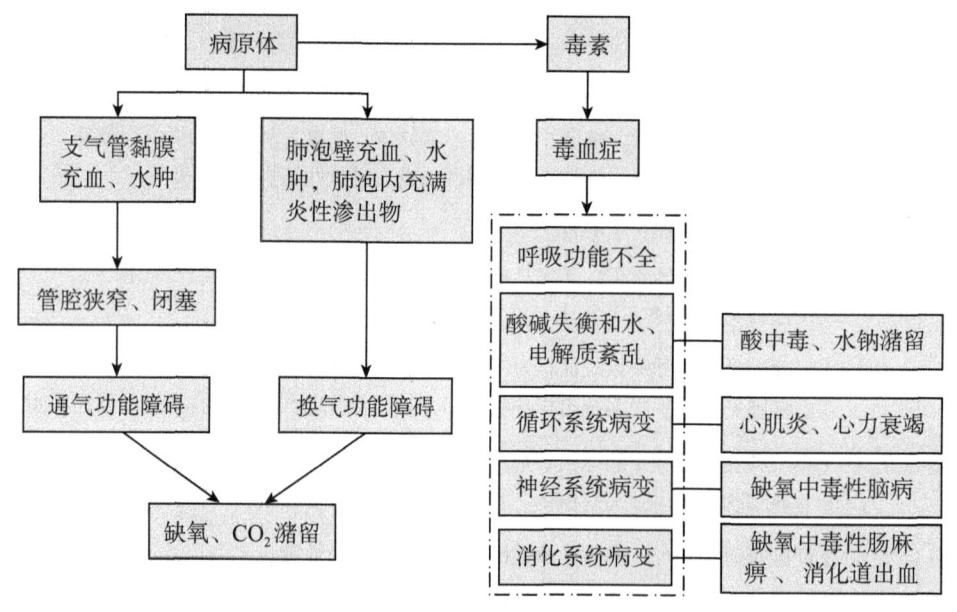

图9-3　支气管肺炎发病机制

> **链接**
>
> **新型冠状病毒感染**
>
> 2019年12月,武汉市出现多例有华南海鲜市场暴露史的不明原因肺炎病例,患者以发热、干咳、乏力等为主要表现,重症病例多在1周后出现呼吸困难,严重者快速进展为急性呼吸窘迫综合征、脓毒症休克、出凝血功能障碍及多器官功能衰竭等。随着新型冠状病毒不断变异,致病力减弱,感染者多表现为咳嗽、发热、咽痛等,仅有少数进展为肺炎,现已更名为"新型冠状病毒感染"。

（二）护理评估

1. 健康史　是否有反复呼吸道感染史，发病前是否有麻疹、百日咳等呼吸道传染病；是否为足月顺产，有无窒息史；有无营养障碍性疾病、先天性心脏病等。

2. 身心状况

（1）症状和体征

1）轻症肺炎：以呼吸系统症状及相应的肺部体征为主。

主要症状：①发热：热型不定，多为不规则热，也可为稽留热或弛张热。新生儿、重度营养不良儿体温可不升或低于正常。②咳嗽：较频繁，早期为刺激性干咳，而后有痰。③气促：多在发热、咳嗽之后出现。④全身表现：精神不振、食欲减退、烦躁不安、腹泻或呕吐。新生儿、早产儿可无发热，仅为口吐白沫、屏气（呼吸暂停）或呛咳。

体征：①呼吸增快，可见鼻翼扇动、点头呼吸、三凹征等。②口周、指（趾）端发绀。③早期可仅为呼吸音粗糙，以后可于肺部听诊时闻及固定的中、细湿啰音，以背部双肺底部脊柱旁较多，吸气末更明显。新生儿及小婴儿体征可不典型。

2）重症肺炎：除全身症状及上述呼吸系统表现加重外，常有循环系统、神经系统、消化系统受累表现。

循环系统：心肌炎表现为面色苍白、心动过速、心音低钝、心律不齐，心电图有ST段下移及T波平坦或倒置。肺炎合并心力衰竭表现为：①安静时呼吸突然加快，频率＞60次/分。②安静时心率突然增快，＞180次/分。③突然极度烦躁不安、明显发绀，面色苍白或发灰。以上3项不能用发热和肺炎本身来解释。④听诊心音低钝、奔马律，颈静脉怒张。⑤肝脏迅速增大。⑥少尿或无尿，眼睑、双下肢水肿。

考点　肺炎合并心力衰竭的判断

神经系统：缺氧中毒性脑病表现为烦躁、嗜睡，凝视；球结膜水肿，前囟膨隆；昏睡、昏迷或惊厥；瞳孔对光反射迟钝或消失；呼吸不规则；可有脑膜刺激征。

消化系统：常有食欲减退、呕吐、腹泻、腹胀等。缺氧中毒性肠麻痹表现为频繁呕吐、严重腹胀、呼吸困难加重、肠鸣音消失等。消化道出血表现为呕吐咖啡样物、大便潜血阳性或柏油样便。

考点　轻症肺炎与重症肺炎的区别

（2）并发症　如延误诊断或病原体致病力较强，可引起脓胸、脓气胸、肺大疱等并发症，以金黄色葡萄球菌肺炎多见。

1）脓胸：高热不退、呼吸困难加重；患侧呼吸运动受限，语颤减弱，叩诊呈浊音；积脓较多时，纵隔向健侧移位。

2）脓气胸：突然呼吸困难加剧、剧烈咳嗽、烦躁不安、面色发绀；胸部叩诊积液上方呈鼓音，下方呈浊音。

3）肺大疱：体积小者多无症状，体积大者可引起呼吸困难。

考点　脓胸、脓气胸以金黄色葡萄球菌肺炎多见

（3）心理-社会状况　本病病程较长，患儿常需住院治疗。评估患儿是否对发热、咳嗽、

呼吸困难、输液及陌生环境产生焦虑及恐惧情绪，有无哭闹、烦躁不安、易激惹等表现。家长是否因患儿住院时间长、经济条件较差、知识缺乏等出现担忧、恐惧等情绪。

3. 辅助检查

（1）外周血检查　细菌性肺炎白细胞总数和中性粒细胞增多，并有核左移现象，胞质中可见中毒性颗粒；病毒性肺炎白细胞总数大多正常或偏低，淋巴细胞计数相对增高。

（2）病原学检查　疑有细菌感染者可采集痰液、血液、气管分泌物、胸腔穿刺液等做细菌培养；疑为病毒感染者可取鼻咽拭子或气管分泌物做病毒分离鉴定。

（3）胸部 X 线检查　肺纹理增粗，透光度降低，有点片状阴影。并发脓胸者患侧肋膈角变钝，积液较多时，纵隔、心脏向健侧移位；有脓气胸者，患侧胸腔可见气液平面。

（三）治疗要点

1. 对症治疗　止咳、平喘、降温、祛痰处理；有缺氧症状时及时吸氧；烦躁不安者给予镇静剂；纠正水、电解质、酸碱平衡紊乱。

2. 控制感染　当临床上疑似肺炎链球菌肺炎时，即应开始经验性选择抗菌药物治疗。在病原体未明确前，应根据患儿年龄、病情严重程度、有无并发症、有无基础疾病等选择合适的抗菌药物、给药方式和剂量。轻症者口服抗菌药物，如阿莫西林等，重症宜静脉联合用药。一旦病原体明确、获得药敏试验结果，应立即给予目标治疗。如为青霉素敏感的肺炎链球菌肺炎，首选青霉素或阿莫西林，耐药者首选头孢曲松、头孢噻肟；金黄色葡萄球菌感染，使用苯唑西林或氯唑西林，耐药者首选万古霉素。抗生素用药时间应持续至体温正常后 5～7 天，临床症状消失后 3 天。葡萄球菌肺炎于体温正常后 2～3 周停药，一般总疗程≥6 周。病毒性肺炎多以对症治疗为主。流感病毒感染可口服磷酸奥司他韦。

3. 其他

（1）糖皮质激素　出现严重憋喘或呼吸衰竭、全身中毒症状明显、合并感染中毒性休克时考虑短期使用糖皮质激素。

（2）防治并发症

1）肺炎合并心力衰竭：吸氧、镇静、强心（地高辛或毛花苷丙静脉注射）、利尿（呋塞米、氢氯噻嗪）、使用血管活性药物（酚妥拉明、卡托普利或硝普钠）。

2）肺炎合并缺氧中毒性脑病：使用甘露醇脱水，必要时应用人工辅助通气、间歇正压通气来改善通气，惊厥者可用地西泮止惊，促进脑细胞恢复常用三磷酸腺苷、胞磷胆碱等。

3）肺炎合并缺氧中毒性肠麻痹：严重腹胀者，禁食、胃肠减压，也可使用酚妥拉明等。有低钾血症者，补充钾盐。

4）肺炎合并脓胸和脓气胸：应及时行穿刺引流，如脓液黏稠、反复抽脓不畅或发生张力性气胸，可行胸腔闭式引流。

考点　支气管肺炎患儿的用药治疗；脓胸、脓气胸的处理

（四）主要护理诊断/问题

1. 气体交换受损　与肺部炎症有关。

2. 清理呼吸道无效　与呼吸道分泌物过多、黏稠，不易排出有关。

3. 体温过高　与肺部感染有关。

4. 营养失调：低于机体需要量　与摄入不足、消耗增加有关。

5. 潜在并发症：心力衰竭、缺氧中毒性脑病、缺氧中毒性肠麻痹、消化道出血、脓胸、脓气胸、肺大疱等。

（五）护理措施

1. 一般护理　保持室内空气流通，维持室温 18～20℃、湿度 60%。嘱患儿卧床休息，减少活动，各项操作集中进行，使患儿安静，降低机体耗氧量。衣被轻软宽松，以免影响呼吸。勤换纸尿裤，保持口腔、皮肤清洁，使患儿舒适。

2. 改善呼吸功能　若出现憋喘、烦躁、发绀等缺氧表现，应及早给氧。一般多用鼻导管给氧，氧流量为 0.5～1L/min，氧浓度不超过 40%。缺氧明显者宜用面罩给氧，氧流量为 2～4L/min，氧浓度为 50%～60%。新生儿可用头罩给氧（图 9-4）。注意氧气湿化，以免损伤呼吸道黏膜。

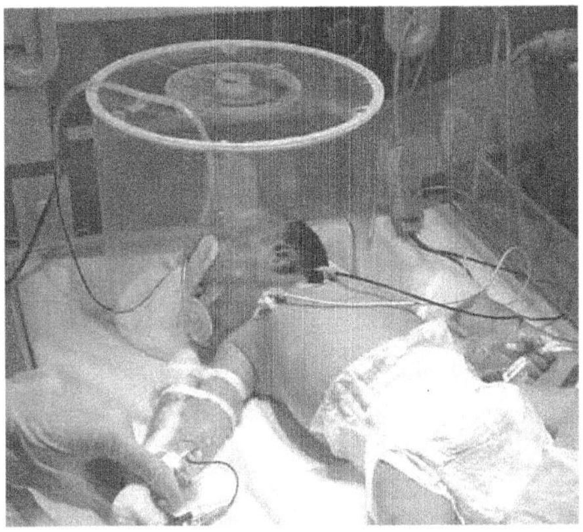

考点 肺炎患儿的氧疗

图 9-4　头罩给氧

3. 保持呼吸道通畅　及时清除口鼻分泌物，鼓励患儿多饮水，湿化气道。帮助患儿取舒适体位（头胸抬高），并经常更换体位，指导有效咳嗽，定时翻身拍背。患儿痰液黏稠不易咳出时，可行超声雾化吸入。若上述方法不能排出痰液，可吸痰（不宜在哺乳后 1h 内进行，以免患儿呕吐）。

考点 痰液黏稠的护理措施

4. 维持体温正常　高热者遵医嘱给予药物降温，口服对乙酰氨基酚或布洛芬，警惕高热惊厥。

5. 补充营养及水分　给予高热量、高蛋白、高维生素、易消化的流质或半流质饮食，少量多餐，以免过饱影响呼吸。婴儿哺喂时应耐心，并将患儿头部抬高或抱起，避免呛咳甚至窒息。进食困难时，按医嘱鼻饲喂养或静脉补充营养。保证水分供给，防止高热引发脱水。

6. 密切观察病情，防治并发症

（1）若出现心力衰竭，及时报告医生，给予吸氧并减慢输液速度（每小时滴速 ＜5ml/kg），同时做好抢救准备。若患儿口吐粉红色泡沫样痰，提示出现肺水肿，应给予 20%～30% 乙醇湿化吸氧，每次吸入时间不超过 20min。

（2）若发生缺氧中毒性脑病，应立即报告医生，配合抢救。

（3）若出现缺氧中毒性肠麻痹，遵医嘱禁食、胃肠减压。有低钾血症时补钾。

（4）若并发脓胸或脓气胸，及时报告医生并配合胸腔穿刺或胸腔闭式引流。

考点 支气管肺炎并发症的处理

（六）健康教育

护士应向家长介绍肺炎的疾病知识及相关护理操作。指导家长加强患儿营养、补充水分，做好一般护理。减少儿童被动吸烟，经常进行户外活动，加强体格锻炼，提高免疫力。

二、几种不同病原体所致肺炎的特点

1. **呼吸道合胞病毒肺炎** 是造成5岁以下儿童急性下呼吸道感染最常见的病因。多见于婴幼儿，尤以1岁以内的婴儿多见，重症患儿多见于6个月以内。

临床表现为咳嗽、喘息、气促。轻症患儿低热或无热，呼吸困难不显著。中、重症有较明显的呼吸困难、喘憋、口唇发绀、鼻翼扇动、三凹征及不同程度的发热。肺部听诊多有中、细湿啰音及喘鸣音。胸部X线表现为双肺可见点状、斑片状阴影，部分有不同程度的肺气肿。

2. **腺病毒肺炎** 常见于6个月至2岁的婴幼儿，以冬、春季多发，病死率较高，是目前造成婴幼儿肺炎死亡和致残的重要原因之一。

临床起病急骤，发热呈稽留热或不规则热型，体温在1～2天内即可达到39℃以上，并持续2～4周。起病即有剧烈咳嗽，可出现喘憋、呼吸困难、口唇发绀等。患儿早期有嗜睡、烦躁、面色苍白等全身中毒症状。肺部体征出现较晚，常有肺气肿征象。肺部X线改变较肺部体征早，特点为大小不等的片状阴影或融合成大病灶。

3. **金黄色葡萄球菌肺炎** 病原体由呼吸道侵入或经血行播散入肺，多见于新生儿及婴幼儿，以冬、春季多发。临床起病急、病情重、进展快、中毒症状明显，可有猩红热样皮疹或荨麻疹样皮疹。患儿多呈弛张热，烦躁不安，咳嗽、呻吟、呼吸困难，面色苍白、呕吐、腹胀，严重者惊厥甚至休克。肺部体征出现早，听诊双肺有散在中、细湿啰音，易并发脓胸和脓气胸是本病特点。胸部X线检查可见小片浸润影，数小时内出现小脓肿、肺大疱、脓胸等。

4. **支原体肺炎** 是我国5岁以上儿童最主要的社区获得性肺炎，各年龄段儿童均可发病，以学龄期儿童和青少年常见。临床起病缓慢，以发热、咳嗽为主要表现。病初全身不适、乏力、头痛，2～3天后发热。刺激性干咳为突出症状，初为干咳，后转为顽固性剧咳。约25%的患儿可出现全身多系统损害，如脑炎、心肌炎、DIC、肝功能衰竭等。肺部体征早期可不明显，甚至全无。故肺部体征与剧咳及发热等临床表现不一致，是本病特点之一。胸部X线检查表现为：支气管肺炎改变、间质性肺炎改变、点状或小斑片状浸润影、肺门阴影增浓。体征轻而肺部X线明显是本病的另一特点。支原体肺炎治疗首选大环内酯类抗生素，临床用药首选阿奇霉素。

考点 不同病原体所致肺炎的判断、支原体肺炎首选的抗生素

第6节 支气管哮喘患儿的护理

案例 9-5

患儿，男，5岁。因"咳嗽、咳痰伴喘息4h"入院。患儿有湿疹史，对鱼虾及宠物毛发过敏。查体：体温36.5℃，脉搏110次/分，呼吸34次/分。神志清，精神尚可，胸廓饱满，叩诊呈鼓音，听诊双肺呼吸音减弱，可闻及广泛呼气相哮鸣音。

问题：1. 该患儿可能的临床诊断是什么？
2. 目前存在的主要护理问题是什么？
3. 宜采取哪些护理措施？

支气管哮喘（简称哮喘）是由嗜酸性粒细胞、肥大细胞、T 细胞、中性粒细胞等多种细胞和细胞组分参与的慢性气道炎症性疾病。

一、概　述

1. 病因　尚未完全清楚，目前认为与过敏体质密切相关，属于多基因遗传病，主要受遗传和环境因素的综合影响。致病因素有尘螨、动物毛屑、花粉、虾、药物、呼吸道感染、运动和过度通气、生气、惊恐等。

2. 发病机制　较为复杂，主要为气道慢性炎症、气流受限和气道高反应性（即气道对刺激因素呈现高度敏感的状态）。

二、护理评估

（一）健康史

询问本次发作的相关情况，如近期是否有呼吸道感染、是否养宠物等。询问此前发作情况及严重程度，曾使用过的药物，有无湿疹、过敏史、家族史，是否运动后呼吸短促、喘鸣等。

（二）身心状况

1. 症状和体征　典型症状是反复发作的喘息、气急，伴或不伴胸闷或咳嗽等症状，同时伴有气道高反应性和可变的气流受限。婴幼儿起病较缓，发作前常有上感；年长儿起病急，且常在夜间发作。哮喘发作前有干咳、流涕、打喷嚏及胸闷等先兆症状，而后出现咳嗽、喘息、咳大量白色黏痰，伴有呼气性呼吸困难和喘鸣声。体检可见桶状胸、三凹征、颈静脉怒张等。叩诊双肺呈鼓音，心浊音界缩小，提示发生肺气肿。听诊呼吸音减弱，肺部布满哮鸣音及干啰音。

考点 支气管哮喘的典型症状

2. 心理-社会状况　评估患儿是否因咳嗽、喘息等症状导致烦躁、哭闹、睡眠不安；是否因哮喘反复发作产生焦虑、抑郁、恐惧。评估家长对疾病的了解程度及应对心态。

（三）辅助检查

外周血检查、肺通气功能检测（诊断哮喘的重要手段）、胸部 X 线检查、过敏原特异性 IgE、过敏原点刺试验。

三、治疗要点

（一）祛除病因

患儿避免接触过敏原，祛除各种诱发因素，积极治疗和清除感染病灶。

（二）急性发作期治疗

1. β_2 受体激动剂　是目前最有效、应用最广泛的支气管舒张剂。吸入型速效 β_2 受体激动剂是缓解哮喘急性症状的首选药，常用沙丁胺醇和特布他林。

2. 糖皮质激素　是最有效地控制哮喘气道炎症的药物，常用泼尼松、氢化可的松、甲泼尼龙。

3. 茶碱类药物　可缓解哮喘急性发作，但不单独用于哮喘治疗。

4. 抗胆碱药物　如溴化异丙阿托品。

> **考点**　支气管哮喘的用药

（三）慢性持续期治疗

1. 吸入型糖皮质激素　布地奈德、丙酸倍氯米松等。
2. 白三烯调节剂　如孟鲁司特、扎鲁司特。
3. 缓释茶碱　可协助吸入型糖皮质激素抗炎。
4. 长效 β_2 受体激动剂　福莫特罗、沙美特罗等。
5. 肥大细胞膜稳定剂　常用色甘酸钠。

（四）预防复发

避免接触过敏原，积极治疗并清除感染病灶，祛除各种诱发因素。吸入维持量糖皮质激素，控制气道反应性炎症，是预防复发的关键。

> **考点**　支气管哮喘的防治

四、主要护理诊断/问题

1. 低效性呼吸型态　与支气管痉挛、气道阻力增加有关。
2. 清理呼吸道无效　与呼吸道分泌物黏稠、痰液不易排出有关。
3. 焦虑　与哮喘反复发作有关。

五、护理措施

慢性持续期的护理重点是进行哮喘基本防治知识教育，提高用药依从性，避免各种诱因，巩固治疗效果。急性发作期的护理措施如下。

1. 一般护理　环境安静舒适，空气清新，温湿度适宜，避免强烈气味及强光等刺激。
2. 维持气道通畅，缓解呼吸困难　患儿取坐位或半卧位，以利于呼吸。给予鼻导管或面罩吸氧，维持 PaO_2 在 70～90mmHg（9.3～12.0kPa）。遵医嘱给予支气管扩张剂及糖皮质激素，给予雾化吸入，必要时吸痰。
3. 密切观察病情　若患儿意识障碍、呼吸衰竭，及时给予机械通气。若大汗、发绀、心率加快、血压下降、呼吸音减弱等，及时报告医生并配合抢救。
4. 心理护理　急性发作时，守护并安抚患儿，尽量满足其合理需求。允许患儿及家长表达感情，鼓励家长采用积极、正确的态度照护患儿。

六、健康教育

1. 指导呼吸运动，加强呼吸肌功能　如腹部呼吸运动法、向前弯曲运动法、胸部扩张运动法等。
2. 指导用药及预防　正确用药，掌握不良反应的预防及处理方法。加强患儿营养，在科学指导下多运动，增强体质。避免接触过敏原。及时就医，利于控制哮喘严重发作。

第 7 节 急性呼吸衰竭患儿的护理

呼吸衰竭是指各种原因导致肺通气和（或）换气功能障碍，以致无法进行有效的气体交换，出现缺氧和（或）CO_2潴留而引起的一系列生理功能和代谢紊乱的临床综合征。具体分型，见表9-5。

表9-5 呼吸衰竭分型

分类依据	分型
动脉血气分析指标	①低氧血症型呼吸衰竭（Ⅰ型呼衰）：特点为低氧血症，$PaO_2 < 60mmHg$（8.0kPa），$PaCO_2$正常或降低 ②高碳酸血症型呼吸衰竭（Ⅱ型呼衰）：特点为高碳酸血症与低氧血症同时存在，$PaO_2 < 60mmHg$（8.0kPa），$PaCO_2 > 50mmHg$（6.7kPa）
病程	急性呼吸衰竭、慢性呼吸衰竭
病变部位	中枢性呼吸衰竭、周围性呼吸衰竭

考点 呼吸衰竭类型判断

一、概　述

（一）病因

1. 呼吸道梗阻　以通气障碍为主。上呼吸道梗阻，如气道异物吸入、喉痉挛等；下呼吸道梗阻，如哮喘急性发作、溺水等。

2. 肺实质病变　以换气障碍为主。常见疾病有肺炎、肺栓塞等。

3. 呼吸泵功能障碍　导致通气不足、肺泡通气量减少及高碳酸血症，包括神经-肌肉疾病、胸廓外伤或畸形、胸腔积液、中枢神经系统疾病。

（二）病理生理

缺氧和CO_2潴留是呼吸衰竭的基本病理生理改变。

二、护 理 评 估

（一）健康史

询问是否误食药物、溺水、一氧化碳中毒，有无气胸、胸部手术、胸廓外伤或畸形、颅脑外伤等病史。

（二）身心状况

1. 症状和体征

（1）原发疾病的临床表现　如肺炎、脑炎等表现。

（2）呼吸系统临床表现

1）中枢性呼吸衰竭：主要为呼吸节律改变，常见潮式呼吸、叹息样呼吸、抽泣样呼吸、呼吸暂停等。

2）周围性呼吸衰竭：不同程度的呼吸困难、三凹征、鼻翼扇动等。早期呼吸频率加快，晚期呼吸减慢无力。上呼吸道梗阻为吸气性呼吸困难，下呼吸道梗阻为呼气性呼吸困难。

（3）低氧血症　发绀、烦躁、意识模糊、昏迷、惊厥。循环系统缺氧初期心率加快、血压升高，严重时心率减慢、血压降低、心音低钝、心律失常等。

（4）高碳酸血症　头痛、烦躁、谵妄或淡漠、肌肉震颤，严重者抽搐、昏迷、颅内压增高甚至脑疝。循环系统表现为皮肤潮红、多汗、血压升高、心动过速，重者可致周围循环衰竭、血压下降、心搏骤停。

（5）其他　血钾升高或降低、低钠血症、低血钙、低血氯、酸中毒等。

考点　呼吸衰竭的临床表现

2. 并发症　心力衰竭、心源性休克、脑疝、消化道出血、急性肾衰竭、DIC等。

（三）辅助检查

血气分析测定 PaO_2、$PaCO_2$、SaO_2、血 pH 等。

三、治疗要点

积极治疗原发病，保持气道通畅。积极纠正缺氧是治疗的关键环节（给予吸氧、无创性通气支持、人工机械通气、体外膜肺氧合等）。给予营养支持及对症治疗。

四、主要护理诊断/问题

1. 气体交换受损　与肺换气功能障碍有关。
2. 清理呼吸道无效　与呼吸道分泌物黏稠、无力咳痰有关。

五、护理措施

1. 一般护理　环境安静，空气清新，温湿度适宜，各项操作集中进行，衣被轻软宽松。
2. 呼吸管理

（1）氧疗　①鼻导管给氧：儿童氧流量 1～2L/min（婴幼儿 0.5～1L/min），氧浓度 25%～40%。②面罩吸氧：儿童氧流量 3～5L/min（婴幼儿 2～4L/min），氧浓度 40%～60%。③头罩给氧：氧流量 4～6L/min，氧浓度 40%～50%。④持续气道正压给氧。

（2）机械通气　呼吸机由专人监护，定时检查呼吸机参数，防止导管脱落、堵塞。抬高床头 30°～45°，清洁并消毒呼吸机，及时更换呼吸机管路和湿化液，预防继发感染。

3. 气道管理　湿化气道，必要时雾化吸入。协助患儿体位引流、定时翻身拍背、吸痰等。
4. 密切观察病情　注意呼吸、皮肤颜色、肢体温度、心率、血压、血气分析结果、意识状态等。
5. 营养支持　给予高热量、高蛋白、富含维生素、易消化的饮食。

考点　呼吸衰竭患儿的护理

六、健康教育

护士应耐心介绍疾病相关知识，指导家长观察患儿呼吸、脉搏、口唇、指（趾）甲颜色等，协助患儿取舒适体位，加强营养，避免各种引起呼吸衰竭的诱因。

自测题

A₁/A₂ 型题

1. 婴幼儿易患呼吸道感染的主要原因是（　　）
   A. 咳嗽反射差　　　　B. 纤毛运动功能差
   C. 分泌型 IgA 含量低　D. IgM 含量低
   E. 细胞免疫功能低下

2. 患儿，男，10 个月，1 天前出现发热，体温 39.5℃，犬吠样咳嗽、声音嘶哑、烦躁不安，安静时有吸气性喉鸣及三凹征，听诊双肺可闻及喉传导音，心率 140 次/分，被诊断为"急性感染性喉炎"，其喉梗阻程度为（　　）
   A. Ⅰ度　　　　　　　B. Ⅱ度
   C. Ⅲ度　　　　　　　D. Ⅳ度
   E. Ⅴ度

3. 儿童肺炎的护理措施中最重要的是（　　）
   A. 注意休息　　　　　B. 皮肤护理
   C. 保持呼吸道通畅　　D. 进食清淡、易消化食物
   E. 做好口腔护理

4. 重症肺炎患儿出现严重腹胀、肠鸣音消失，最常见的原因是（　　）
   A. 低钙血症　　　　　B. 低镁血症
   C. 低钾血症　　　　　D. 低钠血症
   E. 缺氧中毒性肠麻痹

5. 患儿，女，10 个月。因发热、咳嗽 3 天，病情加重入院。查体：患儿烦躁不安，气促，口唇发绀。体温 39℃，心率 170 次/分，呼吸 50 次/分。听诊肺部可闻及中细湿啰音，心音低钝，肝肋下 3cm。对该患儿的护理错误的是（　　）
   A. 面罩给氧　　　　　B. 置患儿于半卧位
   C. 避免各种刺激，保持安静
   D. 加快输液速度　　　E. 备好抢救用物

6. 患儿，男，2 岁。因肺炎入院。经治疗症状好转后又突然高热，呼吸困难，右肺叩诊呈浊音。该患儿可能并发了（　　）
   A. 中毒性心肌炎　　　B. 急性心力衰竭
   C. 缺氧中毒性脑病　　D. 脓胸
   E. 急性呼吸衰竭

A₃/A₄ 型题

（7、8 题共用题干）

11 个月患儿，发热、咳嗽 3 天，以肺炎收入院。入院第 2 天，突然烦躁不安、呼吸急促、发绀。查体：体温 38℃，呼吸 60 次/分，心率 180 次/分，心音低钝，双肺细湿啰音增多，肝肋下 3cm。

7. 该患儿最可能并发了（　　）
   A. 缺氧中毒性脑病　　B. 急性呼吸衰竭
   C. 急性心力衰竭　　　D. 肺大疱
   E. 脓气胸

8. 该患儿治疗措施中最关键的是（　　）
   A. 大剂量使用镇静剂
   B. 间断吸氧
   C. 使用利尿剂
   D. 快速使用洋地黄制剂
   E. 吸痰，清理呼吸道

（9、10 题共用题干）

患儿，女，1 岁。3 天前因受凉出现发热、咳嗽、憋喘，食欲减退，遵医嘱给予静脉补液后，突然咳粉红色泡沫样痰。查体：体温 39.0℃，心率 160 次/分，呼吸 78 次/分，极度呼吸困难，肺部听诊有大量细湿啰音。

9. 护士考虑此患儿为（　　）
   A. 急性心力衰竭　　　B. 肺气肿
   C. 急性肺水肿　　　　D. 支气管哮喘
   E. 支气管异物

10. 护士应立即给予患儿（　　）
    A. 间歇吸入 20%～30% 乙醇湿化的氧气
    B. 持续吸入 20%～30% 乙醇湿化的氧气
    C. 间歇吸入 5%～10% 乙醇湿化的氧气
    D. 持续吸入 5%～10% 乙醇湿化的氧气
    E. 持续吸入 50% 乙醇湿化的氧气

（魏　超）

第 10 章 循环系统疾病患儿的护理

第 1 节 儿童循环系统解剖生理特点

一、心脏胚胎发育

心脏的发育在胚胎形成第 2 周开始,第 4 周心脏开始有循环作用,第 8 周房室间隔完全形成,成为四腔心脏。胚胎发育的第 2~8 周是心脏形成的关键时期,在此期间如受到某些物理、化学和生物学因素的影响,则易引起心脏和大血管发育畸形。

考点 心脏发育的关键

二、胎儿血液循环及出生后改变

(一) 正常胎儿的血液循环

胎儿时期营养及气体的循环代谢是通过胎儿脐血管和胎盘与母体之间以弥散方式进行交换的。经胎盘与母体交换而来的含氧气和营养物质的动脉血经脐静脉进入胎儿体内。在肝下缘分成 2 支,一支流入肝与肝门静脉汇合,经由肝静脉汇入下腔静脉。另一支通过静脉导管直接进入下腔静脉,与来自下半身的静脉血交汇成混合血流入右心房(此混合血以动脉血为主,含氧量相对较高)。进入右心房后被分为 2 支,一支(约 1/3)经卵圆孔流入左心房,再经左心室流入升主动脉,这支血液主要供应心脏、脑及上肢。另一支与上腔静脉回流的来自上半身的静脉血一起汇入右心室,之后再进入肺动脉。因为胎儿时期的肺部处于压缩状态,肺动脉血仅有少量血液流入肺,再经肺静脉回流到左心房;而大部分血液则是经动脉导管与升主动脉的血液汇合,进入降主动脉(汇流的血液主要以静脉血为主,含氧量较低),主要供应腹腔脏器及下肢,同时经脐动脉流回胎盘,进行气体及营养物质交换。故胎儿期供应脑、心脏、肝及上肢的血氧量远较下半身高(图 10-1,图 10-2)。

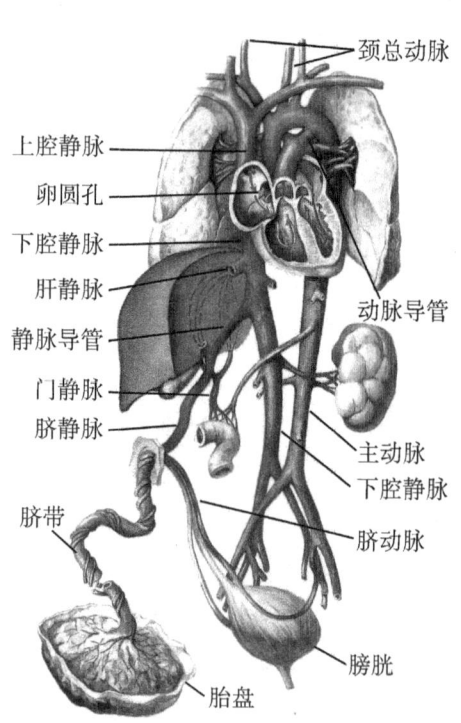

图 10-1 正常胎儿血液循环

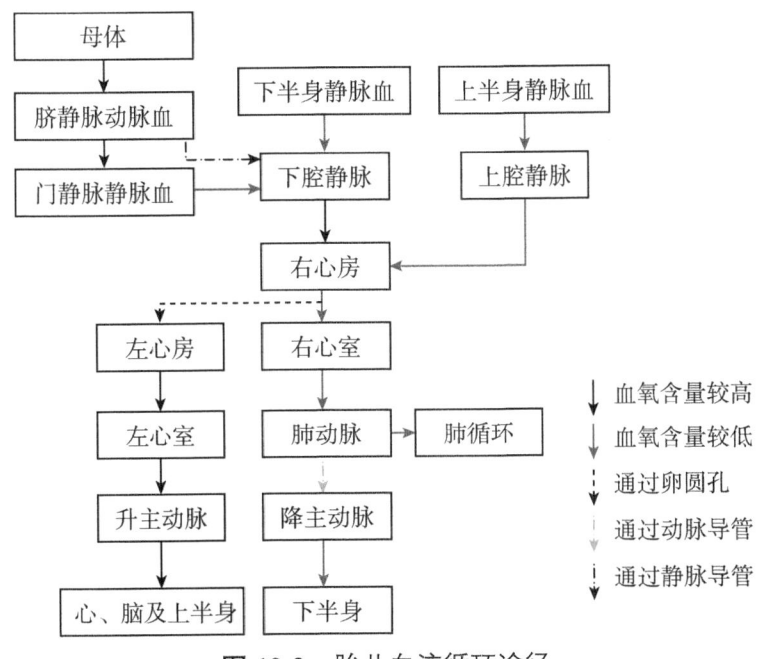

图 10-2 胎儿血液循环途径

胎儿时期的血液循环具有以下特点：①胎儿对气体及营养物质的代谢是经过脐血管和胎盘与母体进行交换的。②胎儿时期仅有体循环，无有效的肺循环（由于肺处于压缩状态，肺血管阻力高）。③胎儿体内绝大部分是混合血。④胎儿血液循环的特殊通道开放：静脉导管、动脉导管和卵圆孔。⑤胎儿期肝脏供血的含氧量最高，心脏、脑及上肢次之，下半身血氧含量最低。

（二）出生后血液循环的改变

1. 脐血管的改变　脐带在出生后被结扎，脐-胎盘循环停止，6～8周后脐血管完全闭锁而形成韧带，分别是：脐静脉形成肝圆韧带，脐动脉形成膀胱韧带。

2. 卵圆孔关闭　由于脐血管在胎儿出生后被阻断，呼吸建立，肺泡扩张，肺循环的压力下降；由肺动脉进入肺部的血量增多，从而使肺静脉回流到左心房的血量也增多。所以左心房压力增高，当左心房压力超过右心房的压力时，卵圆孔发生功能性关闭。在生后5～7个月时，卵圆孔正常情况下解剖上大多闭合，留下卵圆窝。

3. 动脉导管关闭　自主呼吸使体循环血氧饱和度增高，肺循环压力下降。同时，脐带结扎，胎盘循环终止，体循环阻力增高，动脉导管处血液逆转为左向右分流，高的动脉氧分压再加上出生后体内前列腺素减少（前列腺素是维持胎儿动脉导管开放的重要因素），促使动脉导管壁平滑肌收缩，流经动脉导管的血流逐渐减少，使导管逐渐闭塞，形成功能性关闭。1岁时95%婴儿的动脉导管形成解剖上闭合。而持续不闭者，则为动脉导管未闭。

考点 胎儿出生后血液循环的改变

三、正常儿童心脏、心率、血压的特点

（一）心脏大小和位置

儿童心脏体积相对比成人大，随着年龄的增长，心脏重量与体重的比值下降。心脏的位

置随年龄增长也会发生相应的变化，新生儿和2岁以下的正常婴幼儿，心脏位置较高并为横位，心尖搏动位于左第4肋间，锁骨中线外1.0cm处，心尖部主要为右心室。2岁以后心脏则由横位逐渐转成斜位，心尖搏动向下向内移动，3～7岁时心尖搏动在左第5肋间锁骨中线上，左心室形成心尖部。7岁以后心尖位置逐渐移至第5肋间，锁骨中线内0.5～1cm。

（二）心率

由于新生儿、婴幼儿新陈代谢旺盛和交感神经兴奋性较高，故心率较快。进食、活动、哭闹、发热等均可影响心率。因此，测量儿童心率或脉搏，应在安静时进行。通常儿童的体温每升高1℃，心率增快10～15次/分。正常小儿的心率随着年龄增长而逐渐减慢，不同年龄段儿童正常心率见表10-1。

表10-1 不同年龄儿童正常心率

年龄	新生儿	<1岁	2～3岁	4～7岁	8～14岁
心率（次/分）	120～140	110～130	100～120	80～100	70～90

考点 不同年龄段的正常心率

（三）血压

由于儿童的心排血量较少、动脉壁弹性较好，血管口径相对较大，故血压较低，但血压会随着年龄的增长而逐渐升高。新生儿收缩压平均60～70mmHg，1岁以内的婴儿收缩压平均为70～80mmHg。2岁以后可按公式计算：收缩压＝年龄×2+80mmHg，舒张压＝收缩压×2/3。收缩压高于此标准20mmHg为高血压，低于此标准20mmHg为低血压。

考点 不同年龄段儿童血压的计算

第2节 先天性心脏病的分类

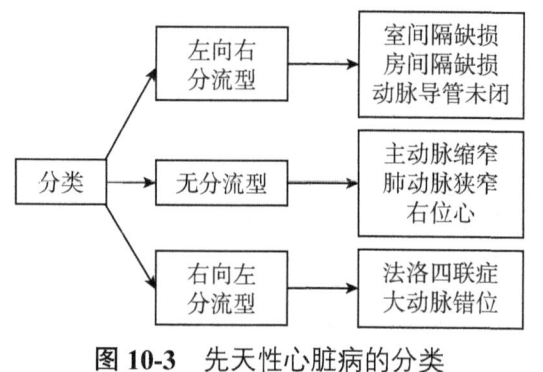

图10-3 先天性心脏病的分类

先天性心脏病（congenital heart disease，CHD），简称先心病，是胎儿时期心脏、大血管的发育异常而致的先天性畸形，是儿童时期最常见的心脏病。先天性心脏病的种类很多，依据心脏的左右两侧和大血管之间有无分流、分流的方向及临床上有无青紫，可分为左向右分流型（潜伏青紫型）、右向左分流型（青紫型）、无分流型（无青紫型）（图10-3）。

（一）左向右分流型

左向右分流型（潜伏青紫型）：常见的有室间隔缺损、房间隔缺损、动脉导管未闭等，其中室间隔缺损是最常见的先天性心脏病。左向右分流是指在左心、右心或大血管之间存在异常通道及血液分流。由于体循环压力大于肺循环，左心压力高于右心压力，故血流从左向右分流而不出现青紫。当患儿剧烈哭闹、屏气或任何病理情况致使肺动脉或右心压力增高并超过主动脉或左心压力时，血液则会从右向左分流，从而出现暂时性青紫，当诱因消除后青紫便消退,所以又称为潜伏青紫型。当病情发展到严重肺动脉高压时,则可发生"艾森门格(Eisenmenger)综合征",此时出现持续性右向左分流,引起持续性青紫,是疾病晚期的表现。

(二)右向左分流型

右向左分流型(青紫型):常见的有法洛四联症、大动脉错位等,是先天性心脏病中病情最严重的一种类型,病死率高。因为在左心、右心之间存在异常通道或大血管连接异常,右心大量的静脉血流入左心;也可因大动脉起源异常,导致大量回心静脉血进入体循环,从而出现持续性青紫。

(三)无分流型

无分流型(无青紫型):常见的有主动脉缩窄、肺动脉狭窄、右位心等。因为在左心、右心或大血管之间无异常通道或分流,所以不出现青紫。

考点 先天性心脏病的种类

第3节 先天性心脏病患儿的护理

案例 10-1

患儿,男,3岁,自幼青紫,母亲诉患儿喂养比较困难,体重增长慢,体重和身高未达标,比同龄人落后。患儿每次活动后会气促、乏力、多汗,喜欢蹲踞。体温36.5℃,脉搏132次/分,呼吸38次/分,血压78/51mmHg,体重10kg,生长发育落后。口唇、鼻尖、耳垂、指(趾)发绀明显,伴有杵状指(趾)。听诊:双肺呼吸音清,胸骨左缘可闻及Ⅲ级收缩期杂音,肺动脉第二心音减弱,腹部软,肝脾未及,神经系统检查呈阴性。辅助检查:血常规示血红蛋白170g/L;胸部X线检查显示心影呈靴形,双肺纹理减少;心电图提示右心室肥大。

问题:1.该患儿考虑为何种疾病?
2.诊断的依据是什么?
3.患儿的主要护理问题是什么?
4.如何护理该患儿?

一、概 述

先天性心脏病是胎儿期心脏及大血管发育异常所致的先天畸形,是儿童最常见的心脏病,发病率为活产婴儿的0.8%。其中以室间隔缺损最多见,占我国先天性心脏病的30%~50%。法洛四联症是1岁以后儿童最常见的青紫型先天性心脏病,其发病率占先天性心脏病的10%~15%。肺动脉瓣狭窄可与其他先天性心脏病合并存在。

影响心脏发育的因素很多,目前认为心血管畸形的发生主要由遗传因素和环境因素相互作用所致。

1. 遗传因素 有染色体易位与畸变,可为单基因异常、多基因突变和染色体异常。
2. 环境因素 孕期宫内感染,孕母在妊娠第2~8周发生病毒感染(最主要),如风疹、流行性感冒、流行性腮腺炎和柯萨奇病毒感染等。

3. 其他 孕妇接触放射线，服用药物（抗肿瘤药物、抗癫痫药物等），孕妇患有代谢性疾病（糖尿病、高钙血症等）和胎儿宫内缺氧等均可能与发病有关。

尽管引起先天性心脏病的病因尚未完全明确，但加强孕期保健工作，特别是妊娠早期适量补充叶酸，积极预防病毒感染，避免与发病有关的因素接触，慎用药物等，均对预防先天性心脏病的发生起至关重要的作用。

二、护理评估

（一）健康史

1. 评估患儿母亲情况 在妊娠最初 2～3 个月有无病毒感染；有无放射线接触史；有无服用可能影响胎儿发育的药物；是否患有代谢性疾病及引起宫内缺氧的慢性疾病等。

2. 评估家族中有无遗传性疾病及先天性心脏病史。

3. 评估患儿出生时的情况 出生后是否有喂养困难、气促、一过性青紫或持续性青紫，有无蹲踞现象及突发性晕厥，有无反复呼吸道感染。

（二）身心状况

分流（类型）不同的先天性心脏病，由于它们血液循环途径不同，故身体状况也有所不同。

1. 左向右分流型（图10-4） 临床表现主要与缺损的大小及分流量的多少有关。轻者可无临床表现，仅在体格检查听诊时发现杂音；重者临床症状明显，主要是体循环缺血和肺循环充血的表现。

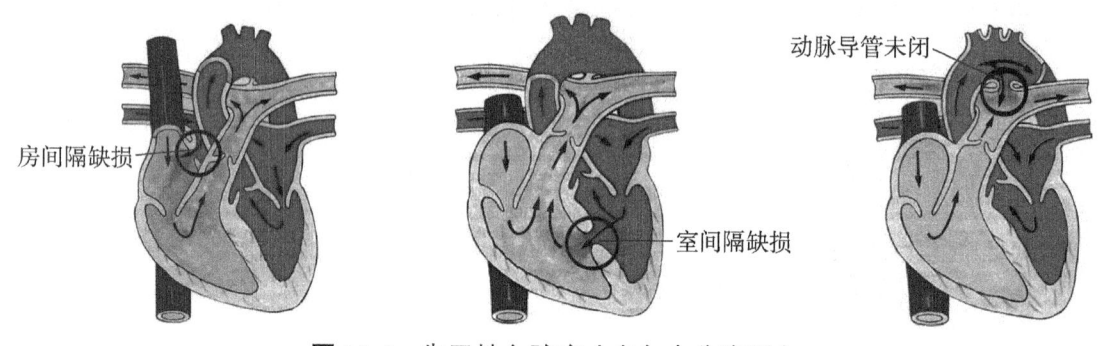

图 10-4 先天性心脏病（左向右分流型）

（1）症状 ①乏力、体型消瘦、面色苍白：因体循环血液量减少而引起。②活动后气促、易反复患呼吸道感染（如上呼吸道感染、肺炎等）：由肺循环血液量增多导致的肺充血引起。③青紫：当患儿哭闹、患肺炎或心力衰竭时，右心压力大于左心，可表现为暂时性青紫。

（2）体征 心脏体征见表10-2。动脉导管未闭由于脉压增宽，可有周围血管征如水冲脉、毛细血管搏动征、股动脉枪击音等。当肺动脉压力超过主动脉时，动脉导管未闭表现为差异性青紫，即下半身青紫，左上肢轻度青紫，右上肢正常。

表 10-2　常见先天性心脏病的心脏体征

名称	房间隔缺损	室间隔缺损	动脉导管未闭	法洛四联症
类型	左向右分流型	左向右分流型	左向右分流型	右向左分流型
杂音部位	胸骨左缘第2~3肋间	胸骨左缘第3~4肋间	胸骨左缘第2肋间	胸骨左缘第2~4肋间
杂音性质与响度	Ⅱ~Ⅲ级收缩期喷射性杂音，传导范围较小	Ⅲ~Ⅳ级粗糙的全收缩期杂音，传导范围广	连续性"机器"样杂音，向颈部传导	Ⅱ~Ⅲ级粗糙喷射性收缩期杂音，传导范围较广
心脏震颤	无	有	有	可有
肺动脉第二心音	亢进、固定分裂	亢进	亢进	减弱或消失

（3）并发症　充血性心力衰竭、支气管肺炎、感染性心内膜炎等。

（4）心理-社会状况　患儿是否由于患病导致生长发育落后不能按时入学，正常的活动受到限制等，出现抑郁、自卑、焦虑、恐惧等心理。了解家长是否因缺乏对疾病相关知识，担心患儿发育迟缓、活动受限、手术费用昂贵及担心手术效果不佳等，产生紧张、焦虑、抱怨及恐惧等心理。

考点　左向右分流型先心病的症状和体征与并发症

2. 右向左分流型（青紫型）　主要是法洛四联症（图10-5）和大血管错位。法洛四联症由以下4种畸形组合而成：①肺动脉狭窄（以漏斗部狭窄多见）：最为重要，其狭窄程度决定了临床症状的轻重。②室间隔缺损：为膜周型缺损，向流出道延伸，多位于主动脉下，可向肺动脉下方延伸，为对位不良型室间隔缺损。③主动脉骑跨：主动脉骑跨于室间隔之上，骑跨范围在15%~95%。④右心室肥大：为肺动脉狭窄后右心室负荷增加的结果。

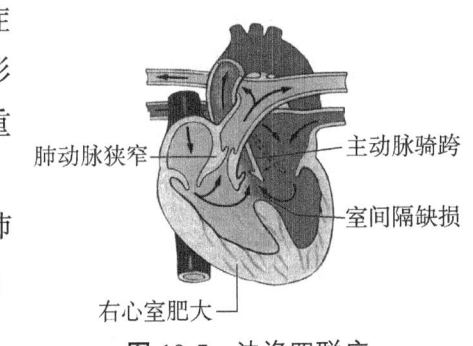

图 10-5　法洛四联症

（1）症状和体征　①青紫：此为法洛四联症最明显而突出的表现，出生后青紫逐渐加重为主要表现，其严重程度和出现时间的早晚与肺动脉狭窄程度成正比。青紫通常见于富含毛细血管的浅表部位，如唇、指（趾）甲床。②蹲踞现象：患儿在活动后，如走路、玩游戏或站立过久时会主动蹲下片刻，小婴儿则多喜欢采取大人抱起、双下肢屈曲的膝胸卧位。主要原因是下肢屈曲受压时，下肢静脉回心血量减少，减轻了右心室负荷，使右向左分流量减少；同时，下肢动脉受压，体循环阻力增加，也可使右向左分流量减少，从而暂时缓解缺氧症状。③阵发性缺氧发作：2岁以下的患儿多见。常在哭闹、吃奶或大便时出现阵发性呼吸困难、烦躁、青紫加重，严重者可出现突然晕厥、抽搐，甚至死亡。这是因为在肺动脉漏斗部狭窄的基础上，突然发生该处肌部痉挛，引起一过性肺动脉梗阻，使脑缺氧加重所致。年长儿常诉头痛、头昏，与脑部缺氧有关。④杵状指（趾）：由于患儿长期缺氧，指（趾）端毛细血管扩张增生，局部软组织和骨组织也增生肥大，指（趾）末端膨大如鼓槌状，称为杵状指（趾）。

⑤生长发育迟缓。⑥心脏体征，见表10-2。

考点 右向左分流型先心病的症状和体征与并发症

（2）并发症　脑血栓、脑脓肿、充血性心力衰竭、感染性心内膜炎等。

（3）心理-社会状况　同左向右分流型先心病。

（三）辅助检查

1. 心电图　分流量小者基本正常；分流量大者可有电轴左偏或右偏、相应房室肥大、ST-T改变等。

2. 胸部X线检查　见表10-3。

表10-3　常见先天性心脏病的胸部X线检查

名称	房间隔缺损	室间隔缺损	动脉导管未闭	法洛四联症
肺动脉段	凸出	凸出	凸出	凹陷
肺门"舞蹈"征	有	有	有	无
肺野	充血	充血	充血	清晰
房室增大	右心房、右心室	左右心室、左心房	左心房、左心室	右心室肥大，心影呈"靴形"

3. 超声心动图　是一项无痛、非侵入性检查方法，可精确显示心脏的内部结构，确定心脏缺损部位。具体检查结果见表10-4。

表10-4　常见先天性心脏病的超声心动图检查

名称	右心房	右心室	左心房	左心室	主动脉
房间隔缺损	内径增大	内径增大	—	—	—
室间隔缺损	—	内径增大	内径增大	内径增大	内径缩小
动脉导管未闭	—	—	内径增宽	内径增宽	内径增宽
法洛四联症	—	内径增大，流出道狭窄	—	内径缩小	内径增宽，向右移位

4. 其他　心导管检查、血管造影等有助于确定畸形部位、性质及进行血流动力学检查，特别用于术前检查及复杂畸形的确诊。

考点 先天性心脏病胸部X线检查

三、治疗要点

1. 内科治疗　防治感染性心内膜炎、肺部感染和心力衰竭等并发症，维持患儿正常生活，使其安全成长到最佳手术年龄，再行外科手术治疗。早产儿可在生后2～7天内试用吲哚美辛（消炎痛）或布洛芬治疗，以抑制前列腺素合成，促使动脉导管关闭。

2. 心导管介入治疗　已成为动脉导管未闭首选治疗方法。部分房间隔缺损、室间隔缺损也可采用此治疗方法。

3. 外科治疗　大部分先天性心脏病原则上都应实施手术治疗。

外科治疗的适宜年龄需依据患儿心脏畸形的类型、临床表现、身体情况、精神状态及社会因素等具体条件而定,通常在 3～5 岁时手术较好。右向左分流型先天性心脏病,如法洛四联症患儿,绝大多数施行根治术,轻症患儿,手术年龄以 5～9 岁为宜;有缺氧发作的重症患儿,应在婴儿期尽早手术,频繁发作者须急诊手术。

四、主要护理诊断/问题

1. 活动无耐力　与体循环血量减少或血氧饱和度下降有关。
2. 营养失调：低于机体需要量　与喂养困难及体循环血量减少、组织缺氧有关。
3. 生长发育迟缓　与体循环血量减少和血氧饱和度下降影响生长发育有关。
4. 潜在并发症：呼吸道感染、心力衰竭、感染性心内膜炎、阵发性缺氧发作、脑血栓。
5. 焦虑（家长）　与担心患儿手术、喂养困难、体弱多病等有关。
6. 知识缺乏：家长缺乏疾病相关的护理、治疗及预防等知识。

五、护理措施

(一) 建立合理的生活制度

安排规律的作息时间,保证睡眠和休息,以减轻心脏负担;根据患儿病情、活动耐力安排适度的活动量;保持环境安静,护理操作尽量集中进行,避免引起患儿情绪激动及哭闹;重症患儿应绝对卧床休息,减少耗氧量,减轻心脏负担。

> **链接**
>
> **活动耐力测试评估方法**
>
> 活动前应测量患儿脉搏、血压、呼吸频率;活动时密切观察患儿有无缺氧的表现;活动后立即测量生命体征;休息片刻后再次测量生命体征,如果呼吸频率、血压恢复到活动前的水平,脉率变化不超过 6 次/分,说明活动适度。若出现面色苍白、青紫、胸闷、心悸、眩晕等症状,则表明活动量过大,应停止活动,协助患儿取半坐卧位休息,以利于呼吸。

(二) 供给充足的营养

针对目标人群及 CHD 患儿,分别在入院至手术前、术后心脏重症监护（CICU）阶段、术后病房康复阶段、出院前期 4 个阶段进行干预。

1. **总体措施**　①制订肠内营养方案：由多学科人员参与,根据入院营养风险评估结果,结合病情、家长意见制订肠内营养方案,包括目标能量、肠内营养方式、肠内营养制剂;营养风险评估为高风险者由营养师参与肠内营养方案的制订。②设定肠内营养目标能量：根据 CHD 类型及疾病阶段设定,采用能量预测公式推荐每日摄入量（recommended daily allowance, RDA）计算 [0～6 个月 452.17J/（kg·d）；7～12 个月 427.05J/（kg·d）]。③选择肠内营养制剂：母乳喂养的患儿添加配方奶或强化剂提高热量。④选择肠内营养途径：首先进行经口喂养;经口摄入不足、经评估存在喂养困难风险的患儿采用鼻胃管喂养;合并胃食管反流且胃内喂养无法达到目标体重增长的患儿采用鼻肠管喂养;存在喂养不耐受的采用持续喂养。⑤肠内营养监测及评价：每日记录能量摄入情况,每周监测体重;监测喂养过程，存在不耐受且调整喂养量或肠内营养制剂后依旧不耐受者请营养师进行会诊。

2. 术前阶段　肠内营养目标能量为给予较健康同龄儿更高的目标能量。

3. 术后CICU阶段　①目标能量：体外循环术后患儿给予较非体外循环术后患儿更高的目标能量；体外循环术后早期（术后2周）选择高能量密度配方。②肠内营养配方：危重CHD婴儿选择富含蛋白配方奶[1.5～3.0g/（kg·d）]。③肠内营养启动：排除肠内营养禁忌证、肠道功能存在或部分存在的患儿24～48h启动肠内营养。④肠内营养推进：持续喂养者按照1～2ml/（kg·h）推进喂养，间断喂养者按照10～20ml/（kg·d）推进喂养。⑤肠内营养监测：存在再喂养综合征风险者肠内营养前纠正过低代谢指标；监测电解质及心功能。

4. 术后病房康复阶段　干预措施同总体措施。

5. 出院前期肠内营养途径　①出院时存在管饲喂养风险的患儿选择合适的管饲喂养。②需长期肠内营养的CHD患儿建议进行胃造瘘置管。

（三）密切观察病情，预防并发症

1. 防治阵发性缺氧发作　法洛四联症患儿因吃奶、哭闹、便秘等引起缺氧发作时，立即置患儿于膝胸卧位，以增加体循环阻力，减少右向左分流；吸氧并保持患儿安静；遵医嘱皮下注射吗啡（吗啡可抑制呼吸中枢，消除呼吸急促）；口服或静脉缓慢注射普萘洛尔（减慢心率，缓解发作）。

2. 预防脑血栓　法洛四联症患儿由于长期缺氧，使红细胞代偿性增加，血液黏稠度高，发热、呕吐、多汗时体液量减少，进一步加重血液浓缩，从而导致脑血栓形成，所以要注意供给充足的液体，必要时遵医嘱给予静脉输液。患儿一旦出现偏瘫、失语等脑栓塞表现，应立即报告医生配合治疗。

3. 预防感染　注意气温变化，及时为患儿增减衣物，避免受凉感冒，引起呼吸系统感染；避免到环境密闭、人员密集的公共场所；避免与感染性疾病患儿接触；住院期间应与感染性疾病患儿隔离，以免发生院内交叉感染；如需做外科手术（如扁桃体切除术、拔牙等），严格按医嘱给予抗生素预防感染，防止感染性心内膜炎发生。

4. 预防心力衰竭　严格控制输液速度＜5ml/（kg·h），条件允许时可使用输液泵控制；密切观察病情变化，患儿一旦出现心率加快、呼吸困难、端坐呼吸、吐泡沫样痰、肝大、水肿等心力衰竭的表现，立即将患儿置于半卧位，吸氧，报告医生，并做好抢救准备。

（四）心理护理

护理人员应关心爱护患儿、态度和蔼可亲，有爱心和耐心，多拥抱、抚摸患儿。同时，向家长和患儿介绍病情和检查、治疗经过、心脏外科手术的进展及同类疾病治愈的病例，使其了解本病大多能治愈或部分矫治，并解释小型缺损大多可自然闭合。另外，给予患儿良好的休息环境，建立良好的护患关系，减轻或消除患儿紧张、恐惧等不良情绪。

六、健康教育

1. 指导家长合理安排患儿的休息与活动　做到劳逸结合，教会家长评估患儿活动耐受力的方法和掌握活动的指征。学龄期患儿需与学校老师联系，适当限制剧烈体育活动。

2. 指导家长合理安排患儿的饮食　耐心喂养，予以高蛋白、高维生素、高能量的食物，满足患儿生长发育需要。多进食富含膳食纤维的蔬菜、水果等，保证大便通畅，若出现2天不排便，可给予开塞露通便。注意饮食卫生，避免腹泻、呕吐等脱水症状，尤其是法洛四联症患儿，防止因脱水而诱发脑血栓。还应注意观察患儿的呼吸、面色、神志等变化。

3. 防止呼吸道感染　注意防寒保暖。

4. 疫苗接种　在心脏功能正常时，心肌细胞代谢一般正常，接种疫苗不会加重病情影响心脏功能。所以，生长发育良好，无临床症状，心功能无异常，正常接种疫苗。心功能不全、严重肺动脉高压等并发症的先天性心脏病患儿暂缓接种。

5. 其他　指导家长掌握本病的日常护理、合理用药，预防感染和其他并发症，调整心功能到最好状态，使患儿能安全成长到手术年龄，安全渡过手术关。定期带患儿到医院复查和随访，推荐术后第1、3、6、12个月及以后每年常规随访。

中国最美医生丁文祥——不懈钻研，攻克医学难题

"我专门看重症病人，从不放弃一个病人。"上海交通大学医学院附属上海儿童医学中心终身教授丁文祥说。20世纪70年代，小儿先天性心脏病曾是手术"禁区"。面对医学难题，1974年，丁文祥在上海新华医院建立我国首个小儿心胸外科，带领团队自主研发了国产小儿人工心肺机，从此，众多患儿获得新生。年逾九旬的丁文祥仍经常出现在病房。当面对极为复杂的重症患者时，医生们会说："请丁老来看看吧，说不定还有一线生机。"

第4节　充血性心力衰竭患儿的护理

案例 10-2

患儿，男，10个月，自幼青紫，3天前出现发热、气促、咳嗽、烦躁不安、尿量少，安静时亦出现口唇青紫。家属否认患儿有异物吸入、呛咳史，母亲诉患儿喂养比较困难，体重增长慢，体重和身高未达标，比同龄人消瘦。患儿每次活动后会出现气促、乏力、多汗。自出生后反复出现呼吸道感染和肺炎。体格检查：体温36.8℃，脉搏156次/分，呼吸68次/分，血压84/51mmHg，体重7kg，生长发育落后。神志清，爱哭闹、面色青灰、口唇发绀。前囟平，颈软，鼻翼扇动，出现三凹征。听诊：胸骨左缘第3～4肋间可闻及Ⅲ～Ⅳ级粗糙的全收缩期吹风样杂音，第二心音亢进，双肺可闻及固定的细湿啰音。腹部软，肝肋下3.5cm，神经系统检查呈阴性。辅助检查：血常规示血红蛋白130g/L，胸部X线片显示左、右心室增大，肺动脉段明显突出，肺野明显充血。双肺纹理减少，左下肺有大小不等点状、斑片状阴影。超声心动图提示左心室、左心房、右心室内径增大，主动脉内径缩小。

问题：1. 该患儿考虑为何种疾病？
　　　2. 患儿的主要护理问题是什么？
　　　3. 如何护理该患儿？

充血性心力衰竭是指多种原因导致的心脏结构和（或）功能的异常改变，使心室收缩和（或）舒张功能发生障碍，心排血量不能满足机体的需求，同时引起神经内分泌调节障碍，对心脏及全身器官造成影响的一组复杂临床综合征。是儿童时期的危重急症之一。1岁以内的儿童是幼儿时期心力衰竭发病率最高的人群。多见于先天性心脏病儿童。

一、概述

（一）病因

1. 心室功能不良

（1）心源性疾病　①心肌病：扩张型心肌病、肥厚型心肌病、限制型心肌病、代谢性心肌病等。②感染及免疫介导的心肌损伤：感染性疾病、风湿性疾病等。③心肌缺血或梗死。④心律失常。⑤先天性心脏病。⑥药物、毒物或放射线暴露。

（2）非心源性疾病　包括脓毒症、肾衰竭、呼吸系统异常、营养性疾病、应激因素等。

2. 非心室收缩功能不良

（1）容量超负荷　①左向右分流：室间隔缺损、动脉导管未闭、房室间隔缺损、主肺动脉窗。②瓣膜功能不良。③非心源性：动静脉瘘、慢性贫血、甲状腺功能亢进等。

（2）压力超负荷　①左心系：主动脉狭窄、主动脉缩窄、体循环高血压。②右心系：肺动脉狭窄、肺高血压。

（3）机械性因素　包括心脏压塞、心脏肿瘤、缩窄性心包炎、心包囊肿、心包憩室、先天性心包缺如等。

（二）发病机制

心肌发生病变或心脏长期负荷加重，可使心肌收缩功能逐渐减退。早期机体通过加快心率、心肌肥厚和心脏扩大进行代偿，以增加心排血量来满足机体需要，这个阶段临床可无症状，为心功能代偿期。心功能进一步减退后，以上代偿机制不能维持足够的心排血量，出现静脉回流受阻、体内水分潴留、脏器淤血等，即发展为充血性心力衰竭。左侧心力衰竭会引起肺循环淤血，右侧心力衰竭则引起体循环淤血，并出现相应的临床表现。

二、护理评估

（一）健康史

询问有无引起心力衰竭的原发疾病及此次诱发心力衰竭的原因；有无呼吸困难、咳嗽、下肢水肿、尿少及青紫史；询问患儿饮食和生活方式、活动情况等。

（二）身心状况

1. 症状和体征

（1）年长儿心力衰竭的表现　与成人相似，主要表现为：①心排血量不足。乏力、活动后气促、食欲缺乏、心率浅快、多汗。②体循环淤血：肝大伴触痛（短时间内进行性增大更有意义），颈静脉怒张。肝颈静脉回流征阳性（婴儿可见头皮静脉怒张），尿少和下肢水肿。③肺循环淤血。呼吸困难、气促、咳嗽、端坐呼吸、心音低钝、奔马律。

（2）婴幼儿表现　通常不典型，起病急，病情重，发展快。可出现呼吸浅快（频率可达60～100次/分），喂养困难，烦躁多汗，哭声低弱，生长发育落后，肺部听诊可闻及湿啰音和哮鸣音。肝脏进行性增大。婴儿常为全身性水肿，眼睑和骶尾部较为明显，极少表现为周围凹陷性水肿。严重时患儿鼻唇及口周青紫。

2. 并发症　肾衰竭、肺淤血等。

3. 心理-社会状况　患儿可因身体不适产生焦虑或恐惧。家长因目睹患儿呼吸困难等严重表现，感到焦虑不安、沮丧等。

> **链接**
>
> **儿童心力衰竭严重程度分级**
>
> 美国纽约心脏病协会（NYHA）和改良 Ross 心功能分级法均依据患者的症状和活动能力评估心力衰竭的严重程度，为目前临床常用的心力衰竭患者心功能评估方法（表 10-5）。
>
> **表 10-5　儿童心力衰竭严重程度分级**
>
> | 分级 | NYHA 分级 | Ross 分级 |
> | --- | --- | --- |
> | I | 体力活动不受限制 | 体力活动不受限制或无症状 |
> | II | 休息时无不适，但一般活动后有疲乏、心悸、呼吸困难或胸痛 | 婴幼儿：轻度呼吸急促，喂养时多汗
年长儿：活动时有轻、中度呼吸困难 |
> | III | 轻微活动即产生症状，影响日常活动 | 婴幼儿：明显呼吸急促，喂养时多汗，生长障碍
年长儿：活动后有明显的呼吸困难 |
> | IV | 不能从事任何体力活动，休息时亦有心力衰竭症状，且活动后加重 | 休息时出现症状，如呼吸急促、呻吟、吸气凹陷、多汗 |

（三）辅助检查

1. 常规检查　血常规、动脉血气、电解质、肝肾功能、血糖、血乳酸、甲状腺激素水平、血清铁及铁蛋白作为心力衰竭初诊时的常规检查项目。

2. 心电图　12 导联心电图检查，可提示心房、心室肥大和心律变化情况，利于病因诊断和指导洋地黄类药物的应用。

3. 胸部 X 线检查　有助于评估心脏大小、形态及肺充血情况。儿童心胸比＞0.5、婴儿心胸比＞0.55 常提示心脏增大。

4. 超声心动图　是评估心脏结构和功能的首选方法。射血分数及短轴缩短率是反映心室收缩功能的常用指标，左心室射血分数＜55% 和（或）短轴缩短率＜25% 提示心室收缩功能不全。

三、治疗要点

充血性心力衰竭的治疗原则：积极治疗原发病，祛除诱因；改善血流动力学；改良心肌能量代谢，保护心肌细胞。急救的主要措施有吸氧、镇静、强心、利尿、扩张血管等。临床出现严重肺水肿、严重外周组织水肿、严重电解质紊乱和肾功能进行性下降的急性心力衰竭患儿可采用超滤治疗。经药物治疗后心力衰竭仍难以控制者可采用主动脉内球囊反搏、左心室辅助装置、体外膜肺氧合等。

四、主要护理诊断/问题

1. 心排血量减少　与心肌收缩力下降有关。
2. 体液过多　与心功能下降、循环淤血有关。
3. 气体交换受损　与肺淤血有关。
4. 潜在并发症：药物不良反应。

五、护理措施

（一）一般护理

1. 休息与卧位　患儿应卧床休息，保持病室舒适，减少刺激，避免患儿烦躁、哭闹，必要时可按医嘱使用镇静药。取平卧位或半卧位，有明显左心衰竭时，取半卧位或坐位，双腿下垂，减少回心血量，降低心脏负荷。卧床患儿应加强肢体的被动运动，以防静脉血栓等并发症发生。待症状稳定后，鼓励患儿进行有规律的体力活动或适量运动。

2. 合理喂养　进食高蛋白、高维生素、清淡、易消化的食物，避免进食胀气及刺激性食物，少量多餐，防止过饱。婴儿喂奶时乳头稍大，避免吸吮费力出现呼吸困难、气促等，但应注意防止呛咳。

3. 保持大便通畅　年长儿应多吃蔬菜、水果，避免便秘及用力排便，帮助或指导患儿（家属）做腹部顺时针按摩，必要时可使用开塞露或睡前服少量食物油。

（二）保持体液平衡

1. 控制输液速度和输液量　每天输液总量应在 50～60ml/kg，速度宜慢，一般不超过 5ml/(kg·h)，以免加重心肺负担。

2. 限制水钠摄入　给予低盐或无盐饮食，每天摄入的钠盐量不超过 0.5～1g。

（三）纠正缺氧

缺氧明显者及时吸氧，急性肺水肿吸氧时给予 20%～30% 乙醇湿化，可降低肺泡表面张力，改善气体交换。

（四）密切观察病情

密切观察生命体征，记录 24h 出入量，监测体重，了解水肿变化。注意做好水肿部位的皮肤护理，观察皮肤水肿部位及受压部位皮肤有无发红、破溃等现象，避免压疮，若发生压疮者应积极处理。

（五）用药护理

1. 洋地黄制剂

（1）用药前　按医嘱正确配制药液；每次注射前应测患儿脉搏（必要时测心率），测量时间须满 1min，若脉率缓慢（年长儿＜70次/分，婴儿＜90次/分）应暂停用药并立即报告医生。

（2）用药时　静脉注射速度要慢（不小于 5min），不能与其他药物混合注射。用药期间应注意以下几点。

1）密切观察患儿有无药物中毒症状：①消化系统反应：恶心、呕吐、食欲缺乏、腹泻等。②心脏毒性反应：心力衰竭症状加重及各种类型的心律失常。③神经反应：视觉障碍，黄视、绿视等。一旦出现洋地黄中毒反应，立即报告医生并遵医嘱停用洋地黄和利尿剂，并补充钾盐。

2）避免输入钙剂，因为钙对洋地黄制剂有协同作用。若必须输入钙剂，两种药物（强心苷类、钙剂）输入间隔在4h以上，并需严密观察心率和心律；暂停进食含钙量高的食物。

3）患儿多进食富含钾的食物或根据医嘱给予氯化钾，因为低血钾是洋地黄制剂中毒的常见诱因。

（3）用药后　给药后1～2h监测心率和心律，观察心力衰竭是否得到改善。

考点　洋地黄制剂用药护理

2. 利尿剂　遵医嘱给予利尿剂，观察药物效果和药物不良反应，注意给药时间，尽量在清晨或上午给药，以免夜间多次排尿影响正常睡眠。定时测量体重并记录尿量，观察水肿变化。若患儿出现四肢无力、腹胀、心音低钝、心律失常等低钾血症表现，应及时报告医生并配合处理。

3. 血管扩张剂　静脉滴注硝普钠时需注意配伍禁忌：①不可与其他药物配伍，应注意现用现配，配制后在6h内使用。②使用避光输液装置，避免药物遇光分解。③由于硝普钠扩血管作用强烈，起效快，血压波动的幅度大，所以必须严格控制滴速（有条件者可用输液泵控制滴速），严密监测血压、心率等。④静脉滴注时要注意防止药液外渗，以免造成患儿局部组织损伤。

（六）心力衰竭预防

预防感染，避免剧烈运动。加强营养，避免或祛除贫血、电解质紊乱、酸中毒等诱因。合理喂养，避免便秘，避免心脏毒性药物的使用。

考点　硝普钠用药护理

六、健康教育

向患儿及其家长介绍本病的相关知识，减少其焦虑和恐惧心理；指导患儿及其家长根据病情合理制订休息、饮食及生活制度；指导家长掌握出院后所用药物的名称、用量、给药时间、方法及常见毒副作用；为家长提供急救中心及医院急诊室电话，以便紧急时使用。

第5节　病毒性心肌炎

案例 10-3

患儿，女，11岁，以"发热2天、胸痛、精神差4h"为主诉入院。2天前患儿受凉后出现发热，体温39℃，无明显时间规律，初无心慌、乏力等表现，到当地诊所予口服"双黄连口服液、柴胡口服液、头孢克肟片"等药物治疗，体温可降至正常但间隔数小时后易复升。4h前突然出现胸痛，伴有精神差，患儿自述心慌、胸口疼痛，家属紧急带患儿到当地医院就诊，心电图提示室性心动过速，心率184次/分，给予降温、营养心肌、激素应用，患儿胸痛、心慌无明显缓解，家属要求转至上级医院进一步救治。病程中无呕吐、咳嗽、咯血、抽搐等。急诊以"暴发性心肌炎?"收入儿科重症监护病房（PICU），入院时体温38.5℃，脉搏175次/分，呼吸32次/分，血压70/30mmHg，体重32kg，血糖10.0mmol/L，肌酸激酶1589U/L，肌酸激酶同工酶活力582U/L，肌钙蛋白0.515ng/ml。

问题：1. 该患儿考虑为何种疾病？
2. 患儿的主要护理问题是什么？
3. 如何护理该患儿？

一、概　　述

病毒性心肌炎（viral myocarditis）是指病毒侵犯心脏所引起的心肌炎症性病变为主要表现的疾病，部分病例可伴有心包炎和心内膜炎。本病由病毒感染引起，任何年龄段均可发生，但以3～10岁小儿多见，如能及早诊断和治疗，预后大多良好，部分患儿因治疗不及时或病后调养失宜，可迁延不愈而致顽固性心律失常。

其病理特征为心肌细胞的变性、坏死，儿童期的发病率尚不确切。引起儿童心肌炎的主要病原体是肠道病毒和呼吸道病毒，其中以柯萨奇病毒（B组和A组）最常见，其次为埃可病毒，其他病毒如脊髓灰质炎病毒、腺病毒、流感和副流感病毒、单纯疱疹病毒等均可引起心肌炎。本病的发病机制尚不完全清楚，一般认为与病毒及其毒素对心肌细胞的直接损害和病毒触发人体自身免疫反应而引起的心肌损害有关。

二、护理评估

（一）健康史

询问近期有无呼吸道及消化道病毒感染史和传染病接触史；有无发热、心前区不适、胸闷、乏力症状；评估饮食、睡眠及活动耐力情况。

（二）身心状况

1. 症状和体征

（1）前驱症状　患儿发病前常有上呼吸道或肠道等病毒感染史，多伴有全身不适、发热、咽痛、腹痛、腹泻、肌痛和皮疹等症状。

（2）心肌炎表现　轻症患儿可无自觉症状，仅表现心电图的异常；多数患儿表现为精神萎靡、全身疲乏、食欲减退、恶心呕吐、腹痛、气促、心悸和心前区不适或胸痛。少数重症患儿则发生暴发心源性休克、急性心力衰竭，可在数小时或数天内死亡。

（3）体格检查　心脏轻度扩大，伴有心音低钝及奔马律，安静时心动过速，伴心包炎者可听到心包摩擦音。重症患儿可出现血压下降，甚至发展为充血性心力衰竭或心源性休克。

2. 心理-社会状况　评估患儿及家长对本病的了解程度，能否配合医院的治疗和护理，是否有焦虑及恐惧心理等。

（三）辅助检查

1. 血常规及红细胞沉降率（血沉）检查　急性期白细胞总数轻度增高，以中性粒细胞为主；部分患儿血沉轻度或中度增高。

2. 血清酶的测定 早期血清肌酸激酶（CK）及其同工酶、血清乳酸脱氢酶（LDH）多增高，尤其是来自心肌的同工酶（CK-MB）或心肌肌钙蛋白（cTnT 或 cTnI）的升高，是心肌炎的诊断依据之一。

3. 心电图 心肌受累时出现 ST 段改变和 T 波低平。可发生各种不同程度的心律失常。

4. 病原学检查 疾病早期可从咽拭子、血液、粪便中分离出病毒，但需结合血清抗体测定才更有意义。

5. PCR 在疾病早期可通过 PCR 技术检测出病毒核酸。

6. X 线检查 轻者心影正常。合并心包积液、心力衰竭或反复迁延不愈者心脏搏动减弱，心影增大。

三、治疗要点

主要治疗要点是休息和改善心肌营养，可应用大剂量维生素 C、辅酶 Q_{10}、1,6- 二磷酸果糖、维生素 E、复合维生素 B 等；病毒感染早期可抗病毒治疗；一般不使用糖皮质激素，但当出现心源性休克、严重心律失常、心力衰竭时应足量、早期使用。此外，中医疗法在治疗该疾病方面具有独特优势，在各阶段的治疗中适当应用活血化瘀药、针灸疗法，可以通脉和血，有利于心脏功能恢复。

四、主要护理诊断/问题

1. 活动无耐力 与心肌受损、收缩无力、组织供氧不足有关。
2. 潜在并发症：心律失常、心力衰竭、心源性休克等。
3. 知识缺乏：家长及患儿缺乏本病的治疗及护理等相关知识。

五、护理措施

1. 休息 急性期需卧床休息，至体温正常 3~4 周，以减轻心脏负荷。恢复期继续限制活动量，至总休息时间 6 个月及以上。重症患儿心脏扩大、心力衰竭者，应适当延长卧床休息时间，待心力衰竭控制、心脏情况好转后，再逐渐开始活动。

2. 密切观察病情 密切观察和记录患儿精神状态、面色、生命体征、心律等变化。有明显心律失常者应持续心电监测，如发现有严重心律失常或心力衰竭等并发症表现时，应立即报告医生，及时处理。

3. 用药护理 应用洋地黄制剂时剂量应偏小，并注意观察药物作用效果（参见本章第 4 节）。

4. 预防与康复 在中医理论指导下的合理预防和调摄方法，可在一定程度上改善病毒性心肌炎患儿症状，延缓疾病进展。具体方法包括调摄精神，避免情绪波动；避免受寒，保持生活起居规律；劳逸结合，坚持适当活动等。在病毒性心肌炎心脏康复的全程管理过程中，推荐在药物处方的基础上，增加运动处方和心理处方，包括太极拳、八段锦等，可以帮助患儿恢复生理、心理和社会功能状态，预防并发症，提高患儿生活质量。

5. 健康指导 向患儿及家长介绍本病病因、治疗及护理相关知识；强调患儿休息的重要性；出院后需继续应用抗心律失常药物者，应让患儿及家长了解常用抗心律失常药物名称、剂量、用药时间及副作用、告知出院后定期门诊复查时间。

自测题

A₁/A₂型题

1. 左向右分流型心脏病是（　　）
   A. 房间隔缺损　　　B. 大动脉错位
   C. 主动脉缩窄　　　D. 肺动脉狭窄
   E. 法洛四联症

2. 法洛四联症青紫程度及出现早晚取决于（　　）
   A. 肺动脉狭窄程度
   B. 室间隔缺损大小
   C. 主动脉骑跨程度
   D. 右心室肥厚程度
   E. 左心室肥厚程度

3. 法洛四联症患儿一旦出现缺氧发作，护士应将患儿置于何种体位（　　）
   A. 平卧位　　　B. 半卧位
   C. 侧卧位　　　D. 膝胸卧位
   E. 去枕平卧位

4. 先天性心脏病患儿发生心力衰竭使用洋地黄制剂时，婴幼儿心率应不低于（　　）
   A. 60～70次/分
   B. 70～80次/分
   C. 80～90次/分
   D. 90～100次/分
   E. 100～120次/分

5. 病毒性心肌炎患儿一般要求的总休息时间是（　　）
   A. 1～2周　　　B. 2～3周
   C. 1～2个月　　D. 3～4个月
   E. 6个月及以上

6. 患儿，女，6岁。自幼体弱，易疲劳、易感冒。查体：胸骨左缘第2肋间可闻及粗糙连续性机器样杂音，可见毛细血管搏动及股动脉枪击音。应考虑该患儿为（　　）
   A. 房间隔缺损　　　B. 室间隔缺损
   C. 动脉导管未闭　　D. 法洛四联症
   E. 肺动脉狭窄

7. 患儿，男，4岁。自幼青紫，生长发育落后，杵状指（趾），喜蹲踞，诊断为法洛四联症。20min前，在剧烈活动后患儿突然发生晕厥，可能的原因为（　　）
   A. 癫痫　　　B. 重度贫血
   C. 缺氧发作　D. 呼吸衰竭
   E. 心力衰竭

A₃/A₄型题

（8～10题共用题干）

患儿，男，1岁。生后3个月开始出现口唇青紫，并逐渐加重，诊断为法洛四联症。

8. 患儿哭闹后，出现面色青紫，呼之不应，可能的病因是（　　）
   A. 肺动脉高压　　B. 缺氧发作
   C. 脑出血　　　　D. 脑栓塞
   E. 心力衰竭

9. 此时护士处理方法正确的是（　　）
   A. 置患儿于膝胸卧位　B. 进行心电监测
   C. 查看瞳孔　　　　　D. 压迫眶上神经
   E. 建立静脉通路

10. 此疾病最容易出现的并发症是（　　）
    A. 红细胞增多症　　　B. 支气管肺炎
    C. 充血性心力衰竭　　D. 肺水肿
    E. 脑血栓、脑脓肿

（钟丽明）

第11章 血液系统疾病患儿的护理

第1节 儿童造血及血液特点

儿童在解剖、生理、病理等方面都与成人有所不同，其造血功能和血液组成也具有其自身特点。

一、造血特点

儿童造血可分为胚胎期造血和生后造血。

(一) 胚胎期造血

胚胎期造血始于卵黄囊，主要分为3个时期。

1. 中胚叶造血期　在胚胎第3周开始卵黄囊造血出现，随后在中胚叶组织中出现原始的有核红细胞，这是原始造血成分，胚胎第6周后中胚叶造血开始消退，到第12～15周中胚叶造血功能消失。

2. 肝脾造血期　肝脏是胎儿中期的主要造血器官，肝造血在胚胎第6～8周时出现，4～5个月时达到高峰，直到胎儿期6个月后造血功能开始消退，约在出生时停止。在胚胎第8周时出现脾脏造血，5个月后脾脏生成红细胞和粒细胞功能停止，但可终生具备生成淋巴细胞的功能。胸腺造血在胚胎第8周时出现，主要生成淋巴细胞。淋巴结在胚胎第11周时开始生成淋巴细胞，可终身生成淋巴细胞和浆细胞。

3. 骨髓造血期　在胚胎第6周时出现骨髓，至胎儿4个月时有造血活动，并迅速成为主要的造血器官，至出生2～5周后骨髓成为唯一的造血场所。

(二) 生后造血

1. 骨髓造血　红骨髓成为婴儿出生后主要的造血器官。婴幼儿期所有骨髓均为红骨髓，全部参与造血，以满足生长发育的需要。5～7岁以后红骨髓逐渐被脂肪组织（黄骨髓）所替代，但黄骨髓仍具有潜在的造血功能，当造血需要增加时，黄骨髓可转变成红骨髓而恢复造血功能，就会出现骨髓外造血。

2. 骨髓外造血　在正常情况下骨髓外造血很少见。当婴幼儿发生感染、严重贫血等造血需要增加的情况时，肝、脾、淋巴结出现肿大，恢复到胎儿时期的造血状态，同时外周血中可出现有核红细胞和（或）幼稚中性粒细胞。感染及贫血纠正后，肝、脾、淋巴结即可恢复正常，称为骨髓外造血。这是儿童造血器官的一种特殊反应，成人若出现骨髓外造血，则是造血功能紊乱的一种表现。

二、血液特点

(一) 红细胞数和血红蛋白量

胎儿期红细胞数和血红蛋白量均较高，是由于胎儿期处于相对缺氧的状态，使红细胞生成素合成增加。刚出生时红细胞数为 $(5.0 \sim 7.0) \times 10^{12}/L$，血红蛋白（Hb）$150 \sim 220g/L$。随着出生后自主呼吸的建立，血氧含量迅速增加，红细胞生成素减少，骨髓造血功能暂时性低下；红细胞寿命短且破坏较多；婴儿生长迅速，循环血量增加导致血液被稀释等因素，致使红细胞数和血红蛋白量降低，至 $2 \sim 3$ 个月时，红细胞数降至 $3.0 \times 10^{12}/L$ 左右，血红蛋白量降至 $100g/L$ 左右，婴儿可出现轻度贫血，称为生理性贫血。生理性贫血呈自限性特点，3 个月以后，红细胞数和血红蛋白量又逐渐上升，12 岁时达成人水平。

(二) 白细胞数与分类

新生儿出生时白细胞计数为 $(15 \sim 20) \times 10^9/L$，$6 \sim 12h$ 后达到 $(21 \sim 28) \times 10^9/L$，之后逐渐下降。婴儿期白细胞计数维持在 $10 \times 10^9/L$ 左右，8 岁后接近于成人水平。

白细胞分类的主要特点是中性粒细胞和淋巴细胞比例会出现两次交叉的动态变化。出生时中性粒细胞约占 65%，淋巴细胞约占 30%。随着白细胞总数的下降，中性粒细胞比例也相应下降，淋巴细胞比例上升，在生后 $4 \sim 6$ 天时两者比例约相等，形成第一次交叉；之后中性粒细胞数目继续下降至 35% 后开始上升，淋巴细胞继续上升至 60% 时开始下降，在 $4 \sim 6$ 岁时两者比例又相等，形成第二次交叉；7 岁以后白细胞分类与成人相似。

考点 中性粒细胞和淋巴细胞的两次交叉

(三) 血小板

血小板计数与成人相似，为 $(150 \sim 300) \times 10^9/L$。

(四) 血容量

儿童血容量相对比成人多，新生儿时期，血容量约占体重的 10%，年长儿占体重的 8% $\sim$ 10%，成人占体重的 6% $\sim$ 8%。

第 2 节　贫血患儿的护理

一、概　　述

(一) 贫血的定义

贫血是指外周血中单位容积内的红细胞数或血红蛋白量低于正常。不同年龄的儿童，红细胞数和血红蛋白量也是不同的。6 个月以下婴儿由于生理性贫血等因素，血红蛋白值变化较大，目前尚无统一标准，目前暂定的诊断贫血的标准是：新生儿期 $Hb < 145g/L$、$1 \sim 4$ 个月 $Hb < 90g/L$、$4 \sim 6$ 个月 $Hb < 100g/L$ 者为贫血。2023 年我国卫生行业标准提出 6 个月以上儿童贫血的判定标准（海拔 1000m 以下）是：6 个月至 5 岁 $Hb < 110g/L$，$5 \sim 12$ 岁 $Hb < 115g/L$，$12 \sim 15$ 岁 $Hb < 120g/L$，> 15 岁（男性）$Hb < 130g/L$，> 15 岁（女性）$Hb < 120g/L$ 者为贫血。

（二）贫血的分度

可依据末梢血中血红蛋白量或红细胞数将贫血分为轻、中、重、极重四度，见表11-1。

表11-1 贫血的分度

	轻度	中度	重度	极重度
儿童Hb（g/L）	90～	60～90	30～60	＜30
新生儿Hb（g/L）	120～144	90～120	60～90	＜60

考点　贫血的分度

（三）贫血的分类

1. 病因分类　根据贫血发生的原因分类可明确贫血的性质，主要分为红细胞和血红蛋白生成不足、溶血性贫血、失血性贫血三大类。

（1）红细胞和血红蛋白生成不足　①造血物质缺乏：如铁缺乏引起的缺铁性贫血、维生素B_{12}和叶酸缺乏引起的巨幼细胞贫血等。②骨髓造血功能障碍：骨髓造血功能衰竭引起的再生障碍性贫血，或因放射线、化学物质、药物所致的骨髓抑制等。③其他：慢性肾病所致的贫血，或因感染及炎症引起的贫血。

（2）溶血性贫血　因红细胞内在异常或外在因素引起。①红细胞内在异常：红细胞膜结构缺陷、红细胞酶缺乏、血红蛋白合成异常等。②红细胞外在因素：一是免疫因素，如新生儿溶血；二是非免疫因素，如感染、物理化学因素、毒素、弥散性血管内凝血等。

（3）失血性贫血　出生后儿童患有出血性疾病、创伤性大出血等因素引起的急性失血；婴儿对鲜牛乳过敏，以及肠息肉、溃疡病等因素引起的慢性失血。

2. 形态分类　根据平均红细胞体积（MCV）、平均红细胞血红蛋白（MCH）和平均红细胞血红蛋白浓度（MCHC）的值，将贫血分为大细胞性、正细胞性、单纯小细胞性、小细胞低色素性贫血四类。

二、营养性缺铁性贫血患儿的护理

案例11-1

患儿，女，7个月，出生后一直母乳喂养，未曾添加辅食。近2个月以来出现面色苍白、食欲减退。查体：体温36.3℃，脉搏100次/分，呼吸26次/分，精神差，面色口唇苍白。肝肋下4cm。实验室检查：血红蛋白60g/L，红细胞$3.0×10^{12}$/L。

问题：1. 该患儿可能患了什么疾病？
2. 目前该患儿主要的护理问题有哪些？
3. 应该如何对患儿进行护理？

（一）概述

营养性缺铁性贫血（nutritional iron deficiency anemia，NIDA）是由于体内铁缺乏导致血红蛋白合成减少所致的一种贫血，在临床上以小细胞低色素性贫血、血清铁蛋白减少和铁剂治疗有效为特点。以6个月～2岁发病率最高，是儿童常见的一种贫血类型，是我国儿童保健重点防治的"四病"之一。

1. 病因

（1）铁摄入不足　是引起缺铁性贫血的主要原因。尽管母乳铁吸收率高，但在人乳、牛乳、谷物中的含铁量较低，若6个月以上仍纯母乳喂养而未及时添加含铁丰富的辅食，很容易引起缺铁性贫血。同时年长儿偏食、挑食等原因也可导致铁摄入不足。

（2）先天储铁不足　在妊娠最后3个月胎儿从母体获得的铁最多，可满足其生后4～5个月所需。因此，早产、双胎或多胎、胎儿失血和孕母纯素食导致的严重缺铁等均可使胎儿储铁减少。

（3）生长发育因素　婴儿期生长发育迅速，3个月和1岁时体重分别为出生时的2倍和3倍；随着体重的增加，血容量也增加较快，1岁时血液循环中的血红蛋白增加2倍，早产儿的体重及血红蛋白增加更快，如不及时添加含铁丰富的食物，就会引起缺铁。

（4）铁的丢失过多　体内任何部位的长期慢性失血均可导致缺铁。婴儿长期食用未经加热处理的鲜牛奶可因对牛奶过敏而致肠出血，每天失血量约为0.7ml，临床最常见的原因是消化道出血和青春期女孩月经量增多。

（5）其他因素　婴儿反复呼吸道感染、腹泻容易发生NIDA；缺乏维生素A及某些B族维生素也与贫血的发生有关。另外，社会经济因素也会增加婴儿发生贫血的风险。

考点　缺铁性贫血的主要原因

链接

人体铁的来源

体内铁的来源主要有两条途径：一是食物中的铁；二是由衰老的红细胞破坏后释放出的血红蛋白铁。食物中的铁分为两种，一种是血红素铁，存在于动物性食物中，如肝、肾、瘦肉、蛋黄、鱼等，吸收率高。另一种是非血红素铁，存在于植物性食物中，如黑木耳、黑芝麻等，吸收率低。衰老红细胞释放的铁几乎全部能被重吸收利用。

2. 发病机制

（1）铁对造血系统的作用　铁是合成血红蛋白的主要原料。缺铁时由于血红素生成不足，使血红蛋白合成减少，导致新生的红细胞内血红蛋白含量不足，细胞质减少，细胞变小，染色变淡；而缺铁对细胞的分裂、增殖影响不大，所以红细胞数量减少不如血红蛋白减少明显，最终形成小细胞低色素性贫血。

（2）铁对其他系统的作用　缺铁可使多种含铁酶的活性减低，由于这些含铁酶与生物氧化、组织呼吸、神经递质分解与合成有关，因此铁缺乏时引起细胞功能紊乱，产生一些非造血系统的表现。

（二）护理评估

1. 健康史　评估患儿是否早产、多胎及生长发育的情况，评估患儿的喂养方法、饮食习惯，是否按时添加辅食和辅食的种类；患儿有无反复呼吸道感染、慢性腹泻等疾病；询问母亲妊娠期间有无严重贫血或纯素食等。

2. 身心状况

（1）症状和体征 本病任何年龄均可发病，以6个月至2岁最多见。该病发病缓慢，多数患儿就诊时贫血已较重，其临床表现随病情轻重而有所不同。

1）一般贫血的表现：皮肤、黏膜苍白，以唇、口腔黏膜及甲床最明显。容易疲乏，不爱活动。年长儿可主诉乏力、头晕、眼前发黑、耳鸣等。

2）骨髓外造血表现：由于骨髓外造血而引起肝、脾、淋巴结轻度肿大；年龄越小、病程越久、贫血越重，肝、脾、淋巴结肿大越明显。

3）非造血系统表现：①消化系统症状。食欲减退，可有呕吐、腹泻；可出现口腔炎、舌炎或舌乳头萎缩；少数患儿有异食癖，如喜食泥土、墙皮、煤渣、生米、冰块、石子等。②神经系统症状。婴幼儿有烦躁不安或精神萎靡、易激惹的表现；年长儿有注意力不集中、记忆力减退、智力低于同龄儿的表现。③心血管系统症状。贫血明显时心率加快，严重者心脏扩大，甚至发生心力衰竭。④其他：毛发枯黄无光泽、易脱落，皮肤干燥；因细胞免疫功能低下，易合并感染。可因上皮组织异常而出现"反甲"，薄脆易裂等。

考点 缺铁性贫血主要临床表现

（2）心理-社会状况 对于严重贫血的患儿，由于长期营养缺乏，生长发育落后，导致智力、体格的发育受到影响，不能像同龄儿一样尽情地玩耍和做游戏；同时在课堂上注意力不易集中，记忆力和理解能力都较同龄儿差，会使患儿产生自卑、焦虑、厌学等心理；由于家属对本病知识的缺乏，对于异食癖的患儿，家属和社会常常不能正确对待，过多责备，甚至歧视，会对患儿心理产生不良的影响。

3. 辅助检查

（1）外周血常规 血红蛋白降低比红细胞数减少更明显，呈小细胞低色素性贫血。外周血涂片可见红细胞大小不等，以小细胞为多，中央淡染区扩大；网织红细胞数正常或轻度减少。白细胞、血小板一般无改变。

（2）骨髓象 幼红细胞增生活跃，以中、晚幼红细胞增生为主。各期红细胞体积均较小，胞质量少，显示胞质成熟程度落后于胞核。粒细胞和巨核细胞系一般无明显异常。

（3）血清铁蛋白（serum ferritin，SF） 是肝脏产生的急性期蛋白，反映人体内储存铁含量的重要指标，其水平受炎症状态、慢性疾病等因素影响而上升，WHO给出了不同年龄诊断缺铁性贫血的血清铁蛋白标准，见表11-2，推荐将其作为我国确诊缺铁性贫血的标准。

表11-2 不同年龄段人群诊断IDA的血清铁蛋白标准

年龄	表观健康人群（μg/L）	感染或合并慢性炎症患者（μg/L）
婴幼儿（0～2岁）	<12	<30
儿童/成人（≥2岁）	<15	<70
孕妇（孕晚期）	<15	

考点 缺铁性贫血血常规改变

(三)治疗要点

本病的治疗原则为祛除病因,补充铁剂,必要时输血。积极治疗导致缺铁性贫血的原发病因,补充铁剂以口服为主,口服铁剂首选二价铁盐制剂,常用的有硫酸亚铁、富马酸亚铁、葡萄糖酸亚铁等。口服剂量为每日 4~6mg/kg,分 2~3 次给予,疗程至血红蛋白达正常水平后 2 个月停药,用以补充储存铁,必要时可同时补充叶酸和维生素 B_{12}。铁剂服量过大时可产生中毒现象,如恶心、呕吐、不安,严重者发生昏迷、肝坏死、胃肠道出血或末梢循环衰竭等。

考点 缺铁性贫血铁剂治疗的疗程

(四)主要护理诊断/问题

1. 活动无耐力 与贫血导致组织器官缺氧有关。
2. 营养失调:低于机体需要量 与铁先天储备不足、供应不足、消耗增加有关。
3. 潜在并发症:感染、心力衰竭。
4. 知识缺乏:家长缺乏本病的预防知识。

(五)护理措施

1. 合理安排休息与活动 保证充足睡眠,合理安排休息方式。患儿病室应保持安静和清洁,阳光充足,空气新鲜。根据患儿自身情况随时调整每次活动强度及持续的时间。

(1)护士针对烦躁易激动的患儿应耐心细致地看护,尽量避免哭闹而使缺氧加重,各种护理操作应集中进行。

(2)对轻中度贫血的患儿,应根据患儿活动后的表现,选择适合的活动,不需严格限制其日常活动,活动间歇要保证其充分地休息,并保证生活的规律性。

(3)重度贫血的患儿,活动后可出现心悸、气短,症状加重,应尽量减少活动量,并给予吸氧、休息,以减轻心脏负担,并定时测心率。

2. 合理补充含铁食物 应纠正挑食、偏食的不良饮食习惯,注意饮食的合理搭配。

(1)婴儿提倡母乳喂养,按时添加含铁丰富的辅食,鲜牛乳喂养儿要将牛乳加热处理后才能喂养婴儿,防止因蛋白质过敏引起肠出血,从而导致铁的丢失。

(2)要创造良好的进食环境,制订合理的饮食计划,提供含铁丰富的辅食(如动物肝、瘦肉、香菇、银耳、豆类、海带、紫菜、黑木耳等)。纠正年长儿挑食、偏食的习惯,鼓励主动进食,注意食物色、香、味的搭配,经常更换食物的品种,给予高蛋白、高维生素、高铁的食品。对食欲缺乏的患儿,遵医嘱为患儿服用助消化的药物,可以促进消化,增进食欲。

3. 遵医嘱补充铁剂 纯母乳喂养的早产儿和低体重儿生后 2 周开始补铁,直至 12 月龄。不能母乳喂养的婴儿应采用铁强化配方乳,一般无须额外补铁;1 岁以内不宜采用纯牛乳喂养。母乳喂养的足月儿 4 个月开始补铁,至能够摄入足量富含铁的辅食。

(1)口服铁剂 铁剂首选口服,二价铁盐更容易吸收。口服铁剂时应注意:①应在两餐之间服用。②铁剂会引起胃肠道反应,应从小剂量开始,如无不良反应,可在 1~2 天内加至足量。③可与促进铁吸收的食品同服,如维生素 C、稀盐酸等;避免与钙剂、茶、咖啡等阻碍铁吸收的食品同服;牛奶含磷较多,可影响铁的吸收,故口服铁剂时不宜饮用牛奶。④铁剂可使牙齿染黑,所以服用液体铁剂时应用吸管直接吸服或服药后立即漱口,防止染黑牙齿。⑤服用铁剂后可出现柏油样便,属于正常现象,告知家属不要紧张,停用铁剂后症状自然缓解。

> **考点** 口服铁剂的注意事项

(2)注射铁剂 不能口服铁剂时选用注射方法。注射铁剂时易发生不良反应,甚至可因过敏反应致死,所以应慎用。其适应证是:①明确诊断但口服铁剂治疗无效者。②口服铁剂后胃肠道反应严重。③由于胃肠疾病手术后不能应用口服铁剂或口服铁剂吸收不良者。注射铁剂时应注意:①应深部肌内注射,抽取药液后须更换注射针头,以防药液渗入皮下组织致局部坏死。②每次应更换注射部位,注射后勿按揉。③首次注射铁剂应严密观察是否有过敏反应发生。

(3)疗效判断 铁剂治疗有效者,用药12~24h后,烦躁等精神症状减轻,食欲增加。网织红细胞数能最早反映治疗效果,于补铁3~4天后开始上升,7~10天达高峰,补铁2周后血红蛋白逐渐上升,4周后血红蛋白应上升>20g/L,每2~3个月复查1次血常规,直到血红蛋白达到相应年龄的正常范围再继续口服治疗1~2个月。

4.观察病情,预防并发症

(1)观察病情变化 严密观察皮肤黏膜、口唇、甲床苍白情况,对重症患儿应特别注意观察其脉搏、血压的变化情况,如有异常及时报告医生。

(2)预防感染 缺铁可以造成细胞免疫功能缺陷,容易发生感染,所以不要带患儿到人群密集的场所,防止交叉感染。鼓励患儿多饮水,防止发生口腔感染。同时注意保持皮肤清洁,勤洗澡,勤换衣。

(3)防止发生心力衰竭 重症贫血患儿需卧床休息以减少氧的消耗。取半卧位可减少回心血量,必要时给予吸氧。如患儿出现心悸、气促、发绀、肝脏增大等表现时,应及时报告医生并按心力衰竭进行护理。

> **考点** 铁剂治疗后疗效观察

(六)健康教育

1. 指导孕妇及哺乳期的母亲多食用含铁丰富的食物,做好保健工作。
2. 宣传母乳喂养的好处,鼓励母乳喂养。因为母乳中铁的吸收率较牛乳高,所以生后6个月内母乳喂养的婴儿,可以维持血红蛋白和储存铁在正常范围。人工喂养的儿童应选择强化铁的配方乳,要及时添加辅食。
3. 指导家属科学安排患儿的活动强度和时间,合理安排患儿的日常生活。
4. 详细告知家属口服铁剂的注意事项、服药时间及不良反应,让家属能够正确应对。
5. 指导家属避免带患儿去公共场所,防止发生交叉感染。
6. 对严重贫血导致的智力减退和成绩下降的患儿,应加强训练和教育,给予更多的关爱,减轻患儿的自卑心理;不应责备和歧视有异食癖的患儿,应协助其纠正不良嗜好,增强患儿自信心。

三、营养性巨幼细胞贫血患儿的护理

案例 11-2

1岁患儿,羊乳喂养,未加辅食,2个月前发现患儿活动少,不哭、不笑、面色蜡黄,表情呆滞,手及下肢颤抖。检查发现肝、脾增大,血红细胞 $1.0×10^{12}$/L,血红蛋白 50g/L。

问题:1. 该患儿可能患了什么疾病?
   2. 该病的主要发病原因是什么?
   3. 应该如何对患儿进行护理?

(一)概述

营养性巨幼细胞贫血是由维生素 B_{12} 和(或)叶酸缺乏所致的一种大细胞性贫血。临床主要特点是贫血、神经精神症状、红细胞的体积变大,骨髓中出现巨幼红细胞,用维生素 B_{12} 和(或)叶酸治疗有效。多见于6个月至2岁幼儿。

1. 病因

(1)储存不足　孕妇怀孕期间体内维生素 B_{12} 和叶酸不足,会导致胎儿生后即缺乏。

(2)摄入量不足　由于羊乳中叶酸含量很低,长期单纯羊乳喂养的儿童,没有及时添加辅食,可致叶酸缺乏。单纯母乳喂养、人工喂养不合理、严重偏食的婴幼儿,可导致维生素 B_{12} 和叶酸缺乏。

(3)需要量增加　婴儿生长发育较快,对叶酸、维生素 B_{12} 的需要量也相对增加;在严重感染时,维生素 B_{12} 的消耗量增加,需及时补充。

(4)吸收或代谢障碍　肠道疾病和慢性腹泻时可影响叶酸和维生素 B_{12} 的吸收或代谢。

(5)疾病或药物因素　维生素C缺乏可增加叶酸的消耗;严重感染可增加维生素 B_1 的消耗;长期应用广谱抗生素、抗癫痫药、抗叶酸药可导致叶酸的缺乏。

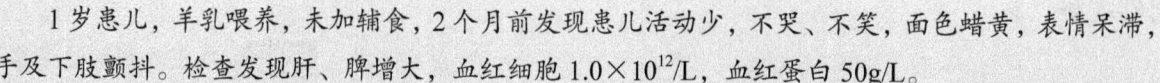
考点　营养性巨幼细胞贫血的病因

2. 发病机制　维生素 B_{12} 和叶酸参与红细胞DNA的合成,缺乏时可导致DNA合成减少。幼红细胞内的DNA合成减少,则出现细胞核的发育落后于细胞质的发育,红细胞的体积变大,形成了巨幼红细胞。巨幼红细胞容易被破坏,寿命缩短,从而出现贫血。当维生素 B_{12} 缺乏时可致中枢和外周神经髓鞘受损,因而出现神经精神症状。

(二)护理评估

1. 健康史　询问母亲孕期的营养情况,是否长期素食而导致营养缺乏。评估患儿的生长发育情况,是否长期单纯的乳类喂养而未及时添加辅食,是否有不良的饮食习惯,有无疾病及用药史。

2. 身心状况

(1)症状和体征　起病缓慢,发病年龄以6个月至2岁多见。①一般表现:多数儿童呈虚胖或颜面轻度水肿,毛发细黄、稀疏,严重者皮肤可见出血点或瘀斑。②贫血表现:皮肤呈蜡黄色或苍黄色,睑结膜、口唇、指甲处苍白,疲乏无力,偶有轻度黄疸,常伴有肝、脾轻度肿大等骨髓外造血的表现。③神经、精神症状:为本病所特有的表现。患儿可表现出烦躁不安、易怒等症状。维生素 B_{12} 缺乏的患儿表现为表情呆滞、反应迟钝、嗜睡、少哭不笑、不认识亲人，甚至智力、动作发育落后及倒退现象。重症患儿可出现肢体、头部或全身的不规则震颤，甚至抽搐、感觉异常、共济失调、踝阵挛和巴宾斯基征阳性等。④其他：消化系统症状可表现为厌食、恶心、呕吐、腹泻和舌炎等，常出现较早；严重病例可出现心力衰竭，同时易发生感染和出血。

（2）心理-社会状况　本病多发生于婴幼儿时期，不但会影响到儿童体格发育，还会影响到儿童神经精神及心理的正常发育。例如，儿童出现注意力不集中、反应迟钝、情绪不稳定等。震颤的患儿不能和其他同龄儿一样正常游戏和生活，会产生烦躁、焦虑、抑郁、自卑的心理。同时家属由于对本病知识的认知不足，没有给予儿童合理的喂养，因而出现歉疚、焦虑及担忧等心理，应及时给予健康指导。

考点 营养性巨幼细胞贫血的临床表现

3. 辅助检查

（1）血常规　红细胞下降比血红蛋白下降更明显。血涂片可见红细胞大小不等，以大细胞为主，中央淡染区不明显，可见巨幼变的有核红细胞（图11-1），网织红细胞、白细胞、血小板计数常减少。

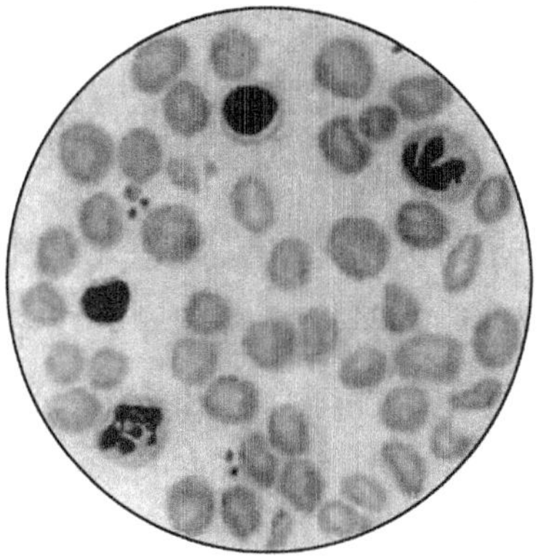

（2）骨髓象　增生活跃，以红细胞系增生为主，粒、红系均出现巨幼变。表现为胞体变大、胞核的发育落后于胞质。

（3）血清维生素 B_{12} 和叶酸测定　血清维生素 B_{12} 正常值为 $200\sim800ng/L$，$<100ng/L$ 为缺乏。血清叶酸水平正常值为 $5\sim6\mu g/L$，$<3\mu g/L$ 为缺乏。

图11-1　营养性巨幼细胞贫血的血涂片

考点 营养性巨幼细胞贫血的血常规改变

（三）治疗要点

1. 一般治疗　科学喂养，及时添加含维生素 B_{12} 和叶酸丰富的辅食；加强护理，防止发生感染。

2. 祛除病因　对可能引起维生素 B_{12} 和叶酸缺乏的原因要及时祛除，积极治疗原发病。

3. 维生素 B_{12} 和叶酸治疗　有神经精神症状者，主要以维生素 B_{12} 治疗为主，不需加服叶酸，否则会加重神经精神症状。维生素 B_{12} 每次肌内注射 $100\mu g$，每周 $2\sim3$ 次，连用数周，直到临床症状好转、血常规恢复到正常为止。叶酸口服每次 $5mg$，每日 3 次，可与维生素 C 同服，有利于叶酸吸收，连续用至临床症状好转、血常规恢复正常为止。

考点 营养性巨幼细胞贫血的治疗要点

（四）主要护理诊断/问题

1. 营养失调：低于机体需要量　与维生素 B_{12} 和（或）叶酸摄入不足、吸收不良有关。
2. 生长发育改变　与营养不足、贫血及维生素 B_{12} 缺乏有关。
3. 活动无耐力　与贫血致组织器官缺氧有关。
4. 有受伤的危险　与肢体或全身震颤及抽搐有关。

（五）护理措施

1. 补充维生素 B_{12} 和叶酸

（1）指导合理饮食　指导乳母多吃维生素 B_{12} 和叶酸含量丰富的食物，及时为儿童添加维生素 B_{12} 和叶酸含量丰富的辅食，如新鲜的绿叶蔬菜、水果、谷类和动物肝肾等。对于食欲缺乏的儿童要注意食物色、香、味的搭配，增强儿童的食欲。同时要纠正年长儿挑食、偏食的不良习惯。

（2）遵医嘱给药　有神经精神症状的患儿，应以维生素 B_{12} 治疗为主。叶酸治疗时加服维生素C有助于叶酸的吸收。恢复期应加用铁剂，目的是防止红细胞增加过快时出现缺铁性贫血。

2. 注意休息，适当活动　贫血患儿一般不必严格卧床，可根据患儿活动后的耐受情况安排活动量，如有烦躁、抽搐、震颤的患儿要限制活动。

3. 加强护理，预防受伤　严密观察患儿病情变化，患儿一旦出现全身抽搐、震颤、共济失调时，严重者可遵医嘱给予镇静剂。对已出牙的患儿，为防止舌咬伤可在上下臼齿之间垫缠有纱布的压舌板。

（六）健康教育

护理人员应及时向患儿家属介绍本病的发病原因、临床表现、治疗方法及预后。在患儿出现神经精神症状时指导家属不要惊慌，及时合理的药物治疗可改善神经精神症状。指导家属合理地添加辅食，如瘦肉、海产品、蛋类、绿叶蔬菜、水果、谷类及动物的肝、肾等；年长儿要教育其克服挑食的不良习惯，与家属共同制订健康营养的食谱，满足儿童所需。贫血的患儿因抵抗力低下，容易发生交叉感染，所以应避免带患儿去公共场所。

第3节　出血性疾病患儿的护理

一、血友病患儿的护理

（一）概述

血友病是一种X染色体连锁的隐性遗传性出血性疾病。根据所缺乏凝血因子的种类，分为血友病A（Ⅷ因子缺乏）、血友病B（Ⅸ因子缺乏）。其中以血友病A最常见。此病特点为终生的轻微损伤后发生长时间的出血。

1. 病因　为遗传性疾病。绝大多数情况下只有男性患病，女性作为缺陷的基因携带者。

2. 发病机制　凝血因子基因缺陷导致其水平和功能低下，血液凝固异常。血友病A、血友病B为X连锁隐性遗传，男性发病，女性传递。

（二）护理评估

1. 健康史　询问患儿家庭中是否有家族史等，女性患儿应询问其父亲是否为血友病患者。

2. 身心状况

（1）症状和体征　主要表现为出血，血友病A、B出血程度重，这与相关凝血因子缺乏程度有关，缺乏的程度与出血轻重呈正相关。其临床表现为关节、肌肉、内脏和深部组织自发性或轻微外伤后出血难止，常在儿童期起病，反复关节出血导致患儿逐渐出现关节活动障碍而残疾。常有皮肤瘀斑、黏膜出血、软组织或深部肌肉内血肿。负重关节出现反复出血，如膝关节、踝关节等，出血后可致关节疼痛、肿胀、僵硬、畸形、骨质破坏等症状，最终功能丧失。也可见消化道、泌尿道等内脏出血。颅内出血较少见，但能够危及生命。

（2）心理-社会状况　了解家长的心理状况，对病情的理解程度，因反复出血，不能根治而使患儿及家属悲观和焦虑，应给予安慰和鼓励。年长儿因与同学分离，会产生孤独感，应安排同学、同伴探望，并鼓励年长患儿表达想法。

考点 血友病临床表现

3. 辅助检查

（1）初筛试验　凝血时间和部分凝血活酶时间延长，凝血酶原消耗不良及凝血活酶生成试验异常。出血时间、凝血酶原时间和血小板计数均正常。

（2）基因诊断　有利于诊断和产前诊断。

（三）治疗要点

血友病患儿应该在血友病治疗中心接受综合关怀团队的诊疗与随访。急性出血时应及早到附近的医疗机构接受治疗或者在家里进行自我注射。早期治疗可以减少疼痛、功能障碍以及远期残疾，并显著减少因并发症导致的住院。家庭治疗必须由血友病治疗中心的专业人员密切监管，且只有在患儿及其家属得到充分的教育和培训后才能进行。

血友病患儿应避免肌内注射和外伤。原则上禁服阿司匹林或其他非甾体类解热镇痛药，以及所有可能影响血小板功能的药物。

1. 急性出血的处理　急性出血时可以休息、冷敷、压迫和抬高患肢。早期关节出血者，应嘱患儿卧床休息，并用夹板固定肢体于功能位，也可局部冷敷并用弹力绷带包扎。出血一旦停止，肿痛消失时，可进行理疗，防止关节畸形。关节严重畸形者可手术矫正。

2. 局部止血　可采用压迫止血、加压包扎、局部冷敷等。

3. 替代治疗　凝血因子替代治疗是最有效的止血和预防出血的措施。常用基因重组FⅧ/FⅨ制品，也可用新鲜冰冻血浆、血浆浓缩FⅧ/FⅨ物、凝血酶原复合物等。

4. 物理治疗　在非出血期，应积极进行康复训练，物理治疗及康复训练应在有经验的理疗师指导下进行。

5. 关节病的处理　关节病是由反复关节出血导致关节功能受损或关节畸形的一种疾病。对于病变严重且康复治疗无法缓解者，可以考虑关节置换等矫形手术。慢性关节滑膜炎伴反复关节出血的患儿可采用放射性核素或化学制剂"切除"滑膜。

（四）主要护理诊断/问题

1. 组织完整性受损　与凝血因子缺乏有关。
2. 疼痛　与深部组织血肿或关节腔积血有关。
3. 潜在并发症：出血。
4. 躯体活动障碍　与关节腔积血、肿痛、活动受限导致的关节畸形及功能丧失有关。

（五）护理措施

1. 出血护理

（1）防止外伤、预防出血　日常活动尽量保持安静，不做剧烈的接触性运动，避免重体力活动，防止外伤。避免肌内注射和静脉注射，必要时，要在注射完毕后至少压迫进针部位5min，直至不出血为止。不得使用静脉留置针，以免穿刺点出血。避免手术，必须手术时，应在术前、术中、术后补充凝血因子。

（2）输注凝血因子　输注凝血因子前要仔细阅读说明书，按要求输注；输注时要严密观察有无不良反应，有反应者，应减慢输注速度，反应严重者，要停止输注。

（3）止血护理　口、鼻黏膜、皮肤出血可进行局部压迫、填塞止血。肌肉、关节出血可用弹力绷带加压包扎、冷敷，抬高患肢，制动并保持功能位。

2. 病情观察　观察肌肉、关节血肿的表现，判断其程度。观察生命体征及患儿有无呕血、咯血等内脏出血的征象；同时还要观察有无头痛、呕吐、瞳孔不对称等颅内出血的表现，一旦发现，及时通知医生并配合抢救。

3. 疼痛护理　若关节和肌肉发生疼痛，可以采用冰袋冷敷，抬高患肢并制动的方法减轻疼痛。

4. 心理护理　锻炼年长儿日常生活的自理能力，增强其自信心。鼓励患儿表达自己的想法，以减轻其心中的焦虑。为患儿提供同学、同伴探望的机会，为年龄小的患儿提供适龄的游戏，可减轻患儿的孤独感。

 考点　血友病的护理措施

（六）健康教育

1. 鼓励患儿进行规律的体格锻炼和运动，运动时要适度，强度不宜过大，适当的运动可以增强关节周围肌肉的力量和强度，延缓出血或使出血局限化。

2. 指导家属如何采取预防性的措施，减少或避免患儿出现损伤出血，为患儿提供安全的家庭环境。同时让患儿养成良好的生活习惯，在日常生活中要根据病情适当限制活动。

3. 教会家属及年长儿在出血时必要的止血方法和应急护理措施，便于在家庭中能尽快处理。

4. 对家属进行遗传健康教育，了解本病的遗传规律和基因筛查的重要性，孕妇应进行产前基因诊断，若确定为血友病胎儿，可及时终止妊娠。

二、免疫性血小板减少症患儿的护理

案例 11-3

患儿，男，5岁，因全身散布瘀点、瘀斑1天入院。查体：体温36.5℃，心肺听诊无异常，肝脾无肿大，面部、躯干和四肢较多出血点和瘀斑。1周前患儿曾患感冒。血常规检查：Hb 123g/L，WBC $6.5×10^9$/L，中性粒细胞占比56%，淋巴细胞占比40%，血小板 $40×10^9$/L。

问题：1. 该患儿可能患了什么疾病？
2. 护士应特别注意观察病情变化的项目是什么？
3. 已开始对患儿进行地塞米松治疗，应提供什么饮食？

（一）概述

免疫性血小板减少症是一种自身免疫功能异常导致的获得性出血性疾病,以血小板减少、皮肤紫癜和黏膜出血、出血时间延长和血块收缩不良为主要临床特点，是儿童时期最常见的出血性疾病。

1. 病因　目前认为是一种自身免疫性疾病，在发病前 1~3 周有呼吸道病毒感染史。病毒感染并不能使血小板减少，而是由于病毒感染后机体产生相应的血小板相关抗体，这类抗体可与血小板膜发生反应，使血小板受损而被单核-巨噬细胞系统清除，使血小板数量减少而导致出血。另外，血小板相关抗体作用于骨髓中巨核细胞，导致巨核细胞成熟障碍，使血小板生成进一步减少。

2. 发病机制　多数患儿在发病前会有病毒感染史。病毒感染后机体产生的抗体与血小板膜发生交叉反应，血小板受到损伤后被单核-巨噬细胞系统清除。

（二）护理评估

1. 健康史　询问患儿发病前是否有病毒感染史，本病发生也可继发于其他病症，如疫苗接种、抗磷脂综合征、免疫缺陷病、药物、淋巴增殖性病变、骨髓移植的并发症等。

2. 身心状况

（1）症状和体征　本病以 1~5 岁儿童多见，在各年龄时期均可发病，男女发病无差异，冬春季节发病率较高，患儿发病前常有病毒感染或上呼吸道感染史。

多数患儿发疹前无症状，部分患儿可有发热、畏寒，以自发性皮肤、黏膜出血为突出表现。特点为针尖大小出血点，瘀斑、紫癜遍布全身，四肢较多，鼻、齿龈出血常见，少数患儿可有结膜下和视网膜出血。胃肠道大出血及颅内出血少见，一旦发生颅内出血，预后不良，可危及生命。

出血严重者可引起贫血，部分患儿在病程中无出血表现，多数患儿在 1~6 个月内痊愈，少数（10%~20%）患儿转变为慢性型。

考点　免疫性血小板减少症的临床表现

（2）心理-社会状况　本病因出血会影响到儿童的正常生活和学习，患儿及家属会产生焦虑、紧张和恐惧心理。家属也会因为担忧孩子今后的生活而产生焦虑情绪。

3. 辅助检查

（1）血常规　血小板计数常 $< 100 \times 10^9$/L。血小板 $< 50 \times 10^9$/L 时可有自发性出血，$< 20 \times 10^9$/L 时出血明显，$< 10 \times 10^9$/L 时出血严重。

（2）骨髓象　巨核细胞数正常或增多，以小型巨核细胞为主；幼稚巨核细胞增多，核分叶减少，核-质发育不平衡，胞质少且有空泡形成、颗粒减少等现象。

（3）其他　血小板寿命明显缩短，出血时间延长，血块回缩不良。

（三）治疗要点

1. 一般治疗　急性期出血期间应卧床休息，避免外伤，预防及控制感染，避免应用抑制血小板功能的药物如阿司匹林等。

2. 肾上腺糖皮质激素　为首选药物，可降低毛细血管通透性，抑制血小板抗体的产生，阻止单核-巨噬细胞吞噬破坏血小板。常用的肾上腺糖皮质激素为泼尼松，儿童应用的常规剂量从 1.5~2.0mg/（kg·d）开始，分次口服，起效后逐渐减量，若使用 4 周仍无效，则应立即减停。地塞米松的剂量为 1.5~2.0mg/（kg·d），共计治疗 4 天，或采用甲泼尼龙冲击治疗，剂量为 15~30mg/（kg·d），共计治疗 3 天；然后，改为口服泼尼松治疗，剂量为1~2mg/（kg·d）。

3. 大剂量静脉滴注丙种球蛋白　单独大剂量静脉滴注丙种球蛋白可抑制巨噬细胞对血小板的结合与吞噬，起到升血小板的作用。常用剂量为0.4g/（kg·d），连用5天静脉滴注；或1g/（kg·d），静脉滴注1次。

4. 输血小板和红细胞　严重出血危及生命时可输血小板，但不宜多输，只能达到暂时止血的目的，因患儿血液循环中有大量抗血小板抗体，新输入的血小板很快会被破坏，故不主张输血小板。严重出血致贫血的可输浓缩红细胞。

5. 其他　使用激素和丙种球蛋白治疗无效者可给予免疫抑制剂或行脾切除术。

考点　免疫性血小板减少症的治疗原则

（四）主要护理诊断/问题

1. 皮肤黏膜完整性受损　与血小板减少导致皮肤黏膜出血有关。
2. 有感染的危险　与服用肾上腺糖皮质激素和免疫抑制剂致免疫功能下降有关。
3. 潜在并发症：脑出血　与血小板含量过低有关。
4. 恐惧　与严重出血有关。

（五）护理措施

1. 出血护理　口、鼻黏膜出血可用浸有0.1%肾上腺素的棉球、纱条或吸收性明胶海绵局部压迫止血处理。便血、呕血时需卧床休息，对症处理。当血小板计数$<20\times10^9$/L时应警惕发生脑出血，患儿便秘、剧烈咳嗽均可诱发脑出血，应在便秘时使用开塞露或缓泻药，剧烈咳嗽者用镇咳药。

2. 饮食护理　给予患儿高蛋白、高维生素、少渣的饮食。

3. 避免损伤

（1）禁食坚硬、多刺的食物，防止损伤口腔黏膜及牙龈而出血。

（2）家具及床的边角均用软垫包裹，不玩锐利玩具，限制剧烈运动，以免发生损伤而出血。

（3）护理操作时尽量避免肌内注射或深静脉穿刺，延长压迫时间，防止深部血肿。

4. 病情观察　注意观察出血部位、范围、出血量。监测血小板数量变化，对血小板降低者应严密观察有无出血情况发生。监测生命体征，随时掌握病情变化情况并做出判断，及时发现并通知医生给予处理。

5. 预防感染　与感染患儿分开居住，注意个人卫生，保持出血部位清洁，严格执行无菌技术操作。

6. 消除恐惧心理　出血及止血时都可使患儿感到恐惧，会表现出哭闹、烦躁、不合作，同时也会加重出血。因此护理人员应关心、安慰患儿，给予更多的关怀，取得合作和信任。

考点　免疫性血小板减少症的护理措施

（六）健康教育

1. 适当限制患儿活动，不做体力活动，可适当散步，预防各种外伤。
2. 避免服用损伤血小板的药物，如阿司匹林等。
3. 不玩锐利的玩具及使用锐利工具，防止受伤，常剪指甲，选用软毛牙刷刷牙。

4. 指导患儿进行自我防护，服药期间不与感染患儿接触，去公共场所时要佩戴口罩，避免感冒，以防加重病情或复发。

自测题

A₁/A₂型题

1. 正常儿童外周血常规白细胞分类，粒细胞与淋巴细胞出现两次交叉的时间是
   A. 生后4～6天，4～6岁
   B. 生后4～6天，4～6个月
   C. 生后4～6天，4～6周
   D. 生后4～6周，4～6岁
   E. 生后4～6个月，4～6岁

2. 患儿，2岁，治疗贫血时，口服铁剂的最佳时间是
   A. 餐前   B. 餐时
   C. 餐后   D. 两餐之间
   E. 无时间限制

3. 免疫性血小板减少症治疗首选下列哪种方法
   A. 糖皮质激素   B. 输血或血小板
   C. 脾切除   D. 免疫抑制剂
   E. 大剂量丙种球蛋白静脉输注

4. 关于营养性缺铁性贫血的病因，下列说法哪项不妥
   A. 先天储铁不足 B. 铁的摄入不足
   C. 铁需要量增加 D. 红细胞破坏过多
   E. 铁的丢失过多

5. 观察营养性缺铁性贫血患儿铁剂疗效早期最可靠的指标是
   A. 面色改变   B. 食欲情况
   C. 心率快慢   D. 血红蛋白量
   E. 网织红细胞升高

6. 血友病A是由于缺乏
   A. Ⅶ因子   B. Ⅷ因子
   C. Ⅸ因子   D. Ⅺ因子
   E. Ⅻ因子

A₃/A₄型题

（7～10题共用题干）

10个月患儿，早产，出生体重2kg，牛奶喂养，未添加辅食，发现面色苍白5个月。查体：体重7kg，苍白，肝肋下3cm，脾肋下1.5cm。血常规：红细胞$3.5×10^{12}/L$，血红蛋白75g/L，白细胞$6.0×10^9/L$，中性粒细胞占比30%，淋巴细胞占比68%，单核细胞占比2%，网织红细胞占比40%。

7. 考虑可能的诊断为
   A. 地中海贫血
   B. 营养性缺铁性贫血
   C. 营养性巨幼细胞贫血
   D. 营养性混合性贫血
   E. 溶血性贫血

8. 贫血的程度为
   A. 轻度贫血   B. 中度贫血
   C. 重度贫血   D. 极重度贫血
   E. 无贫血

9. 下列哪项治疗措施欠妥
   A. 添加含铁辅食
   B. 两餐之间服用铁剂
   C. 口服硫酸亚铁1～2mg/kg，2～3次/日
   D. 加服维生素C
   E. 反复输血，以刺激骨髓造血

10. 若治疗有效，正确的是
    A. 网织红细胞于服药2～3天后升高
    B. 网织红细胞于服药5～7天后升高
    C. 血红蛋白最先升高
    D. 网织红细胞于服药后下降
    E. 网织红细胞于服药后1周下降至正常

（赵凤霞）

第12章 泌尿系统疾病患儿的护理

第1节 儿童泌尿系统解剖生理特点

一、解剖特点

（一）肾脏

儿童年龄越小，肾脏相对越大；婴儿肾脏位置较低，其下极低至髂嵴以下第4腰椎水平，2岁以后达到髂嵴以上，故2岁以内儿童腹部触诊时容易扪及肾脏。

（二）输尿管

婴幼儿输尿管长而弯曲，管壁肌肉和弹力纤维发育不全，易受压或扭曲而导致尿路梗阻，出现尿潴留而诱发尿路感染。

（三）膀胱

婴儿膀胱位置较年长儿高，当尿液充盈时，膀胱顶部常在耻骨联合之上，故在腹部触诊时易触及。随年龄增长膀胱逐渐下降至盆腔内。

（四）尿道

新生女婴尿道长仅1cm，且外口暴露又接近肛门，易受污染而发生上行性尿路感染。男婴尿道虽较长，但常有包茎、包皮过长，污垢积聚时也可致上行性尿路感染。

二、生理特点

（一）肾功能

新生儿出生时肾单位数量已达成年人水平，但其调节能力较弱，贮备能力差，1~2岁时接近成人水平。新生儿肾小球滤过率低，约2岁达成人水平。婴幼儿肾小管的浓缩、重吸收、排泄功能差，易发生水、电解质紊乱及酸碱失衡。

（二）排尿特点

1. 排尿次数　约93%的新生儿在生后24h内排尿，约99%的新生儿在生后48h内排尿。新生儿在生后前几日每天排尿4~5次；出生1周后每天20~25次；1岁时每天15~16次；学龄前和学龄期每天6~7次。

2. 排尿控制　婴儿期排尿机制由脊髓反射完成，之后建立脑干-大脑皮质控制反射。一般至3岁左右可完全主动控制排尿。

3. 尿量　儿童尿量个体差异较大，且随年龄的增长尿量逐渐增多，不同年龄儿童的尿量情况见表12-1。新生儿期尿量<1.0ml/（kg·h）为少尿，<0.5ml/（kg·h）为无尿。

(三) 尿液特点

1. **尿色** 新生儿生后最初2～3天尿色较深，稍浑浊，放置后有红褐色沉淀，为尿酸盐结晶。正常儿童尿液呈淡黄色透明状，在寒冷季节放置后可有乳白色浑浊，为尿中盐类结晶所致，属生理现象。

表 12-1 不同年龄儿童的尿量

分期	正常尿量（ml/d）	少尿（ml/d）	无尿（ml/d）
婴儿期	400～500	<200	<50
幼儿期	500～600	<200	<50
学龄前期	600～800	<300	<50
学龄期	800～1400	<400	<50

2. **酸碱度** 新生儿出生后最初几天因尿中尿酸盐较多而显酸性，以后接近弱酸性或中性。

3. **尿比重** 新生儿尿比重低，为1.006～1.008，1岁后接近成年人水平，通常为1.011～1.025。

4. **尿蛋白** 正常儿童尿中含微量蛋白，尿蛋白定性检查为阴性。若尿蛋白含量＞150mg/d或＞100mg/L、定性检查阳性均为异常。

5. **尿细胞和管型** 正常新鲜尿液离心后尿沉渣镜检：红细胞＜3个/HP，白细胞＜5个/HP，偶见透明管型。正常12h尿细胞计数（Addis计数）：红细胞＜50万，白细胞＜100万，管型＜5000个。

> **链接**
>
> **儿童遗尿症**
>
> 儿童遗尿症是指5岁以上的儿童仍不能自主控制排尿，经常睡眠中小便自遗，醒后方觉的一种疾病。大多发生在夜间，在白天较少见。临床可分为原发性遗尿和继发性遗尿，原发性遗尿是指持续或持久的遗尿，其控制排尿的时间未超过1年；继发性遗尿是指儿童控制排尿至少1年，但之后又出现遗尿。儿童最常见的是原发性单纯性遗尿症，其症状与白天疲劳程度、家庭环境、对新环境的适应性等因素有关。

第 2 节 急性肾小球肾炎患儿的护理

案例 12-1

患儿，男，9岁。因"眼睑水肿、排洗肉水样尿4天，头晕、头痛伴呕吐1天"入院。入院前2周曾患化脓性扁桃体炎。体格检查：血压146/84mmHg，眼睑、颜面部水肿，咽充血，扁桃体Ⅱ度肿大，无渗出；双肺（-），心率95次/分，心律齐，未闻及杂音。双下肢明显水肿。实验室检查：尿常规示红细胞满视野，尿蛋白（+++），可见管型。血沉增快，血清补体C3下降。

问题：1. 患儿可能的临床诊断是什么？

2. 患儿目前主要的护理问题有哪些？应如何护理？

一、概 述

急性肾小球肾炎（acute glomerulonephritis，AGN）简称急性肾炎，是一组由不同病因引起的感染后免疫反应导致的急性弥漫性肾小球炎性病变。本病分为急性链球菌感染后肾炎和非链球菌感染后肾炎。临床表现多有前驱感染，急性起病，以血尿为主，伴有水肿、少尿、高血压和不同程度蛋白尿。本病多见于 5～14 岁儿童，2 岁以下少见，男女之比为 2∶1。儿童患病多为良性自限过程，预后良好。本节主要介绍急性链球菌感染后肾炎。

（一）病因

急性肾小球肾炎大多数是 A 组 β 溶血性链球菌急性感染后引起的免疫复合物性肾小球肾炎。常继发于链球菌感染所致的上呼吸道感染、扁桃体炎和皮肤感染等。除链球菌感染外，其他细菌、病毒、支原体、钩端螺旋体、疟原虫等也可导致急性肾炎。

考点 急性肾炎的常见致病菌

（二）发病机制

发病机制主要与 A 组 β 溶血性链球菌中的致肾炎菌株感染有关，链球菌的某些成分作为抗原刺激机体产生抗体，抗原与抗体结合形成循环免疫复合物，此种循环免疫复合物随血流沉积于肾小球基膜，激活补体系统，引起免疫和炎症反应。其发病机制见图 12-1。

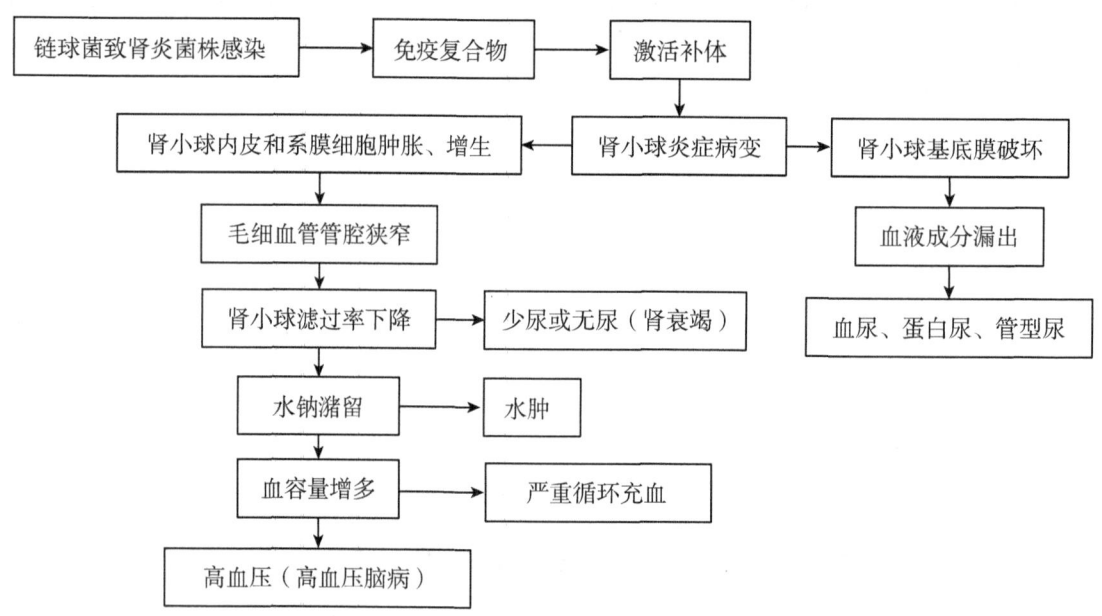

图 12-1 急性链球菌感染后肾炎的发病机制

二、护理评估

（一）健康史

评估患儿近期有无链球菌感染史，约 90% 的病例有链球菌前驱感染史，以呼吸道及皮肤感染为主，如扁桃体炎、咽炎、脓疱病等。呼吸道感染所致的急性肾炎前驱感染时间较短，为 6～12 天（平均 10 天）；皮肤感染所致者时间较长，为 14～28 天（平均 20 天）。

（二）身心状况

1. 症状和体征　急性期常有全身不适、乏力、食欲减退、恶心、呕吐、发热、头痛、头晕、腰痛等。部分患儿有呼吸道或皮肤感染病灶。其典型表现主要有以下几点。

（1）水肿　是本病最常见、最早出现的症状，约70%患儿有水肿。一般仅累及眼睑和颜面部，严重者2～3天可遍及全身，呈非凹陷性。

（2）少尿　肉眼血尿严重者可伴有尿量减少，甚至无尿。

（3）血尿　50%～70%的患儿有肉眼血尿，在中性或弱碱性尿液中血尿呈洗肉水样，在酸性尿液中血尿呈浓茶色或烟灰水样。一般肉眼血尿1～2周后转为镜下血尿，镜下血尿可持续1～3个月，在运动或感染时血尿可暂时加重。

（4）高血压　30%～80%的患儿有轻度至中度血压增高。

（5）蛋白尿　程度不等，约20%患儿可达肾病水平。

考点　急性肾小球肾炎典型表现

2. 并发症　少数患儿在起病2周内出现下列严重并发症。

（1）严重循环充血　常发生于起病1周内，由于水钠潴留、血容量增加而出现循环充血。当患儿出现呼吸急促和肺部闻及湿啰音时应警惕循环充血的可能，严重者表现为呼吸困难、端坐呼吸、颈静脉怒张、咳粉红色泡沫痰、双肺满布湿啰音、心脏扩大，出现奔马律，肝大而硬、水肿加剧等。少数可突然发生，病情急剧恶化。

（2）高血压脑病　疾病早期血压（尤其是舒张压）骤然增高，血压可骤升至（150～160）/（100～110）mmHg以上，易发生脑水肿。年长儿主诉剧烈头痛、喷射状呕吐、复视或一过性失明，严重者突然出现惊厥、昏迷等。

（3）急性肾衰竭　常发生于疾病初期，表现为少尿或无尿、暂时性氮质血症、电解质紊乱和代谢性酸中毒，一般持续3～5天，不超过10天。

考点　急性肾小球肾炎的并发症

3. 心理-社会状况　疾病和治疗对患儿日常活动及饮食的严格限制，改变了患儿原有的生活模式，易使患儿产生孤独、焦虑等不良情绪。家长因缺乏疾病的相关知识，担心患儿的预后而焦虑、沮丧等。

（三）辅助检查

1. 尿液检查　尿液在显微镜下除可见大量红细胞外，还可见透明、颗粒或红细胞管型。尿蛋白通常为（+）～（+++），与血尿的程度平行。尿常规检查一般在6～8周恢复正常，Addis计数多在4～8个月恢复正常。

2. 血液检查

（1）外周血白细胞轻度升高或正常，血沉加快，有轻度贫血。

（2）血清抗链球菌溶血素O（ASO）抗体滴度增加，提示新近发生链球菌感染，是诊断链球菌感染后肾炎的依据，一般于3～6个月恢复正常。

（3）80%～90%的患儿血清补体C_3下降，一般在6～8周恢复正常。

（4）明显少尿时血尿素氮和肌酐可升高。

考点 急性肾小球肾炎的诊断依据

三、治疗要点

本病无特异治疗方法。主要是卧床休息和对症治疗，需密切观察病情变化和防治急性期并发症，保护肾功能。

1. 控制感染 有感染灶时用青霉素或头孢菌素类药物肌内注射或静脉滴注，一般用药 10～14 天。

2. 对症治疗

（1）利尿 轻者用氢氯噻嗪口服，重者用呋塞米静脉注射或口服。

（2）降血压 给予硝苯地平或卡托普利口服，高血压脑病患儿首选硝普钠静脉滴注。

考点 急性肾小球肾炎的抗感染用药

四、主要护理诊断/问题

1. 体液过多 与肾小球滤过率下降有关。
2. 活动无耐力 与水肿、血压升高有关。
3. 营养失调：低于机体需要量 与水肿、限盐导致食欲下降有关。
4. 有皮肤完整性受损的危险 与皮肤水肿及卧床受压等损伤有关。
5. 潜在并发症：严重循环充血、高血压脑病、急性肾衰竭等。
6. 知识缺乏：患儿及家长缺乏本病的相关知识。

五、护理措施

1. 休息 起病 2 周内应卧床休息，直到水肿消退、血压降至正常、肉眼血尿消失后，方可下床轻微活动；1～2 个月内活动量宜加以限制，3 个月内避免剧烈活动；血沉正常后方可上学，但应避免体育活动；Addis 计数正常后恢复正常活动。

考点 急性肾小球肾炎的休息指导

2. 饮食管理

（1）限制水、钠摄入量 少尿水肿时期，限制钠盐和水的摄入，食盐以＜1g/d 或＜60mg/（kg·d）为宜。严重水肿或高血压者需无盐饮食。一般不必严格限水。

（2）饮食要求 给予高糖、高维生素、适量蛋白和脂肪的清淡易消化饮食。有氮质血症者应限制蛋白质摄入量，可给予优质蛋白 0.5g/（kg·d）。急性期 1～2 周内，应限制进食香蕉、柑橘等含钾丰富的食物，预防高钾血症。待尿量增加、水肿消退、血压正常后可逐渐恢复至正常饮食。

考点 急性肾小球肾炎的饮食管理

3. 皮肤护理 要注意加强水肿患儿的皮肤护理，保持皮肤清洁干燥，衣着应宽松柔软。床铺应平整、清洁，避免皮肤受到摩擦、压迫等损伤。绝对卧床休息的患儿，增加翻身次数，动作要轻柔,防止损伤皮肤。

4. 病情观察

(1) 密切观察生命体征变化　若出现呼吸困难、烦躁不安、咳粉红色泡沫痰、肺部闻及湿啰音等,提示严重循环充血,应立即将患儿置于半坐卧位,吸氧,立即报告医生并配合抢救。

(2) 监测血压变化并做好记录　若出现血压突然升高伴剧烈头痛、喷射状呕吐、一过性失明等,提示高血压脑病,应立即报告医生,遵医嘱静脉滴注硝普钠迅速降低血压。

(3) 观察尿量、尿色和水肿情况　准确记录24h出入液量;应用利尿剂时每天测1次体重,水肿消退后每周测体重2次;患儿尿量增加,肉眼血尿消失,提示病情好转。若尿量持续减少,伴恶心、呕吐等,应警惕急性肾衰竭,应立即报告医生并配合救治。

5. 用药护理　应用利尿剂前后注意观察体重、尿量、水肿、血压变化,并做好记录,尤其是应用呋塞米后注意有无低血容量和电解质紊乱等情况。应用降压药时,注意监测血压,防止直立性低血压;应用硝普钠静脉滴注时注意现配现用和避光输液等(详见第10章第4节充血性心力衰竭患儿的护理)。

6. 心理护理　多与患儿交流,用通俗易懂的语言讲解疾病的有关知识,鼓励同病室的病友交流,增强患儿及家长信心,使患儿积极配合治疗,争取早日康复。

六、健 康 教 育

1. 预防感染　防治链球菌感染是预防本病的关键。加强营养与锻炼,积极预防呼吸道和皮肤感染。对急性扁桃体炎、猩红热及脓疱疮患儿应尽早、彻底地用青霉素或其他敏感抗生素治疗。链球菌感染后1～3周应定期检查尿常规。

2. 活动指导　强调休息的重要性,以前2周最为关键,患儿在恢复期间也要限制活动量,血沉正常后方可上学,但应避免体育活动。

3. 饮食指导　向患儿及家长宣教调整饮食的重要性,遵循低盐饮食,尽量增加营养,提高患儿机体抵抗力。当尿量增加、水肿消退、血压正常后,可逐渐恢复至正常饮食。

4. 随访指导　嘱家长定期带患儿到医院复查,定期查尿常规,随访时间一般为6个月。

第3节　原发性肾病综合征患儿的护理

案例 12-2

患儿,男,3岁。因"眼睑及颜面部水肿4天,加重2天"入院。体格检查:血压90/58mmHg,体重15kg,精神可,眼睑、颜面水肿明显,心肺(-),腹软,肝右肋缘下未触及,双侧肾区无叩击痛,无移动性浊音,双下肢凹陷性水肿。实验室检查:血浆总蛋白及清蛋白明显减少,血胆固醇明显增高,补体C3正常,尿蛋白(++++),尿检未见红细胞。

问题:1. 患儿可能的疾病诊断是什么?
　　　2. 患儿目前主要的护理问题有哪些?应如何护理?

一、概述

肾病综合征（nephrotic syndrome，NS）简称肾病，是一组由多种病因引起的肾小球基膜通透性增加，导致血浆内大量蛋白质随尿液丢失的临床综合征。临床表现以"三高一低"为主，即大量蛋白尿、低蛋白血症、高脂血症和明显水肿，其中前2项为诊断的必要条件。本病好发于学龄前儿童，3～5岁为发病高峰，男女比例为3.7∶1。

本病按病因可分为原发性、继发性和先天性3种类型。原发性肾病综合征又根据其临床表现分为单纯性肾病和肾炎性肾病，临床以单纯性肾病多见；继发性肾病多继发于过敏性紫癜、系统性红斑狼疮和乙型肝炎病毒相关性肾炎等疾病；先天性肾病在我国少见。原发性肾病综合征约占儿童时期肾病综合征总数的90%，故本节主要介绍原发性肾病综合征。

考点 肾病综合征的四大表现

（一）病因

本病的病因及发病机制尚未完全清楚，多认为与机体免疫功能异常有关。原发性肾病综合征的主要病因与肾脏本身疾病密切相关，如急性肾炎、急进性肾炎等。

（二）发病机制

感染等诱发的免疫损伤使肾小球基膜的通透性增加，大量血浆蛋白经肾小球滤过，超过了肾小管重吸收的能力，出现大量蛋白尿，导致机体出现低蛋白血症，从而进一步引起高脂血症和明显水肿等病理改变。大量蛋白尿是本病最根本和最重要的病理生理改变，尿蛋白的多少预示着病情的轻重。原发性肾病综合征的发病机制见图12-2。

考点 肾病综合征的最根本病理生理改变

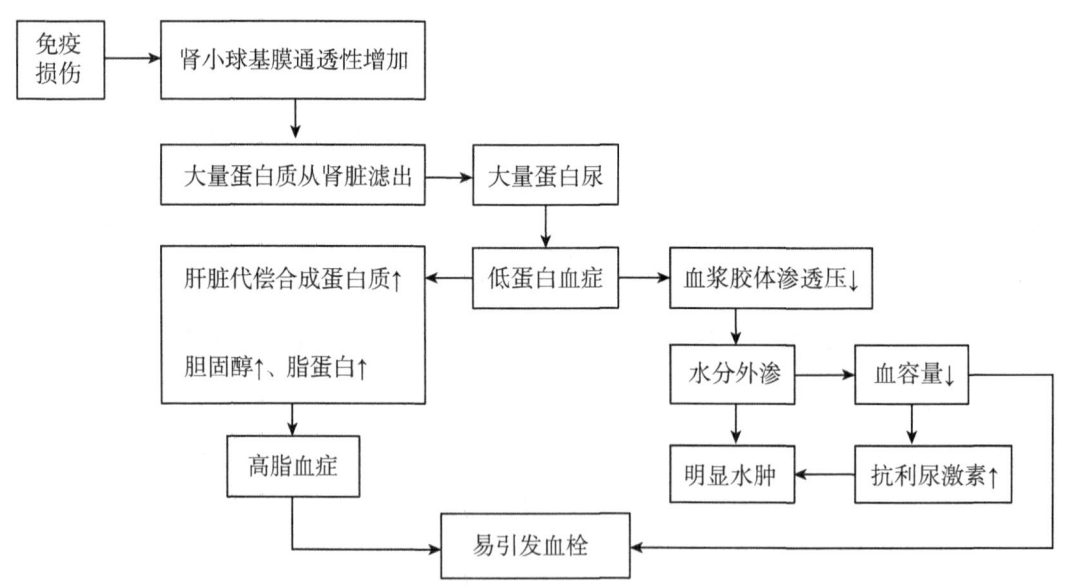

图 12-2 原发性肾病综合征的发病机制

二、护理评估

（一）健康史

评估患儿发病前有无感染史、劳累史、用药史；是否为过敏体质；近期是否有预防接种史等。

（二）身心状况

1. 症状和体征

（1）单纯性肾病　2~7岁多见，起病缓慢，常无明显诱因，水肿是最突出、最常见的表现。水肿开始于眼睑、面部，逐渐波及四肢和全身，呈凹陷性（图12-3，图12-4）；严重时出现胸水、腹水、心包积液，男孩常有阴囊水肿。病初患儿一般状态尚好，继之出现面色苍白、乏力、食欲缺乏、嗜睡等。水肿严重者常伴有少尿，一般无血尿及高血压。

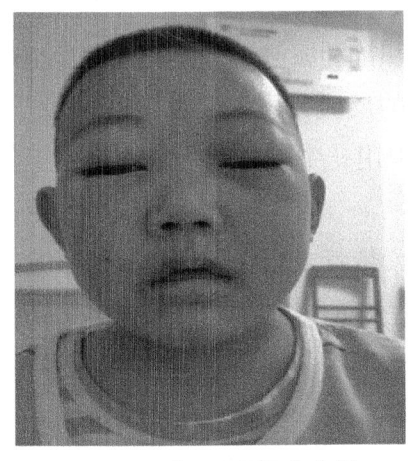

图12-3　颜面及眼睑水肿

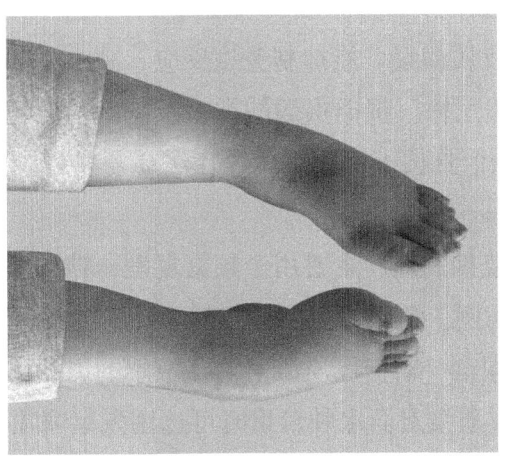

图12-4　下肢水肿

考点　肾病综合征水肿特点

（2）肾炎性肾病　发病年龄多在学龄期。除"三高一低"的表现外，还有明显血尿、高血压、氮质血症及血清补体C3降低4项中的1项或多项。水肿一般不严重。

2. 并发症

（1）感染　是本病最常见、最主要的并发症。由于免疫力低下、使用糖皮质激素和（或）免疫抑制剂治疗等，患儿易合并各种感染，其中以上呼吸道感染最多见，占50%以上。

考点　肾病综合征最常见的并发症

（2）电解质紊乱　患儿因不恰当的限盐、过多使用利尿药及感染、呕吐、腹泻等，常并发低钠血症和低钾血症。另外，由于钙可随白蛋白从尿中丢失，患儿可发生低钙血症，出现手足搐搦等症状。

（3）低血容量性休克　低蛋白血症使血浆胶体渗透压下降，液体外渗到组织间隙形成明显水肿，导致血容量不足，严重时可出现低血容量性休克。

（4）血栓形成　多数患儿血液处于高凝状态，易致各种动、静脉血栓形成，以肾静脉、下肢静脉血栓形成最为常见。

（5）急性肾衰竭　多见于起病或复发时低血容量所致的肾前性肾衰竭，可出现少尿、氮质血症等。

3. 心理-社会状况　评估患儿及其家长有无因疾病而导致的焦虑、恐惧等心理；年长儿可因服用糖皮质激素出现满月脸、向心性肥胖等自身形象改变，出现自卑、焦虑等心理。

（三）辅助检查

1. 尿液检查　尿蛋白定性检查（+++）～（++++），24h 尿蛋白定量 ≥ 50mg/kg。可见透明管型和颗粒管型，肾炎性肾病患儿尿内红细胞可增多。

2. 血液检查　血浆总蛋白 < 50g/L，血清白蛋白浓度 ≤ 25g/L，胆固醇 > 5.7mmol/L，甘油三酯含量增高；肾炎性肾病有血清补体（CH50、C3）降低；伴不同程度的氮质血症。

三、治疗要点

1. 糖皮质激素　能抑制免疫反应，减少醛固酮和抗利尿激素分泌，是治疗本病的首选药物，常用泼尼松。根据疾病的类型及患儿对泼尼松的反应，可采用 8 周短程疗法、6 个月中程疗法、9 个月长程疗法。短程疗法易复发，国内少用；中程、长程疗法可用于各种类型的肾病综合征。

2. 免疫抑制剂　主要用于频繁复发、糖皮质激素依赖或耐药、糖皮质激素治疗后不良反应严重的病例。常用的免疫抑制剂为环磷酰胺，疗程为 8～12 周。

3. 利尿剂　对糖皮质激素治疗敏感的患儿，一般不需使用利尿剂；对糖皮质激素耐药或未使用糖皮质激素而水肿较重时可选用氢氯噻嗪、螺内酯、呋塞米等利尿剂。

考点　肾病综合征的首选药物

四、主要护理诊断/问题

1. 体液过多　与低蛋白血症及水钠潴留有关。
2. 有皮肤完整性受损的危险　与高度水肿时皮肤受压、摩擦损伤有关。
3. 营养失调：低于机体需要量　与大量蛋白尿、食欲缺乏有关。
4. 有感染的危险　与低蛋白血症、激素及免疫抑制剂的应用有关。
5. 潜在并发症：感染、电解质紊乱、休克、血栓形成、急性肾衰竭等。
6. 焦虑　与病情反复、病程长等有关。

五、护理措施

1. 休息　除严重水肿或继发感染、严重高血压外，一般不需卧床休息。腹水严重或患儿呼吸困难时，取半坐卧位。为防止血栓形成，可经常更换卧位，病情缓解后逐渐增加活动量，但不宜过度劳累，以免病情复发。

2. 饮食管理

（1）症状明显阶段的饮食管理　大量蛋白尿时，蛋白质摄入量不宜过多，以供给乳、蛋、牛肉等优质动物蛋白为宜，控制在 1.5～2g/（kg·d）；一般不必限制水的摄入，水肿严重、高血压、尿少者，应短时间限制盐的摄入，以 1～2g/d 为宜；调整脂肪摄入量，以植物性脂肪为宜；尿蛋白未控制或激素治疗中的患儿注意每日补充适量维生素 D 及钙剂。

（2）恢复阶段的饮食管理　因长期使用糖皮质激素治疗，机体出现负氮平衡，应在尿蛋白消失后多补充蛋白质；待水肿明显好转后逐渐增加食盐摄入量。脂肪摄入仍以植物性脂肪为宜，注意补钾和补钙。

3. 皮肤护理　水肿患儿皮肤完整性易受损及继发感染，应保持皮肤清洁、干燥，衣服宜宽松、柔软；勤变换体位；水肿严重时，臀部和四肢受压部位可垫气垫或棉圈；阴囊水肿者可用棉垫或丁字带托起；有皮肤破损者，可用聚维酮碘等涂擦消毒预防感染。严重水肿者应尽量避免肌内注射，以防药液外渗，导致局部潮湿、糜烂或感染。

4. 病情观察　注意患儿生命体征及神志意识的变化，观察患儿有无感染、水电解质紊乱、血栓形成等情况，一旦出现相应症状及时报告医生并配合治疗。观察水肿部位及水肿程度的变化，准确记录24h出入量，每日测体重1次，有腹水时每日测腹围1次；每周送检尿常规2～3次。

5. 预防感染　避免患儿到人多的公共场所，避免接触其他患病者，预防交叉感染；与感染性患儿应分室收治，减少人员探视，做好保护性隔离；病房定时开窗通风和消毒；注意监测患儿体温及白细胞计数的变化，密切观察患儿有无发热、咳嗽等。

6. 用药护理

（1）在糖皮质激素治疗期间，严格遵医嘱用药，不可擅自停药或减量。观察有无药物不良反应的发生，如库欣综合征、消化道溃疡、骨质疏松等。遵医嘱补充维生素D及钙剂。

（2）在利尿剂治疗期间，注意观察有无低钾、低钙、低钠血症等电解质紊乱情况；使用大剂量利尿剂时，注意观察尿量和血压，防止出现低血容量性休克或静脉血栓形成。

（3）使用免疫抑制剂（环磷酰胺）时，应注意复查白细胞和血小板计数，同时观察有无脱发、胃肠道反应及出血性膀胱炎。鼓励患儿多饮水，减少出血性膀胱炎的发生。

7. 心理护理　关心体贴患儿，鼓励患儿表达自己的感受。对担心自身形象改变而焦虑的患儿，应告知其向心性肥胖是暂时性的，可随药量的减少逐渐好转，以消除患儿的心理负担。

考点　阴囊水肿的护理措施

六、健康教育

1. 指导家长注意患儿饮食的调整；向患儿及其家长讲解激素治疗的重要性，使之能够坚持按计划用药；病情缓解后，指导患儿适当活动，避免奔跑、打闹等，以防摔伤、骨折。

2. 嘱患儿要按时按量服药，切不可擅自减量或停药，以防出现反跳现象。出院后定期复查，避免复发。一旦发生感染应及早、有效治疗。适当控制活动量，避免劳累。少去公共场所，注意保护性隔离。

第4节　泌尿道感染患儿的护理

一、概　述

泌尿道感染（urinary tract infection，UTI）又称尿路感染，是指病原体直接侵入尿路，在尿液中生长繁殖，并侵犯尿路黏膜或组织而引起的损伤。按病原体侵袭部位的不同，分为肾盂肾炎、膀胱炎和尿道炎。肾盂肾炎又称上尿路感染，膀胱炎和尿道炎合称为下尿路感染。根据有无临床症状，分为症状性尿路感染和无症状性尿路感染。一般女孩多于男孩。

（一）病因

1. 致病菌　任何致病菌均可引起尿路感染，绝大多数为革兰氏阴性菌，如大肠埃希菌、变形杆菌、副大肠埃希菌、克雷伯杆菌，少数为肠球菌和葡萄球菌。其中以大肠埃希菌最常见。

2. 护理不当　未及时更换尿布或不良卫生习惯，以及不规范的导尿、尿道及膀胱镜检查等。

考点　尿路感染的主要致病菌

（二）发病机制

1. 感染途径

（1）上行感染　致病菌可通过尿道口上行进入膀胱，引起膀胱炎后再经输尿管移行至肾脏，引起肾盂肾炎。上行感染是尿路感染最主要的途径，主要致病菌为大肠埃希菌。

（2）血行感染　可为全身性败血症的一部分，多见于新生儿和小婴儿，主要致病菌为金黄色葡萄球菌。

（3）淋巴感染和直接蔓延　结肠内的细菌和盆腔感染可通过淋巴管感染肾脏，肾脏周围邻近的器官和组织也可直接蔓延。

考点　尿路感染的主要感染途径

2. 易感因素　儿童输尿管长而弯曲，管壁弹性纤维发育不全，易被扩张发生尿潴留而导致感染。女童尿道短直而宽，尿道口接近肛门，易被粪便污染；男童由于包皮较长，包茎积垢，易发生上行感染。新生儿与小婴儿的发病常与免疫力低下有关，感染多为血行感染。长期使用糖皮质激素或免疫抑制剂的儿童，也容易导致感染的发生。

二、护理评估

（一）健康史

评估患儿有无泌尿道器械检查、长期留置导尿管、不良卫生习惯等情况；有无导致机体抵抗力低下如营养不良、长期使用免疫抑制剂等情况；既往有无类似发作，曾进行的检查及治疗；慢性感染者评估有无尿道畸形。

（二）身心状况

1. 症状和体征

（1）急性感染　病程在6个月以内，临床表现随患儿年龄不同存在较大差异。

1）新生儿：临床症状极不典型，多以全身症状为主，如发热或体温不升、面色苍白、拒乳、呕吐、腹泻、惊厥、黄疸等。多由血行感染引起，常伴有败血症，局部尿路刺激症状多不明显。

2）婴幼儿：临床症状不典型，以全身症状为主，主要表现为发热、排尿时哭闹不安、拒食、呕吐、夜间遗尿、尿布有臭味和顽固性尿布疹等，发热为最突出表现。局部尿路刺激症状可不明显。

3）年长儿：临床表现与成年人相似，上尿路感染多有发热、寒战等全身症状，常伴有腰痛和肾区叩击痛等，可有尿路刺激症状。下尿路感染者膀胱刺激征明显，全身症状轻微。

（2）慢性感染　可有贫血、消瘦、发育迟缓，重者可出现肾功能不全及高血压。

（3）无症状性菌尿 部分健康儿童在常规的尿液筛查中发现存在菌尿，但无尿路感染表现，以学龄期女孩多见。患儿常伴尿路畸形和既往有症状的尿路感染史，病原体多为大肠埃希菌。

2. 心理-社会状况 由于家长知识缺乏，当患儿出现发热、排尿疼痛等不适表现时，家长常常出现烦躁、焦虑等负性心理；因慢性感染病程长、迁延不愈而表现出恐惧或焦虑。

（三）辅助检查

1. 尿常规检查 清洁中段尿离心沉渣中白细胞≥5个/HP，即可怀疑为尿路感染。血尿也常见。肾盂肾炎患儿可有蛋白尿、管型尿。

2. 尿细菌培养检查 诊断尿路感染的主要依据是尿细菌培养及菌落计数。取清洁中段尿做细菌培养，菌落数＞10^5/ml可确诊，10^4～10^5/ml为可疑，＜10^4/ml为污染。临床高度怀疑尿路感染而尿细菌培养阴性的，必要时可做L型细菌和厌氧菌培养。

3. 尿液直接涂片法 取1滴混匀新鲜尿，置于玻片上烘干，进行革兰氏染色，油镜下如每个视野都能找到1个或以上细菌，表明尿细菌数＞10^5/ml。

4. 影像学检查 对反复感染或迁延不愈者应进行影像学检查，常用B超、排泄性膀胱尿路造影、肾核素造影和CT扫描等。

考点 尿路感染的诊断依据

三、治疗要点

1. 抗菌治疗 控制感染是治疗的关键，根据感染部位、感染途径、尿培养及药敏试验结果，选择合适的抗菌药物。下尿路感染可选用磺胺类、青霉素类、头孢菌素类等药物治疗，一般连用7～10天。上尿路感染或尿路畸形的患儿，一般选用广谱抗生素或2种抗生素联合应用，如头孢曲松、头孢噻肟等，疗程以10～14天为宜。单纯无症状性菌尿一般不须治疗。

2. 对症治疗 对高热、腰痛者用解热镇痛药缓解症状；对膀胱刺激症状明显者可用阿托品、山莨菪碱等抗胆碱药物治疗或口服碳酸氢钠碱化尿液，以减轻膀胱刺激症状。

四、主要护理诊断/问题

1. 体温过高 与尿路感染有关。
2. 排尿异常 与尿路感染对尿道刺激有关。
3. 知识缺乏：家长及年长儿缺乏本病的防护知识。

五、护理措施

1. 维持正常体温 急性发热患儿应卧床休息，供给高热量、适量蛋白质和维生素的流质或半流质饮食。监测体温变化，体温超过38.5℃时，可用药物降温。鼓励患儿多饮水，增加尿量以冲洗尿路、促进细菌和毒素排出，减轻炎症对尿道和膀胱的刺激。

2. 减轻排尿异常 保持患儿会阴部清洁，便后及时清洗外阴，婴幼儿应勤换尿布。膀胱刺激症状明显者可遵医嘱口服碳酸氢钠治疗，以减轻膀胱刺激症状。

3. **病情观察** 观察有无尿频、尿急、尿痛等膀胱刺激征。定期复查尿常规、尿细菌培养，了解病情的变化和治疗效果。

4. **用药护理** 遵医嘱服用抗菌药物，注意观察药物的不良反应。服用磺胺类药物时应注意多喝水，为减轻胃肠道反应宜饭后服用。

5. **心理护理** 评估患儿及家长对疾病的了解程度，通过疾病知识宣教，消除患儿及家长由于不了解疾病所引起的烦躁和焦虑情绪。

> **考点** 尿路感染多饮水的目的

六、健康教育

1. **卫生指导** 指导家长注意儿童个人卫生，婴幼儿不穿开裆裤，勤换尿布，更换的内裤要用开水烫洗或煮沸消毒。便后及每天睡前清洗外阴，并单独使用洁具。清洗外阴时应从前向后擦洗，防止肠道细菌污染尿道。

2. **用药指导** 遵医嘱应用抗生素，告知药物应用的注意事项，为防止复发不可擅自停药，以免病情反复发作，导致慢性感染。及时矫治尿路畸形，防止尿路梗阻和肾瘢痕形成。

3. **定期复查** 一般急性感染疗程结束后应每月查尿常规、尿培养 1 次，连续 3 个月阴性者可视为治愈。如病情反复发作，应每 3~6 个月复查 1 次，共 2 年或更长时间。

第 5 节　急性肾衰竭患儿的护理

案例 12-3

患儿，男，5 岁，因 "颜面水肿、少尿 2 天" 入院。体格检查：血压 140/90mmHg，水肿为非凹陷性。实验室检查：尿常规示红细胞满视野，尿蛋白（+++），血液检查示 ASO 增高、补体 C3 下降。患儿入院后 24h 尿量少于 50ml，急查血钾 6.0mmol/L，血尿素氮 9.0mmol/L。

问题：1. 请说出该患儿可能的疾病诊断。
　　　2. 针对该患儿应采取哪些护理措施？

一、概　　述

急性肾衰竭（acute renal failure，ARF）简称急性肾衰，是指由多种原因引起的短时间内肾功能急剧降低甚至丧失的临床综合征。表现为氮质血症，水、电解质及酸碱平衡紊乱。根据尿量可分为少尿型急性肾衰竭和非少尿型急性肾衰竭，临床以前者多见，故本节主要介绍少尿型急性肾衰竭。

（一）病因

1. **肾前性** 由各种因素引起的机体有效循环血量减少，导致肾血流量不足、肾小球滤过率显著下降，而肾实质的组织完整性没有损害，如急性大出血、大面积烧伤、严重腹泻等引起的绝对血容量不足；感染性休克、急性心力衰竭等引起的相对血容量不足。

2. **肾性** 由各种肾实质性病变所引起，是儿童常见的急性肾衰竭的原因，如急性肾小球肾炎、急性肾小管坏死、肾血管病变、溶血尿毒综合征等。

3. 肾后性　由各种原因导致的泌尿道梗阻所引起的急性肾损伤，如泌尿系统肿瘤、肾结石、肾结核等。

考点　儿童急性肾衰竭的常见原因

（二）发病机制

急性肾衰竭的发病机制目前尚未完全清楚，主要有以下几种学说：肾血流减少学说、肾小管损伤学说、缺血再灌注肾损伤学说。

二、护理评估

（一）健康史

评估有无血容量减少、肾脏疾病等引起急性肾衰竭的原发病史；评估尿量情况，有无水、电解质及酸碱平衡紊乱，有无全身各组织器官功能障碍的表现等。

（二）身心状况

1. 症状和体征　少尿型急性肾衰竭主要表现为肾功能下降伴水、电解质紊乱和代谢性酸中毒等症状。临床上分为少尿期、多尿期和恢复期，其主要临床表现见表 12-2。非少尿型急性肾衰竭的血中尿素氮、肌酐迅速增高，肌酐清除率迅速降低，而不伴少尿症状。

表 12-2　少尿型急性肾衰竭的分期及临床表现

	少尿期	多尿期	恢复期
持续时间	10 天左右，重者 2 周以上	1～2 周，重者 1～2 个月	数月
尿量	减少或无尿	突然或逐日增加	基本正常
水代谢	水钠潴留，重者全身水肿	可伴脱水	基本正常
电解质紊乱	高钾（最常见）、高磷、高镁、低钠、低钙、低氯	低钾、低钠	基本正常
代谢性酸中毒	有	无	无
血尿素氮与肌酐	大量增加	早期上升，后期逐渐恢复	基本正常
其他临床表现	高血压、心力衰竭等心血管表现；食欲减退、呕吐等消化道症状；呼吸道及消化道感染，其他脏器衰竭	容易并发感染、心血管并发症及消化道出血	病情逐渐好转，多有营养不良、贫血、免疫功能低下

考点　急性肾衰竭少尿期最常见的电解质紊乱

2. 心理-社会状况　急性肾衰竭属儿科急症，预后较差，应评估家长对患儿病情及本病预后的了解程度，能否配合相关治疗，有无焦虑、恐惧等不良心理情绪。

（三）辅助检查

1. 尿液检查　测尿比重、尿渗透压、尿肌酐等，可协助诊断肾前性和肾性肾衰竭。

2. 血生化检查　监测电解质浓度和尿素氮、肌酐的变化情况。

3. 影像学检查　采用 B 超、CT、MRI 等检查了解肾脏大小和形态、有无泌尿道梗阻、肾血流量、肾小球和肾小管功能等。

4. 肾活检　不明原因的急性肾衰竭可行肾活体组织检查以明确诊断和评估预后。

三、治疗要点

1. 少尿期　保持体液平衡，量入为出，严格控制水、钠摄入，每日液量 = 尿量 + 显性失水 + 不显性失水 − 内生水；调整饮食，控制蛋白质摄入；纠正高钾血症等电解质紊乱；纠正代谢性酸中毒；必要时行血液透析治疗。

2. 多尿期　监测尿量、电解质变化，及时纠正脱水、低钾血症、低钠血症，酌情补充蛋白质。

3. 恢复期　除继续治疗病因外，一般无须特殊治疗。注意休息，加强营养，增加优质蛋白质的摄入，预防感染。

四、主要护理诊断/问题

1. 营养失调：低于机体需要量　与摄入不足及丢失过多有关。
2. 体液过多　与肾小球滤过率下降有关。
3. 潜在并发症：尿毒症、心力衰竭等。
4. 焦虑　与患儿病情危重有关。

五、护理措施

1. 休息　少尿期和多尿期应卧床休息，恢复期逐渐增加活动量，避免劳累。
2. 饮食管理　少尿期控制水、钠、钾、磷和蛋白质的摄入，尽可能供给足够热量，以高糖、高维生素饮食为宜。多尿期当血肌酐接近正常水平时，增加饮食中蛋白质摄入量。
3. 病情观察　密切观察患儿生命体征变化及有无电解质紊乱、心力衰竭、尿毒症等表现。少尿期应严格控制液体摄入量，坚持量出为入的原则，准确记录24h液体出入量；每天监测体重变化情况；如患儿出现恶心、手发麻、心率缓慢等可疑高血钾表现时，应立即报告医生并配合抢救。
4. 用药护理　使用利尿药期间注意观察药物治疗效果及副作用，按医嘱正确应用利尿药或实施透析治疗。
5. 心理护理　加强患儿心理护理，耐心地向家长介绍患儿病情及预后，给予安慰鼓励，稳定家长情绪，使其树立信心，积极配合治疗。

六、健康教育

1. 疾病知识宣教　向家长介绍患儿的病情和预后，指导家长掌握患儿患病期间休息和饮食方面的注意事项。
2. 用药指导　按医嘱服药，注意观察药物不良反应，不使用对肾功能有害的药物。
3. 预防保健指导　积极治疗原发病，注意观察患儿尿量及尿液颜色的改变，并定期随访，监测肾功能及尿量。

自测题

A_1/A_2 型题

1. 引起急性肾小球肾炎最常见的病原体是（ ）
   A. 腺病毒　　　　B. 金黄色葡萄球菌
   C. 大肠埃希菌　　D. A 组 β 溶血性链球菌
   E. 白念珠菌

2. 肾病综合征最根本的病理生理改变是（ ）
   A. 大量蛋白尿　　B. 低蛋白血症
   C. 高度水肿　　　D. 高脂血症
   E. 高血压

3. 下列可引起急性肾衰竭的肾前性因素是（ ）
   A. 急性肾小管坏死　B. 急性肾小球肾炎
   C. 双肾结石　　　　D. 肾病综合征
   E. 大面积烧伤

4. 儿童无尿的标准是指每日尿量少于（ ）
   A. 50ml　　　　B. 100ml
   C. 200ml　　　D. 300ml
   E. 400ml

5. 儿童尿路感染最常见的感染途径是（ ）
   A. 淋巴转移　　B. 血行感染
   C. 上行感染　　D. 母婴传播
   E. 直接蔓延

6. 患儿，男，10 岁，因眼睑、颜面部水肿 1 个月，诊断为原发性肾病综合征收入院，该患儿治疗首选的药物是（ ）
   A. 青霉素　　　B. 环磷酰胺
   C. 吲哚美辛　　D. 泼尼松
   E. 双嘧达莫

7. 患儿，女，5 岁，因眼睑水肿、头晕、头痛就诊。尿液检查：蛋白（++），红细胞 15 个/HP，血清补体 C3 下降，疾病诊断为急性肾小球肾炎。其饮食护理正确的是（ ）
   A. 低盐、高糖、高蛋白、高维生素饮食
   B. 低盐、高糖、低蛋白、高维生素饮食
   C. 低盐、高糖、高脂肪、低蛋白、高维生素饮食
   D. 不限盐、高糖、低蛋白、高钾、高维生素饮食
   E. 低盐、低糖、低蛋白、低维生素饮食

A_3/A_4 型题

（8～10 题共用题干）

患儿，男，7 岁，因"颜面部水肿、洗肉水样尿 3 天"入院。查体：血压 135/100mmHg，水肿为非凹陷性。实验室检查：尿常规示蛋白质（++），镜检尿红细胞满视野，ASO 增高。

8. 该患儿可能的疾病诊断是（ ）
   A. 肾病综合征　　B. 急性肾小球肾炎
   C. 急性肾衰竭　　D. 慢性肾小球肾炎
   E. 肾盂肾炎

9. 护士对该患儿的休息指导不正确的是（ ）
   A. 起病 2 周内卧床休息
   B. 血压正常、肉眼血尿消失后可下床轻微活动
   C. 血沉正常后可正常上学，不再限制活动
   D. 血沉正常后可恢复上学，但避免剧烈运动
   E. Addis 计数正常后方可恢复正常活动

10. 患儿在住院 5 天后突发呼吸困难、尿量减少、水肿加重。查体：两肺闻及湿啰音，心律呈奔马律，右肋缘下触及肝脏。此患儿可能并发了（ ）
    A. 支气管肺炎
    B. 严重循环充血
    C. 高血压脑病
    D. 高钾血症
    E. 急性肾衰竭

（刘菊红）

第 13 章
神经系统疾病患儿的护理

第 1 节 儿童神经系统解剖生理特点

一、概述

神经系统（nervous system）是由神经外胚层发育形成，神经元与神经胶质细胞等构成的组织和器官。它包括中枢神经系统和周围神经系统两部分，具体由脑、脊髓、脑神经、脊神经和内脏神经组成。神经系统在形态和功能上是完整、不可分割的统一体，其通过接受体内、外各种刺激并做出相应反应，来协调机体各系统、器官的活动，使机体不断适应内、外环境变化，保持机体功能平衡，维持生命活动和生存发展需要。

二、解剖生理特点

（一）脑

胎儿时期神经系统发育最早，尤其是脑的发育最为迅速，出生时脑的表面已有主要的沟、回，脑皮质细胞数已与成人相同，但脑细胞的发育、分化及功能还不成熟。

新生儿大脑发育尚未成熟，各种活动主要靠皮质下中枢调节，故肌张力较高，常有无意识的手足徐动。婴幼儿脑神经髓鞘发育不完全，当外界强刺激作用于神经传导至大脑时，因缺乏髓鞘的隔离作用，兴奋易泛化传导至邻近神经纤维，导致脑神经细胞异常放电而发生惊厥。另外，小儿脑的耗氧量大，在基础代谢状态下占总耗氧的50%，而成人则为20%，故对缺氧的耐受性较成人差。随着年龄的增长，小儿脑细胞体积逐渐增大、突触增多、功能不断成熟及复杂化，至3岁时脑细胞的发育、分化基本完成，8岁时已与成人无明显区别。

考点 婴幼儿易发生惊厥的解剖生理基础

（二）脊髓

脊髓位于椎管内，呈细长的圆柱结构，其上端与延髓相连，下端逐渐变细成不含神经组织的终丝，其间发出31对脊神经分布到躯干和四肢，完成神经冲动的上传下达，同时，它也是许多简单反射的中枢。胚胎3个月以前，脊髓和椎管长度大致相等，之后脊柱的生长快于脊髓，至出生时脊髓末端平齐第3腰椎，4岁时上至第1~2腰椎水平，故婴幼儿行腰椎穿刺的位置要比成人低，以第4~5腰椎间隙为宜，以免损伤脊髓末端。

考点 腰椎穿刺部位

（三）脑脊液

脑脊液由脑室中的脉络丛产生，为无色透明液体，充满各脑室、蛛网膜下腔和脊髓中央管内，最后汇入颈内静脉。脑脊液处于不断产生、循环、回流的平衡状态，对中枢神经系统起到营养、保护、缓冲、细胞间通信、维持颅内压等作用。新生儿脑脊液量少、压力低，抽取困难，随着年龄增长脑脊液量逐渐增多，压力逐渐升高。脑脊液代谢异常或循环通路受阻可使脑脊液总量增加，导致脑积水和颅内压增高，严重者可导致脑疝，危及生命。脑脊液测定正常值见表 13-1。

表 13-1　小儿脑脊液测定项目及正常值

项目	年龄阶段	正常值	项目	年龄阶段	正常值
压力	新生儿	0.29～0.78kPa	蛋白质总量	新生儿	0.2～1.2g/L
	儿童	0.69～1.96kPa		儿童	0.2～0.4g/L
细胞数	新生儿	<34×10^6/L	糖	婴儿	3.9～5.0mmol/L
	婴儿	<20×10^6/L		儿童	2.8～4.5mmol/L
	儿童	<10×10^6/L	氯化物	婴儿	110～122mmol/L
				儿童	117～127mmol/L

（四）神经反射

1. 终身存在的生理反射　出生时角膜反射、结膜反射、瞳孔对光反射、吞咽反射已存在，且终身不消失；一些生理反射如腹壁反射和提睾反射，在婴儿期不易引出，1 岁时才稳定，此后终身不消失。在神经系统发生病变时，生理反射可减弱或消失。

2. 原始反射　觅食反射、吸吮反射、拥抱反射、握持反射、颈肢反射等原始反射在新生儿时期可引出，于生后数月逐渐消失。若这些反射不能按时出现，或该消失的时间不消失，或已经消退后又重新出现，或两侧持续不对称，都提示神经系统异常。

巴宾斯基（Babinski）征阳性可视为生理现象，但单侧阳性或双侧不对称，以及 2 岁以上仍阳性则提示锥体束损害。

3. 脑膜刺激征　包括颈项强直、克尼格（Kernig）征和布鲁津斯基（Brudzinski）征。但由于屈肌紧张，Kernig 征、Brudzinski 征在生后 3～4 个月内呈阳性无病理意义。

第 2 节　惊厥患儿的护理

案例 13-1

患儿，女，18 个月，2 天前外出受凉后开始流鼻涕、咳嗽、哭闹，食欲差，今日突然发生四肢抽搐、双目上翻，呼之不应，急来我院就诊。入院查体：体温 39.8℃，脉搏 127 次 / 分，呼吸 36 次 / 分，咽充血，咽腭弓、悬雍垂部位有数个 2～4mm 大小的疱疹，部分融合成片，其他无异常。诊断为：疱疹性咽峡炎。

问题：1. 该患儿入院前出现了哪种急症？
　　　2. 引发此急症最可能的原因是什么？
　　　3. 如果患儿再次出现该急症，护士应采取哪些急救措施？

惊厥（convulsion），俗称"抽风""惊风"，是大脑皮质功能紊乱所引起的一种运动障碍。表现为突然发生的全身性或局部肌群的强直性或阵挛性抽动，常伴有不同程度的意识改变。惊厥是儿科常见急症，发病率约为4%，远高于成人。反复发作可引起窒息、缺氧缺血性脑损伤，需要紧急处理。

一、概　述

（一）病因及分类

1. **感染性疾病** ①颅内感染：各种病原体引起的脑炎、脑膜炎、脑脓肿等，如化脓性脑膜炎和病毒性脑膜脑炎等。②颅外感染：各种感染引起的热性惊厥、中毒性脑病、破伤风等，其中以热性惊厥最为常见。

2. **非感染性疾病** ①颅内疾病：如新生儿窒息、缺氧缺血性脑病、癫痫、颅内出血、颅内占位性病变及颅脑外伤等。②颅外疾病：水、电解质代谢紊乱（如重度高渗性脱水、低钙血症等）、急性中毒、遗传代谢性疾病、心源性疾病、肾源性疾病等。

> **链接**
>
> **热性惊厥**
>
> 热性惊厥（febrile seizure，FS）发病年龄在6个月至5岁，高峰在18个月，与脑发育未成熟、发热、遗传有关，多于发热初或体温快速升至38.5℃以上时突然惊厥，分单纯型和复杂型。单纯型预后良好，一次热程仅1次发作，多在15min内自行恢复，脑电图多无异常，一般不会造成明显身体损害，家属可不必过分惊慌。退热药不能杜绝复发，遵医嘱常规使用即可，同时配合医生积极查找发热病因，制订相应治疗方案，防止惊厥反复发作。病愈后可正常进行预防接种。

（二）发病机制

婴幼儿由于大脑皮质发育尚未完善，神经元的树突发育不全，轴索髓鞘发育不完善，较弱的刺激即能在大脑皮质形成强烈的兴奋灶，使神经细胞突然异常放电，并迅速扩散，使神经元功能紊乱，导致惊厥发生。

二、护理评估

（一）健康史

询问患儿的出生史，包括是否有窒息、产伤、缺氧缺血性脑病等；了解患儿有无上呼吸道感染或其他部位感染史，评估患儿是热性惊厥还是无热惊厥；评估患儿有无癫痫、中毒、代谢紊乱等非感染性疾病史。

（二）身心状况

1. **症状和体征**

（1）**典型表现**　患儿突然出现不受意识控制的、全身或局部肌群强直性或阵挛性抽搐，如头向后仰、四肢及躯体背弓，或四肢屈曲、阵挛性抽搐，双眼上翻、斜视、凝视，常伴有意识障碍，严重者可出现口吐白沫、牙关紧闭、窒息、发绀、大小便失禁等。持续时间长短不一，多在数秒至数分钟内停止，发作后因疲劳而入睡。颅内病变者可反复发作。

（2）非典型表现　新生儿和小婴儿惊厥发作时临床表现不典型，可以有两眼凝视、口角、眼角抽动、呼吸暂停、发绀、眨眼或单侧肢体抽动。如抽搐部位局限而固定，常有定位意义。

（3）惊厥持续状态　若惊厥持续发作时间≥30min或反复发作、发作间期意识未恢复达30min及以上称为惊厥持续状态，为惊厥的危重型，多见于癫痫大发作、严重颅内感染、破伤风、脑瘤等。

2. 并发症　惊厥反复发生或惊厥持续状态，增加了患儿发生窒息的危险，还可使脑组织缺氧显著增加，易导致脑损伤、脑水肿、颅内压增高。

3. 心理-社会状况　年长儿可因惊厥发作产生紧张、恐惧心理。家属常因患儿惊厥发作时出现全身抽搐、意识丧失，甚至危及生命而产生焦虑和恐惧心理，并担忧使用镇静止惊药物影响智力发育。

（三）辅助检查

可根据病情需要选择血常规、尿常规、大便常规、脑电图、心电图、头颅CT、血生化及脑脊液检查等，以明确惊厥的病因。

三、治疗要点

应保持气道通畅、控制惊厥发作、对症治疗、维持生命体征，治疗原发病，预防惊厥复发。

1. 病因治疗　积极寻找原发疾病，针对病因进行治疗。

2. 镇静止惊　首选地西泮（每次用量0.3～0.5mg/kg）缓慢静脉注射（速度1～2mg/min）。如不能立即建立静脉通路，也可采用咪达唑仑肌内注射或水合氯醛灌肠；常用10%水合氯醛，每次0.5ml/kg，用灭菌注射用水稀释至3%浓度，保留灌肠3～5min。其他方法如针刺人中、合谷、十宣、百会、涌泉等穴位。

新生儿惊厥首选苯巴比妥钠静脉缓慢注射（15min以上），负荷量20mg/kg，有效者12h后给予维持量5mg/(kg·d)。单次负荷量0.5～1h无效者，可追加10～20mg/kg，仍不能控制的惊厥，应加用左乙拉西坦或咪达唑仑等药物。

3. 对症治疗　高热者给予降温。对生命体征不稳定的新生儿、惊厥反复发作或持续时间较长者，应给予吸氧。颅内压增高者，给予20%甘露醇、呋塞米以降低颅内压。

4. 预防惊厥复发　复杂型热性惊厥可在发热开始时即使用地西泮2～3天预防；无效者采用长期预防方法，用丙戊酸或苯巴比妥钠口服1～2年。

考点　镇静止惊的急救药物

四、主要护理诊断/问题

1. 有窒息的危险　与惊厥发作、咳嗽和呕吐反射减弱、呼吸道堵塞有关。
2. 有受伤的危险　与抽搐、意识障碍有关。
3. 体温过高　与感染或惊厥持续状态有关。
4. 焦虑/恐惧　与家属担心患儿病情，无法应对惊厥发作有关。

五、护理措施

（一）预防窒息

保持气道通畅，预防窒息。惊厥发作时，使患儿就地平卧，头偏向一侧，解开衣领，及时清除口鼻腔分泌物、呕吐物等，保持呼吸道通畅。遵医嘱应用抗惊厥药物，必要时给予氧气吸入。备好吸引器、气管插管、复苏气囊等急救用物。

（二）预防受伤

患儿惊厥发作时，应就地抢救，专人守护，移开周围可能伤害患儿的物品，防止坠地跌伤。亲属应保持安静，勿用力摇晃、牵拉、按压患儿肢体，以免刺激引起惊厥时间延长或发生骨折、脱臼等意外伤害。

当舌后坠堵塞呼吸道时，护士可用无菌纱布或舌钳将舌体轻轻拉出口外。为防止舌咬伤，上下臼齿间可塞入包裹纱布的压舌板或牙垫，但应防止落入气道发生堵塞等意外；牙关紧闭者不应强行撬开，以免造成更大的损伤。对抽搐时可能引发皮肤擦伤的患儿，应在手心及腋下放置纱布保护。

注意观察生命体征、意识、行为、瞳孔、面色等的变化，惊厥发作类型及持续时间等。惊厥发作5min内自行停止者，大多对机体伤害很小。

考点 惊厥的抢救措施

（三）维持体温正常

高热患儿需卧床休息，每4h测量体温并记录，体温超过38.5℃时，及时给予物理降温或药物降温，以降低大脑耗氧量，防止发生惊厥。退热出汗时应及时更换汗湿的衣裤，注意保暖，保持皮肤、床单元干燥清洁。

（四）心理护理

护理人员应鼓励家属陪护患儿，给予安抚。指导患儿家属对惊厥发作的急救处理，讲解惊厥发生的原因、治疗、预后等知识，消除其焦虑、恐惧心理。评估患儿及家属焦虑及恐惧的程度，指导其减轻焦虑，告知其获取医疗支持的方法。

六、健康教育

1. 向家属及患儿介绍惊厥的病因、患儿的病情，解释本病的预后，给予患儿及其家属心理支持，解除其焦虑和自卑心理，建立战胜疾病的信心。

2. 指导家属采取正确的惊厥急救措施。就地抢救、保持呼吸道通畅是关键，切忌摇晃呼喊患儿和按压肢体。惊厥缓解后应查明病因。

3. 热性惊厥的患儿应指导家属采取降温的方法，预防惊厥发作。惊厥持续时间长或反复发作者，告知家属病愈后要定期随访，并教会家属观察病情，以便及时发现异常并就医。

第 3 节 化脓性脑膜炎患儿的护理

案例 13-2

患儿，男，1 岁。因发热 4 天，抽搐 3 次入院。患儿为足月顺产，无窒息史。入院查体：患儿精神萎靡，目光凝视，体温 39℃，心率 120 次/分，嗜睡，前囟膨隆，颈强直，巴宾斯基征阳性，心、肺、腹未见异常。脑脊液检查：外观浑浊，压力高，细胞计数 $1000×10^6/L$ 以上，以中性粒细胞为主，糖含量明显降低，蛋白质含量增高。入院诊断：化脓性脑膜炎。

问题：1. 根据年龄特点，引起该患儿化脓性脑膜炎的病原菌最可能是什么？
2. 请列出患儿目前的护理问题。
3. 该患儿应采取哪些护理措施？

化脓性脑膜炎（purulent meningitis，PM），是由化脓性细菌所致的软脑膜、蛛网膜、脑脊液及脑室的炎症反应。脑及脊髓表面可轻度受累，常与化脓性脑炎或脑脓肿同时存在。婴幼儿多见，病死率较高，幸存者神经系统后遗症发生率高。临床以发热、呕吐、头痛、烦躁和抽搐为主要临床表现，并伴有脑膜刺激征及脑脊液改变为主要特征。治疗原则为控制感染，降低颅内压，支持及对症治疗。

一、概 述

（一）病因

多种化脓性细菌均可引起本病，病原体与患儿的年龄、免疫功能和地区有关。目前国内儿童较常见致病菌为大肠埃希菌、B 族溶血性链球菌、肺炎链球菌等，常见致病菌与患儿年龄的关系见表 13-2。

表 13-2 化脓性脑膜炎常见致病菌与患儿年龄的关系

年龄	常见致病菌
1～3 月龄	大肠埃希菌、B 族溶血性链球菌、肺炎链球菌
3 月龄～3 岁	肺炎链球菌
3～6 岁	流感嗜血杆菌和金黄色葡萄球菌
6 岁以上	脑膜炎奈瑟菌和李斯特菌

链接

流行性脑脊髓膜炎

脑膜炎奈瑟菌引起的化脓性脑膜炎，称为流行性脑脊髓膜炎（简称流脑）。经呼吸道飞沫传播，冬春季多见，人群普遍易感，6 月龄至 2 岁时发病率最高。易感者接触病原体后，60%～70% 成为无症状带菌者，25% 表现为皮肤瘀点，7% 表现为上呼吸道感染，仅 1% 表现为化脓性脑膜炎。历史上我国流脑病例以 A 群、C 群为主，近年来有所减少，部分地区 B 群及 W 群病例呈增多趋势，个别省份出现 X 群和 Y 群流脑病例。

（二）感染途径

1. **血行感染** 是最常见的途径。细菌多从呼吸道侵入，也可由皮肤、胃肠道黏膜或新生儿脐部入侵机体，再经血液循环到达脑膜。

2. 邻近组织器官感染　如中耳炎、乳突炎等扩散波及脑膜。

3. 与颅腔形成直接通道　颅骨骨折、脑脊膜膨出等，细菌可直接进入蛛网膜下腔导致脑膜炎症。

（三）发病机制

化脓性脑膜炎时，脑膜血管极度充血，蛛网膜及软脑膜发炎，大量脓性渗出物覆盖在大脑顶部、颅底及脊髓。如炎症波及脑室内膜可导致脑室管膜炎；如渗出物粘连堵塞脑室内脑脊液的循环通道，可导致脑脊液循环障碍引起脑积水；如炎症累及周围脑神经，可引起失明、面瘫、耳聋等病理改变。

二、护理评估

（一）健康史

评估患儿近期有无上呼吸道、皮肤或消化道感染，有无中耳炎、乳突炎等颌面部感染，有无脑膜炎高发地区旅行史、与细菌性脑膜炎患者密切接触史；反复感染者有无脑脊膜膨出等先天畸形；新生儿有无脐炎等。

（二）身心状况

1. 症状和体征

（1）典型表现　①感染中毒症状及急性脑功能障碍症状：患儿体温升高，面色发灰，意识障碍进行性加重，出现烦躁哭闹或精神萎靡、嗜睡甚至惊厥、昏迷。②颅内压增高：如剧烈头痛、喷射性呕吐；严重者可发生脑疝，表现为呼吸节律不规则、双侧瞳孔不等大、对光反射迟钝等。③脑膜刺激征阳性：以颈强直最常见，Kernig征、Brudzinski征阳性。

（2）不典型表现　3个月以下小婴儿表现多不典型。体温可升高或降低；哭声微弱、反应低下、拒乳、黄疸加重、发绀和呼吸不规则等；不典型惊厥发作如两眼凝视、面肌抽动、眨眼、哭声高尖等。颅内压增高时表现为头围增大、前囟膨隆、颅骨缝增宽。由于囟门未闭可起到缓解压力的作用，故脑膜刺激征不明显。

2. 并发症

（1）硬脑膜下积液　最常见，经2～3天规律治疗后发热不退、病情不见好转者，应首先考虑并发此症，此时可行颅脑透照试验或CT扫描以确诊。

（2）脑积水　可见患儿头围增大、颅骨缝增宽、头大面小、前囟隆起、落日眼，头颅叩诊有破壶音（图13-1）。

（3）其他　脑室管膜炎；脑实质或脑神经损伤引起肢体瘫痪、眼球运动障碍、耳聋、失明、面瘫（图13-2）等。

3. 心理-社会状态　本病病死率及后遗症发生率高，易导致家属及年长儿焦虑、恐惧，部分家庭还可能因经济压力等问题遗弃患儿。应注意评估家属对本病的认知程度，对治疗、护理知识的掌握程度，对患儿健康的需求、焦虑或恐惧的程度及应对方式。了解家庭对疾病治疗和护理的经济承受能力和社会支持水平。

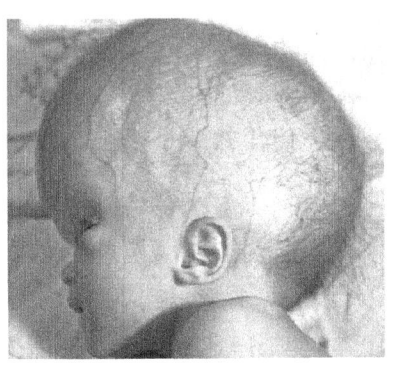
图 13-1　脑积水

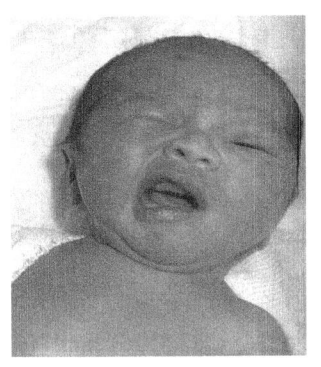
图 13-2　面瘫

（三）辅助检查

1. 血液检查

（1）血常规　外周血白细胞计数明显增高，分类以中性粒细胞增高为主（占80%以上），C反应蛋白、降钙素原水平明显升高。

（2）血培养　可确定致病菌。尽可能在抗生素使用前进行。

2. 脑脊液检查　是确诊本病的重要依据。典型改变为外观浑浊如米汤，压力增高，白细胞计数多在 $1000 \times 10^6/L$ 以上，以中性粒细胞为主。糖、氯化物显著降低，蛋白质明显增高。涂片或细菌培养找到致病菌可确诊。不同病原体引起的脑膜炎脑脊液的鉴别见表13-3。

表 13-3　不同病原体引起的脑膜炎脑脊液的鉴别

脑脊液类型	压力（kPa）	外观	白细胞（×10⁶/L）	蛋白（g/L）	糖（mmol/L）	氯化物（mmol/L）	查找病原体
正常	0.69～1.96	清亮、透明	0～10	0.2～0.4	2.8～4.5	117～127	无
化脓性脑膜炎	不同程度增高	浑浊	数百至数千，以多核细胞为主	显著增高	显著降低	显著降低	涂片或培养可找到致病菌
结核性脑膜炎	增高	毛玻璃样	数十至数百，以淋巴细胞为主	增高	降低	降低	涂片或培养可找到结核杆菌
病毒性脑膜炎	正常或轻度增高	清亮	正常或数百，以淋巴细胞为主	正常或稍高	正常	正常	病毒特异性抗体检测阳性，病毒分离阳性

3. 头颅CT　疑有并发症者可行头颅CT，以确定是否存在脑水肿、硬脑膜下积液、脑积水、脑室扩大、脑疝等。

三、治疗要点

1. 抗生素治疗　化脓性脑膜炎预后较差，应尽早选用对病原体敏感、易通过血脑屏障及毒性低的抗生素。早期、足量、足疗程，急性期静脉滴注，力求在用药24h内杀灭脑脊液中的致病菌。目前主张选用第三代头孢菌素，考虑到常见菌耐药性普遍，可联合万古霉素治疗肺炎链球菌，联合美罗培南治疗耐药性大肠埃希菌作为初始治疗方案，一旦确诊病原菌则结合药敏试验结果调整用药。推荐疗程：流行性脑脊髓膜炎用药7天；流感嗜血杆菌脑膜炎用药7～10天；肺炎链球菌用药10～14天；金黄色葡萄球菌至少用药14天；大肠埃希菌至少用药21天。有并发症者适当延长给药时间。

2. 对症及支持治疗　高热时酌情应用退热药。出现颅内压增高的症状，应给予20%甘露醇、呋塞米降低颅内压，必要时使用糖皮质激素，如地塞米松连用2～3天，有利于减轻脑水肿和缓解颅内高压。惊厥发作时可使用地西泮、苯巴比妥钠等镇静止惊药。保证能量摄入，维持水、电解质及酸碱平衡。

考点 化脓性脑膜炎的治疗原则

3. 并发症治疗

（1）硬脑膜下积液　少量积液无须处理。积液量多且出现颅内压增高表现时，采取硬膜下穿刺放液（放液量每次每侧15ml以内），多数患儿的积液可逐渐减少而治愈。

（2）脑积水　可行正中孔粘连松解、导水管扩张及脑脊液分流手术进行治疗。

（3）脑室管膜炎　采取侧脑室穿刺引流的方法缓解症状，同时应用适宜抗生素行脑室内注入。

四、主要护理诊断/问题

1. 体温过高　与细菌感染有关。
2. 潜在并发症：颅内压增高、硬脑膜下积液等。
3. 有受伤的危险　与惊厥发作有关。
4. 营养失调：低于机体需要量　与摄入不足和疾病消耗增多有关。
5. 焦虑（家属）　与疾病预后不良有关。

五、护理措施

1. 生活护理

（1）一般护理　卧床休息，保持病室安静、空气清新。

（2）皮肤护理　做好皮肤及大小便护理，保持臀部干燥，必要时使用气垫等抗压力器材，预防压疮的发生，每2h翻身1次，避免拖、拉、拽动作，防止擦伤。及时更换潮湿衣服，如患儿有肢体功能障碍，穿衣服时要先穿患侧，再穿健侧；脱衣服时先脱健侧，再脱患侧。

2. 体温过高的护理　遵医嘱应用敏感抗生素治疗，注意了解各种药物的使用要求、配伍禁忌及不良反应。发热患儿每4h测体温1次，并观察热型及伴随症状，鼓励多饮水。体温超过38.5℃时，及时给予物理降温或药物降温，防止高热惊厥，并记录降温效果。

3. 潜在并发症的护理

（1）密切观察病情，做好抢救准备　密切观察患儿有无出现硬脑膜下积液、脑积水等并发症。若出现硬脑膜下积液，少量积液无须处理，如积液多可行硬脑膜下反复穿刺放液，每次每侧放液不超过15ml。每次放液后用无菌纱布覆盖穿刺部位以防感染，嘱患儿平卧1h，观察术后反应。如患儿出现意识障碍、前囟隆起、瞳孔改变、躁动不安、频繁呕吐、肌张力增高与惊厥等，提示有脑水肿、颅内压升高的可能；若呼吸节律不规则、瞳孔忽大忽小或两侧不等大、对光反射迟钝、血压升高，应注意脑疝及呼吸衰竭的存在。备好急救用品如吸引器、人工呼吸机、呼吸兴奋剂、硬脑膜下穿刺包等，必要时给予急救处理。做好详细记录。

（2）维持正常颅内压　若患儿有颅内压增高，应采取仰卧位并将头肩抬高15°～30°；各种治疗、护理操作最好集中进行，避免多次刺激加重颅内压增高；遵医嘱给予20%甘露醇、呋塞米、肾上腺皮质激素等降颅内压。甘露醇冬季易结晶，每次用药前应检查药液有无结晶，若有结晶需加温使其消失后再用。对惊厥患儿应保持呼吸道通畅、给氧，遵医嘱使用镇静、止惊剂如地西泮、苯巴比妥钠等。静脉输液速度不宜太快，以免加重脑水肿。

4. 有受伤危险的护理　注意患儿安全，躁动不安或惊厥时防坠床及舌咬伤等的发生（详见本章第2节惊厥患儿的护理）。

5. 保证充足的营养摄入　保证足够热量摄入，给予高热量、高维生素、清淡、易消化的流质或半流质饮食。少量多餐，防止呕吐发生。频繁呕吐不能进食或意识障碍者，遵医嘱静脉输液，保证热量和液体摄入，维持水、电解质平衡。

6. 心理护理　护理人员对患儿及家属应耐心讲解，给予安慰、关心和爱护，缓解家属焦虑，增加患儿及家属战胜疾病的信心，并主动配合治疗及护理。及时解除患儿不适，取得患儿及家属的信任。

六、健康教育

1. 大力宣传预防化脓性脑膜炎的基本知识，积极防治呼吸道、消化道感染性疾病，预防新生儿脐部及皮肤感染等。加强体格锻炼，提高机体抵抗力。

2. 指导家属出院后继续观察患儿是否发生并发症及后遗症，如观察前囟张力、每日测量头围，以判断是否有脑积水发生；通过"游戏"的方式观察患儿的反应和肢体活动情况，及早发现有无智力障碍、耳聋、肢体瘫痪等。对恢复期有后遗症的患儿，指导患儿及家属尽早进行功能训练、智力开发，并鼓励家属坚持，做好心理支持。

医疗无小事，生命相托重于泰山

一名4岁患儿因化脓性脑膜炎在某医院住院治疗，值班护士在输入液体前没有检查核对药品，导致已结晶的甘露醇被输入患儿体内，幸好巡查病房的护士长及时发现，才未造成严重后果。事后，虽然患儿未出现明显的损害后果，但其父母仍心有余悸，愤怒地要求赔偿，因该护士确实存在违反医疗规章制度和操作规程的行为，故医院承担了赔偿责任并给予该护士严肃处理，护士本人也悔恨反思并诚恳道歉。医疗无小事，生命重于泰山，医护人员务必严谨认真、博学勤思、精湛技能，亦如已故医学家、中国科学院院士张孝骞先生所言"病人以性命相托，我们怎能不诚惶诚恐，从医如临深渊，如履薄冰"。

第4节 病毒性脑炎患儿的护理

病毒性脑炎是指由多种病毒引起的发生在脑实质的急性炎症。若炎症主要累及脑膜，则称为病毒性脑膜炎；因脑膜及脑实质在解剖上相邻，炎症时二者常同时受累，此时称为病毒性脑膜脑炎。本病多呈自限性，危重者可急进性加重，留有后遗症，甚至死亡。

一、概述

（一）病因

80%为柯萨奇病毒、埃可病毒等肠道病毒，其次为虫媒病毒（如乙型脑炎病毒）、腺病毒、单纯疱疹病毒、腮腺炎病毒等。

（二）发病机制

病毒经两种途径侵害中枢神经系统。一是病毒自肠道或呼吸道进入淋巴系统繁殖，经血液循环感染颅外某些脏器，此时患儿可有发热等全身症状。若病毒进一步繁殖，即可能入侵脑膜或脑实质，出现中枢神经症状。二是大量病毒对脑组织的入侵，可能导致脑组织对病毒抗原的免疫炎性反应，使脑组织发生炎性浸润、胶质细胞增生、局部出血及坏死，并使部分脑血管出现严重的血管炎，从而导致相应症状。

二、护理评估

（一）健康史

评估患儿近1～3周有无呼吸道及消化道感染史，有无接触动物或被昆虫叮咬史，评估患儿预防接种史，评估社会有无病毒性脑炎流行情况。

（二）身心状况

1. 症状和体征　多呈急性起病，病情的轻重与病变部位有关。如病变在脑实质的病毒性脑炎，临床表现较脑膜炎严重。

（1）病毒性脑膜炎　患病前多有呼吸道或消化道感染史，继而发热、恶心、呕吐，婴儿常有烦躁不安，易激惹，较少发生严重意识障碍、惊厥等。年长儿诉头痛，可有脑膜刺激征阳性。病程多在1～2周。

（2）病毒性脑炎　早期常见症状包括精神行为异常、颅内压增高、神经症状、全身中毒症状等。不同部位脑实质病变可产生不同特征性表现：①弥漫性大脑病变，主要表现为发热、惊厥、意识障碍及颅内压增高。②累及额叶皮质运动区，以反复惊厥发作为主，伴或不伴发热。③累及额叶底部和颞叶边缘系统，表现为精神情绪异常，如狂躁、幻觉、失语、哭笑无常、呆滞等精神异常和意识障碍症状，以及定力、计算力和记忆力障碍等。其中以单纯疱疹病毒引起者最为严重，常合并惊厥和昏迷，病死率高。④其他还可因脑实质相应部位受累出现偏瘫、单瘫、四肢瘫或各种不自主运动等表现。

患儿可同时兼有上述多种类型的表现。一般病程2～3周，多数病例可完全恢复，少数患儿留有不同程度后遗症。

2. 心理-社会状况　由于严重病例可导致后遗症甚至危及生命，家属多有焦虑、恐惧等情绪，应注意评估家属对本病的认知程度、焦虑或恐惧程度及应对方式。

（三）辅助检查

1. 脑脊液检查　外观清亮，压力正常或增高。白细胞总数轻度增多，早期可以中性粒细胞为主，后期以淋巴细胞为主。糖和氯化物在正常范围，蛋白质轻度升高。

2. 病毒学检查　脑脊液病毒分离及特异性抗体检测阳性。

3. 脑电图　病程早期脑电图即出现弥漫性或局限性异常慢波，提示脑功能异常。部分患儿脑电图也可正常。

三、治疗要点

急性期以支持、对症治疗为主。卧床休息，供给充足的营养，控制惊厥、脑水肿、颅内压增高等。抗病毒治疗，使用阿昔洛韦，还可使用胞磷胆碱、维生素 B_6、维生素 E、吡拉西坦、泛酸等药物促进脑细胞代谢。

四、主要护理诊断/问题

1. 体温过高　与病毒血症有关。
2. 急性意识障碍　与脑实质炎症有关。
3. 躯体活动障碍　与昏迷、肢体瘫痪有关。
4. 营养失调：低于机体需要量　与摄入不足和疾病消耗增多有关。
5. 潜在并发症：颅内压增高。
6. 焦虑（家属）　与疾病预后不良有关。

五、护理措施

1. 体温过高的护理　高热的患儿应监测体温，嘱患儿多饮水，遵医嘱给予物理降温或药物降温。患儿体温上升期出现寒战时应注意保暖，出汗后及时更换衣物，注意皮肤清洁，防止受凉。

2. 意识障碍的护理　遵医嘱给予抗病毒药物，如利巴韦林、阿昔洛韦、更昔洛韦等。恢复期给予营养脑组织的药物，如胞磷胆碱、维生素 B_6、维生素 C、维生素 E、泛酸、吡拉西坦等，以促进脑功能恢复。

3. 躯体活动障碍的护理　对瘫痪的患儿，在卧床期间应协助患儿洗漱、进食、大小便及保持个人卫生等，适当使用气圈、气垫等，预防压疮，保持瘫痪肢体于功能位置，每2h翻身1次，轻拍背促痰液排出，避免坠积性肺炎。对昏迷或吞咽困难的患儿，取平卧位，一侧背部稍垫高，头偏向一侧，以便让分泌物排出。病情稳定后及早帮患儿进行肢体功能训练。

4. 营养失调的护理　注意患儿口腔的清洁，进食清淡、易消化的饮食，如瘦肉、稀饭、面条、青菜汤等，昏迷和吞咽困难的患儿应尽早给予鼻饲，保证热量供给。

5. 潜在并发症的护理　维持正常颅内压（参见本章第3节化脓性脑膜炎患儿的护理）。

6. **心理护理** 做好患儿及其家属的心理护理，向家属介绍疾病治疗、护理及预后的相关情况，提供心理支持，帮助家属树立战胜疾病的信心。

六、健康教育

1. 宣传病毒性脑炎疾病的知识，介绍治疗、预后及日常护理知识。积极预防上呼吸道、消化道等的病毒感染性疾病，预防昆虫叮咬。

2. 经常与患儿交流，促进其语言功能恢复。恢复期鼓励并协助患儿进行肢体主动功能锻炼，活动时要循序渐进、注意安全，防止外伤。有肢体功能障碍后遗症的患儿，应尽早配合理疗，进行运动功能康复训练。

3. 继发癫痫患儿要叮嘱其家属，定期随访，坚持按时服药是癫痫治疗的关键。

自测题

A₁/A₂型题

1. 下列哪项反射是出生时具备，以后逐渐消失的（   ）
   A. 吞咽反射　　　　B. 握持反射
   C. 腹壁反射　　　　D. 角膜反射
   E. 瞳孔反射

2. 小儿足月顺产，出生体重3.4kg，身高52cm，生后20天。不易引出的神经反射是（   ）
   A. 腹壁反射　　　　B. 拥抱反射
   C. 握持反射　　　　D. 觅食反射
   E. 吸吮反射

3. 新生儿，男，20天。查体：角膜反射灵敏，腹壁反射未引出，双侧Babinski征阳性，应属于（   ）
   A. 正常
   B. 中枢神经系统感染
   C. 发育迟缓
   D. 新生儿缺氧缺血性脑病
   E. 需报告医生查找原因

4. 年长儿化脓性脑膜炎最常见的病原菌是（   ）
   A. A组乙型溶血性链球菌
   B. 流感嗜血杆菌
   C. 大肠埃希菌
   D. 脑膜炎奈瑟菌
   E. 金黄色葡萄球菌

5. 化脓性脑膜炎最常见的并发症是（   ）
   A. 脑积水　　　　B. 脑脓肿
   C. 硬脑膜下积液　　D. 偏瘫
   E. 以上都不是

6. 患儿，男，4岁。因发热2天，反复惊厥、呕吐、昏迷收入院，诊断为化脓性脑膜炎。该患儿发生急性颅内压增高时首选的治疗药物为（   ）
   A. 20%甘露醇　　　B. 50%葡萄糖溶液
   C. 呋塞米　　　　　D. 地西泮
   E. 地塞米松

7. 引起病毒性脑膜脑炎最常见的病原体为（   ）
   A. 肠道病毒　　　　B. 虫媒病毒
   C. 腺病毒　　　　　D. 单纯疱疹病毒
   E. 呼吸道合胞病毒

8. 患儿，女，1岁，因化脓性脑膜炎收入院。出现下列哪项症状，提示患儿发生脑疝（   ）
   A. 面色苍白　　　　B. 肢冷
   C. 血压下降　　　　D. 高热
   E. 瞳孔不等大，对光反射消失

9. 患儿，男，1岁。发热3天，呕吐数次，患儿精神萎靡，前囟饱满，怀疑化脓性脑膜炎，拟行腰椎穿刺，穿刺部位应选择（   ）
   A. 第1～2腰椎间隙

B. 第 2～3 腰椎间隙

C. 第 3～4 腰椎间隙

D. 第 4～5 腰椎间隙

E. 第 5 腰椎间隙与第 1 骶椎间隙

A₃/A₄ 型题

（10～12 题共用题干）

患儿，女，8 岁。因发热 3 天，伴头痛、呕吐 1 天就诊。查体：神志清，面色苍白，烦躁易怒。体温 39.2℃，脉搏 130 次/分，呼吸 40 次/分，血压 96/60mmHg，脑膜刺激征阳性，其他未见异常。为进一步明确诊断，腰椎穿刺术取脑脊液检查。

10. 术后患儿应去枕平卧的时间为（　　）

 A. 0.5～1h　　　B. 2～3h

 C. 4～6h　　　 D. 8～10h

 E. 12～24h

11. 若脑脊液检查显示压力增高，外观清亮，白细胞总数增多，以中性细胞为主，蛋白质轻度升高，糖和氯化物正常，则提示患儿最有可能的疾病是（　　）

 A. 正常　　　　B. 化脓性脑膜炎

 C. 病毒性脑膜炎　D. 结核性脑膜炎

 E. 脑肿瘤

12. 此时给予患儿护理措施错误的是（　　）

 A. 鼓励患儿通过听音乐、游戏等娱乐项目缓解烦躁情绪

 B. 遵医嘱使用阿昔洛韦静脉滴注

 C. 降温护理

 D. 卧床休息

 E. 对症处理

（13～15 题共用题干）

患儿，女，9 个月。1 周前咳嗽、发热后出现烦躁、惊厥，神经系统检查示脑膜刺激征阳性，诊断为化脓性脑膜炎，护士巡视时发现患儿出现喷射性呕吐，精神萎靡，反复惊厥。

13. 患儿此时首优的护理问题是（　　）

 A. 体温过高　　B. 颅内压增高

 C. 急性意识障碍　D. 营养失调

 E. 恐惧心理

14. 此时应给予的护理措施正确的是（　　）

 A. 保持安静，给予俯卧位

 B. 腰椎穿刺，放出脑脊液

 C. 加快输液速度，防止休克

 D. 输液速度宜慢，量宜少

 E. 各项护理操作分开进行

15. 遵医嘱给予患儿静脉滴注 20% 甘露醇，下列哪项操作是错误的（　　）

 A. 每次用药前检查药液有无结晶

 B. 不与其他药物混合滴注

 C. 若药液中有结晶应加碱性溶液使其消失后再用

 D. 应 30min 内快速静脉滴入

 E. 注射时勿使药液漏到血管外

（云玉丹）

第14章 免疫系统疾病患儿的护理

免疫（immunity）是机体的一种生理性保护反应，本质为识别自身、排除异己。免疫功能包括免疫防御、免疫自稳、免疫监视。免疫功能正常者可执行恰当的免疫应答，对实现免疫防御及保障机体内环境稳定有重要作用。如应答过低，会导致严重感染；如应答过高，易导致过敏性疾病或自身免疫性疾病，均对机体有害。

第1节 风湿热患儿的护理

案例 14-1

患儿，女，7岁。因发热、关节肿痛1周、胸闷、心悸1天入院。半个月前曾患化脓性扁桃体炎。查体：体温38℃，呼吸25次/分，脉搏120次/分，律齐，心界扩大，心尖部可闻及Ⅱ级收缩期杂音，患儿精神萎靡，咽充血，扁桃体肿大，双肺呼吸音清，肝脾未触及，双侧膝关节红肿伴活动受限。辅助检查：白细胞 13×10^9/L，红细胞沉降率58mm/h，C反应蛋白阳性，抗链球菌溶血素O（ASO）增高。心电图示P-R间期延长。

问题：1. 该患儿可能诊断为哪种疾病？
2. 患儿目前主要的护理问题有哪些？
3. 该患儿入院后，护士应采取哪些护理措施？

风湿热是一种与A组乙型溶血性链球菌感染密切相关的、有反复发作倾向的免疫炎性疾病。发病年龄以9~17岁多见，冬春季和寒冷、潮湿地区发病率高，具有自限性，急性发作时多以关节炎症状最明显，急性发作后常遗留不同程度的心脏损害，重者危及生命，反复发作可形成永久性心脏瓣膜病变。

一、概 述

（一）病因及发病机制

风湿热是A组乙型溶血性链球菌感染后引起的变态反应和自身免疫损伤。另外，该病的发生还可能与患儿的遗传易感性有关。

患儿多在发病前1~4周有呼吸道链球菌感染史，感染后引发机体变态反应及自身免疫反应性损伤，基本病理改变为炎症和出现特征性"风湿小体"，病变可累及全身结缔组织，但以心脏、关节和皮肤为主。

 考点 与风湿热发生密切相关的病原体

（二）预后

早诊断，彻底治疗，则预后较好。舞蹈症的预后一般较好。首次发作即累及心脏者预后较差；反复发作并累及心脏者预后不良。

二、护理评估

（一）健康史

了解本次发病的诱因，发病前是否患上呼吸道感染；是否在寒冷、潮湿的地方居住过；是否感染过结核；家族中是否有类似症状的患者；是否患有其他免疫系统疾病等。

（二）身心状况

约半数病例在发病前1～6周有上呼吸道感染史。多数呈急性起病，而以心脏炎或舞蹈症为初发症状者往往呈慢性病程。

1. 症状和体征

（1）一般表现　发热，热型不规则，有面色苍白、食欲差、疲倦、多汗、腹痛等症状。

（2）典型症状

1）关节炎：占风湿热患儿的50%～60%，有游走性和多发性特点，主要累及膝、踝、肘、腕等大关节，局部可有红、肿、热、痛和活动受限表现，尤以疼痛和功能障碍为主，治疗后可不留强直或畸形。

2）心脏炎：是风湿热唯一的持续性器官损害，也是本病最严重的表现，占风湿热患儿的40%～50%，临床上以心肌炎、心内膜炎最多见，同时累及心肌、心内膜和心包膜者，称为全心炎。心肌炎轻者可无症状，重者出现心力衰竭，表现为心动过速、期前收缩，甚至奔马律，心尖区第一心音低钝、吹风样收缩期杂音等；心内膜炎主要侵犯二尖瓣，其次是主动脉瓣，当瓣膜关闭不全时听诊可闻及相应杂音；心包炎多表现为心前区疼痛、呼吸困难和端坐呼吸，检查可有心包摩擦音、心音遥远、颈静脉怒张和心脏扩大等。

考点　风湿热的关节炎、心脏炎特点

3）环形红斑：占风湿热患儿的6%～25%，多见于躯干和四肢屈侧，呈钱币大小、边缘隆起的不规则环形红斑，中央苍白，不痒，可反复发作，病愈后不留痕迹（图14-1）。

4）皮下结节：占风湿热患儿的2%～16%，多见于大关节伸侧的骨质隆起处或肌腱附着处，呈圆形、质硬、无压痛、可活动、豌豆大小的硬结，经2～4周自然消失（图14-2）。

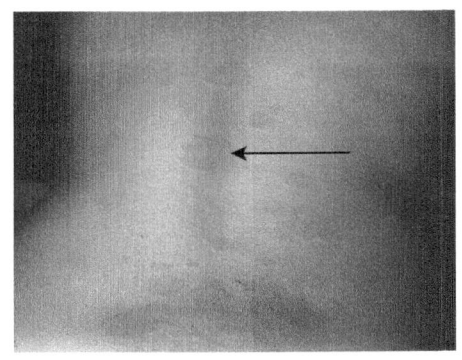

图14-1　环形红斑

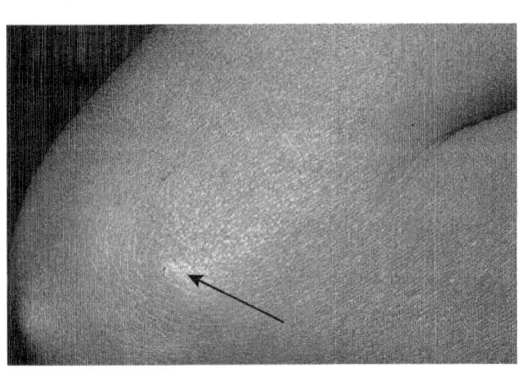

图14-2　皮下结节

5）舞蹈症：可在链球菌感染后数月发生，发生率约3%，女童多见，是锥体外系受累所致。患儿全身肌群出现轻重不等的、不自主、无目的的快速运动，四肢和面部明显，如皱眉、挤眼、耸肩、缩颈、努嘴、伸舌、书写困难、语言障碍、细微动作不协调等，兴奋或注意力集中时加剧，入睡后消失，数周后多可自愈。

2. 并发症　风湿性心瓣膜病、心力衰竭、药物副作用等。

3. 心理-社会状况　关节疼痛、活动障碍、心脏损害及治疗药物副作用，可导致患儿及家属焦虑、恐惧，休学治疗可导致家属对患儿学业的担忧，舞蹈症患儿易产生自卑情绪。

（三）辅助检查

1. 风湿热活动指标　周围血白细胞总数和中性粒细胞增高；血沉（ESR）增快，C反应蛋白（CRP）、黏蛋白增高，此为风湿活动的重要标志，但对诊断本病无特异性。

2. 链球菌感染证据　咽拭子培养发现A组乙型溶血性链球菌是传统确诊方法；血清抗链球菌溶血素O（ASO）、抗链球菌激酶（ASK）和抗透明质酸酶（AH）增高，说明近期有过链球菌感染，提示风湿热可能，但不反映风湿热活动。

3. 其他　心电图检查可出现PR间期延长，伴有T波低平、ST段改变或心律失常等；心包炎时，X线检查可见心脏扩大呈烧瓶形；心脏炎时，心脏彩超检查可提示心脏增大、心包积液、心瓣膜的改变情况等。

三、治疗要点

本病主要是抗链球菌感染、抗风湿、支持疗法和对症治疗。

1. 一般治疗　卧床休息，休息时间取决于心脏受累程度和心功能状态，加强营养，补充维生素等。

2. 彻底清除链球菌感染　首选青霉素。初次发病者，一次性肌内注射苄星青霉素60万～120万IU，复发者酌情增加注射频次。青霉素过敏者改用红霉素。

3. 抗风湿治疗　①无心脏炎者：首选阿司匹林口服，总疗程6～8周。②有心脏炎者：宜早期使用肾上腺糖皮质激素，常用泼尼松口服，重症可静脉滴注地塞米松，症状好转后逐渐减量至停药，总疗程最少12周。

考点　风湿热的治疗药物

四、主要护理诊断/问题

1. 心排血量减少　与心脏受损有关。

2. 疼痛　与关节受累有关。

3. 体温过高　与感染有关。

4. 潜在并发症　与药物不良反应有关。

5. 焦虑　与疾病的反复发作有关。

五、护理措施

（一）心排血量减少的护理

1. **休息** 绝对卧床休息至急性症状消失，一般无心脏炎者休息2周，有心脏炎者至少休息4周，重者休息6～12周。之后根据病情限制活动量，一般血沉接近正常时可下床活动，但应避免剧烈活动；恢复至正常活动量所需时间为：无心脏炎者1个月左右，心脏炎轻者2～3个月，严重心脏炎伴心力衰竭者6个月。

2. **用药护理** 遵医嘱使用阿司匹林、肾上腺糖皮质激素抗风湿治疗，应用青霉素清除链球菌感染灶，舞蹈症严重时给予镇静剂。

3. **饮食管理** 给予易消化、营养丰富的食物，少食多餐。有心力衰竭的患儿适当限制盐和水的摄入，详细记录出入量，并保持大便通畅。

（二）疼痛的护理

遵医嘱使用阿司匹林，关节痛时可让患儿保持舒适体位，移动肢体时动作轻柔，可局部热敷、理疗等止痛。注意患肢保暖，避免寒冷潮湿，防止患肢受压，做好皮肤护理。

（三）体温过高的护理

密切观察体温变化并记录，高热时遵医嘱采用退热药或物理降温措施。出汗多者，要及时擦干汗液，更换衣服，保持皮肤干燥、清洁，防止着凉。

（四）潜在并发症的护理

1. **心力衰竭** 注意观察患儿面色、心率、呼吸、心律等，如发现面色苍白、烦躁不安、多汗、气急等心力衰竭的表现，应及时报告医生。遵医嘱应用利尿剂、血管扩张剂和吸氧等，慎用洋地黄制剂，以免发生洋地黄中毒。

2. **药物不良反应** 注意观察药物不良反应。阿司匹林可在饭后服用或同服氢氧化铝以减少对胃的刺激，并遵医嘱加用维生素K防止出血；密切观察泼尼松引起的不良反应，如满月脸、向心性肥胖、消化道溃疡、精神症状、血压增高、电解质紊乱、免疫抑制等；因心肌炎时对洋地黄敏感且易出现中毒，用药期间应注意观察有无恶心、呕吐、心律不齐、心动过缓、色视障碍等副作用，并应注意补钾。

考点 药物不良反应的护理

（五）心理护理

护理人员应关心爱护患儿，以儿童能接受的方式耐心解释各项检查、治疗和护理措施的意义，减少患儿的焦虑和自卑感，增强儿童及家属战胜疾病的信心。

六、健康教育

护理人员应向患儿及家属讲解本病的有关知识，强调预防感染、防止复发、避免剧烈活动、定期复查的重要性。患儿应长期使用长效青霉素120万U肌内注射，每月1次，连续预防5年以上，最好持续至25岁，以预防复发。有风湿性心脏病者，宜终身药物预防。舞蹈症患儿要进行安全教育，防止意外事故发生。

第2节 过敏性紫癜患儿的护理

> **案例 14-2**
>
> 患儿,男,10岁。因双下肢出现皮肤紫癜3天伴关节肿痛、腹痛、便血1天入院。查体:意识清楚,双下肢、臀部有密集的红色皮疹,尤以小腿较多,压之不褪色,呈对称性分布,高出皮面。实验室检查:血小板计数、出血和凝血时间、骨髓象均正常,毛细血管脆性试验阳性。初步诊断:过敏性紫癜。
>
> 问题:1. 过敏性紫癜的病因是什么?
> 2. 过敏性紫癜皮疹的特点是什么?
> 3. 请列出该患儿现存的护理问题。

过敏性紫癜(anaphylactoid purpura),又称亨-舒综合征,是以全身小血管炎为主要病变的系统性血管炎。以非血小板减少性紫癜、关节肿痛、腹痛、胃肠道便血及肾炎为主要临床表现,好发年龄7~14岁。

一、概 述

(一)病因及发病机制

病因不明,目前认为属于自身免疫反应性疾病。可能由某种致敏因素(如感染原、过敏原)作用于具有遗传背景的个体,激发B细胞克隆扩增,导致IgA介导的广泛的急性无菌性血管炎,以毛细血管炎为主,全身小动、静脉均可受累。病变累及皮肤、肾、胃肠道和关节,少数涉及心、肺等脏器,重者呈坏死性小动脉炎。

(二)预后

根据病情轻重,痊愈时间为1周至数月不等,也可反复发作持续1年以上。大部分患儿预后良好。

二、护理评估

(一)健康史

询问起病前1~3周是否有上呼吸道感染史(细菌、病毒);近期饮食情况及用药史;接触花粉和昆虫叮咬、寄生虫病史等;既往是否有类似发作史;是否有过敏性皮疹、关节肿痛、腹痛、便血和血尿等伴随症状等。

(二)身心状况

1. **症状和体征** 急性起病,病前1~3周常有上呼吸道感染史。约半数患儿出现低热、乏力、纳差、精神萎靡等全身症状,身体局部可出现以下1种或多种症状。

(1)**皮肤紫癜** 常为首发症状。紫癜多见于下肢伸侧及踝关节周围,其次为臀部,对称分布,分批出现,上肢、面部也可出现,躯干部罕见。紫癜初起为紫红色斑丘疹,高出皮肤,压之不褪色,有轻度痒感,此后红斑中心发生点状出血,颜色加深呈暗紫红色,最终呈棕褐色而消退。重症紫癜可大片融合成大疱伴出血性坏死。部分病例可有血管神经性水肿和一过性荨麻疹。紫癜一般1～2周消退，不留痕迹，部分病例反复发作，病程迁延数周或数月。

考点 皮肤紫癜的特点

（2）消化道症状　约2/3患儿在皮肤紫癜发生1周内出现消化道症状，亦可发生在紫癜出现前。呈阵发性绞痛或持续性钝痛，多位于脐周或下腹部，伴恶心、呕吐或便血，是由于肠道病变引起肠蠕动增强或痉挛所致。偶尔发生肠套叠、肠梗阻、肠穿孔及出血性坏死性肠炎。

（3）关节症状　约1/3患儿出现，多累及膝、踝、肘、腕等大关节，单发或多发，呈游走性，表现为关节疼痛、肿胀和活动受限，一般无红、热，关节腔有浆液性积液，常在数日内消失，不遗留关节畸形。

（4）肾脏症状　约半数患儿有肾脏损害，表现为血尿、蛋白尿及管型尿，伴血压增高和水肿，称为紫癜性肾炎。其症状轻重不等，轻者数月后自行痊愈，少数患儿血尿、蛋白尿及高血压持续很久。肾型紫癜为过敏性紫癜中较严重的一种类型，尸检发现几乎全部死亡病例有不同程度肾脏病变。

考点 过敏性紫癜的主要死因

（5）其他表现　少数病例可有昏迷、蛛网膜下腔出血、视神经炎及吉兰-巴雷综合征等神经系统症状。

2. 心理-社会状况　评估患儿及其家属对本病易反复发作，并发肾脏损害的了解程度；评估年长患儿是否因疾病延误学业而出现焦虑；同时应了解患儿的家庭经济和环境状况。

（三）辅助检查

1. 血常规　外周血白细胞数正常或轻度增高，中性和嗜酸性粒细胞可增高。部分患儿的毛细血管脆性试验阳性。

2. 尿常规　尿中可有红细胞、蛋白质、管型，重症有肉眼血尿。

3. 大便隐血试验　可呈阳性反应。

4. 其他　血沉轻度增快，C反应蛋白及抗链球菌溶血素"O"可呈阳性，约半数患儿急性期血清IgA、IgM升高。

三、治疗要点

1. 该病无特效疗法，主要采取支持和对症治疗。

（1）急性发作时，应卧床休息。腹痛时可用解痉剂，消化道出血时应禁食，可静脉滴注西咪替丁。当出现消化道出血、肾炎及肾脏损害时，可使用肾上腺糖皮质激素治疗，泼尼松1～2mg/（kg·d），分次口服，也可静脉滴注甲泼尼龙5～10mg/（kg·d），症状缓解后停药，重症紫癜性肾炎可加用免疫抑制剂如环磷酰胺。

（2）选用阻止血小板凝集和血栓形成的药物，如阿司匹林、双嘧达莫等。明显高凝状态者给予肝素治疗。

（3）应用抗组胺药及钙剂减轻过敏反应；限制粗糙饮食等。

2. 积极寻找和祛除病因。

四、主要护理诊断/问题

1. 皮肤完整性受损　与血管炎有关。
2. 疼痛　与关节肿痛和肠道炎症有关。
3. 潜在并发症：消化道出血、紫癜性肾炎、紫癜性肾病。

五、护 理 措 施

1. 恢复皮肤正常形态和功能

（1）患儿衣着要宽松、柔软。保持皮肤清洁，防止抓伤，如有破溃及时处理，避免出血和感染。观察皮疹的形态、颜色、数量、分布及变化情况，做好记录。

（2）避免接触各种过敏原，按医嘱使用抗组胺药、钙剂等脱敏，给予止血药等对症治疗。

2. 疼痛的护理　观察患儿关节肿胀及疼痛情况，协助患儿选择舒适体位以缓解疼痛，如膝下放一小平枕，使膝关节处于伸展位。腹痛时应卧床休息，饮食应清淡、细软、易消化，避免食入干硬粗糙或可能导致过敏的食物（鱼、虾、蟹等）。遵医嘱使用糖皮质激素等药物。

3. 潜在并发症的护理

（1）注意观察消化道症状及变化情况。消化道出血者，给予无渣饮食，出血量多者应禁食且静脉补充营养。

（2）合理安排日常生活，避免剧烈活动，注意观察尿色、尿量和尿液有无泡沫改变，定期复查。使用环磷酰胺时易导致出血性膀胱炎，应多饮水。

4. 心理护理　护理人员应向家属耐心讲解本病的防治知识，告知家属本病多数预后良好，消除其焦虑与恐惧心理，树立战胜疾病的信心。

六、健 康 教 育

过敏性紫癜可反复发作和并发肾损害，给家属和患儿带来不安和痛苦，针对具体情况予以解释和心理支持，帮助家属和患儿树立战胜疾病的信心。做好出院指导，有肾脏及消化道症状者宜在症状消失后3个月复查；告知患儿和家属继续观察病情，合理调配饮食，避免接触过敏原，定期复查。

第3节　川崎病患儿的护理

案例 14-3

患儿，女，1岁。发热1周伴皮疹。查体：体温39℃，发热病容，烦躁不安。皮肤可见斑丘疹，躯干处多见，手足弥漫性水肿，手指、脚趾肿胀、发硬，触之哭闹加剧。双眼结膜充血，口唇干裂，咽部黏膜弥漫性发红及颈部淋巴结肿大，听诊心尖部收缩期杂音，心律失常。

问题：1. 该患儿可能发生的疾病是什么？
　　　2. 患儿目前主要的护理问题有哪些？
　　　3. 患儿入院后护士应为其做哪些护理工作？

川崎病（Kawasaki disease，KD）又称黏膜皮肤淋巴结综合征（mucocutaneous lymphnode syndrome，MCLS），是一种以急性、自限性全身广泛的中小血管炎为特点的自身免疫性疾病。好发于 5 岁以下儿童，全年均可发病，男略多于女。本病因日本医生川崎富作首次报道而得名，是儿童后天性心脏病的主要病因，近年来发病率明显增高。

一、概　　述

（一）病因及发病机制

病因不明，目前认为是具有一定遗传易感性的宿主在多种感染原触发下，出现在全身血管的变态反应性坏死性血管炎。可累及全身器官的中小血管，甚至冠状动脉，此外还可累及多种脏器，尤以心肌炎、心包炎、心内膜炎最显著。目前感染原尚未证实，可能与 EB 病毒、逆转录病毒、链球菌、立克次体、支原体等多种病原体有关。

（二）预后

本病具有自限性，病程多为 6～8 周，有心血管症状时可持续数月至数年。

二、护理评估

（一）健康史

了解患儿发病前有无其他感染；生活环境是否有过变化，接触过什么药物、化学制剂等；是否进食了易过敏食物等。

（二）身心状况

1. 症状和体征

（1）发热　为最早出现的症状，体温达 39～40℃，呈稽留热或弛张热型，持续 1～2 周，抗生素治疗无效。

（2）皮肤表现　常在发热 5 天内出现躯干、四肢弥漫性斑丘疹、猩红热样和多形性红斑样皮疹，尤以卡疤红肿、腹股沟处皮疹、肛周潮红及蜕皮为特征，一般无水疱或结痂。手足红斑及硬性水肿是本病特征表现，可伴疼痛和关节强直，持续 2～3 周肿胀消退，出现指（趾）端膜状蜕皮，继之指（趾）甲深横槽甚至脱甲。

（3）黏膜充血　起病 3～4 天双眼出现球结膜充血，但无脓性分泌物或流泪。患儿口腔及咽部黏膜弥漫性充血，唇部充血发红、干燥、皲裂出血及结痂、草莓舌，症状持续整个发热期。

（4）颈淋巴结肿大　多为单侧。质硬，有轻压痛，皮肤表面不红不化脓，热退后淋巴结肿大随之消散。

（5）心血管症状　是本病最严重的临床表现，未经治疗的患儿心血管症状发生率为 20%～25%，表现为心肌炎、心包炎、心内膜炎、动脉瘤。心肌梗死和巨大冠状动脉瘤破裂，可致心源性休克甚至猝死，是本病患儿死亡的主要原因。

（6）其他　患儿可能出现瓣膜反流、川崎病休克综合征（Kawasaki disease shock syndrome，KDSS）、肺结节、关节炎、尿道炎、消化系统症状（呕吐、腹泻、腹痛、肝大、轻度黄疸等）、无菌性脑膜炎等。

2. 心理 - 社会状况　评估家属对该病的了解程度，有无焦虑，患儿对住院及治疗有无恐惧心理等。

（三）辅助检查

1. 血液检查 轻度贫血、外周血白细胞计数升高，以中性粒细胞增高为主，有核左移现象。血小板计数早期正常，第2周后升高，4～6周恢复正常。ESR增快，CRP含量增高，免疫球蛋白含量增高，为炎症活动指标。

2. 心血管系统检查 疑有心脏受损者，宜行心电图、超声心动图、冠状动脉造影等检查。

三、治疗要点

1. 控制炎症，预防或减轻冠状动脉病变 尽早使用阿司匹林和免疫球蛋白。口服阿司匹林为首选，30～50mg/（kg·d），连服14天，退热后减至3～5mg/（kg·d），用药至症状消失，ESR正常，共2～3个月。早期大剂量免疫球蛋白静脉滴注，可降低冠状动脉病变发生率，采用一次性2g/kg剂量，于10～12h内缓慢静脉滴注，体重大于20kg的患儿，可采用1g/（kg·d）的剂量，连用2天。

2. 根据病情给予对症、支持治疗 如补液、控制心力衰竭等。

3. 对于发生冠状动脉瘤高风险、静脉滴注免疫球蛋白无反应、确诊冠状动脉瘤者 酌情选用糖皮质激素、英夫利昔单抗、环孢素A等治疗。

四、主要护理诊断/问题

1. 体温过高 与感染、免疫反应等因素有关。
2. 皮肤完整性受损 与小血管炎有关。
3. 口腔黏膜受损 与小血管炎有关。
4. 潜在并发症：心肌梗死、冠状动脉瘤破裂等。

五、护理措施

1. 一般护理

（1）急性期绝对卧床休息，保证病室适宜的温度、湿度。监测体温变化及伴随症状，采取必要的降温措施，警惕热性惊厥发生。

（2）饮食护理 给予高热量、高维生素、高蛋白的流质或半流质饮食，避免辛辣、过热、硬等刺激性食物。鼓励多饮水，必要时静脉补液。

2. 皮肤与黏膜护理

（1）促进皮肤正常功能 保持皮肤清洁，穿着柔软清洁的棉质衣裤，以减少对皮肤的刺激；半脱的痂皮用消毒剪刀沿边缘剪除，切忌强行撕脱，防止出血和继发感染。

（2）促进黏膜恢复 评估患儿口腔卫生习惯及进食能力，每天口腔护理2～3次，保持清洁，防止继发感染；口唇干裂时可涂护唇油；口腔溃疡涂碘甘油以消炎止痛。每天用生理盐水洗眼1～2次，也可涂眼膏，以保持眼部清洁，预防感染。

3. 病情观察 密切监测患儿有无心血管损害的症状，如面色、精神状态、心率、心律、心音、心电图改变等，如有以上变化立即进行心电监护，并及时报告医生，采取相应护理措施。

4. 药物护理 遵医嘱用药，注意观察疗效和不良反应，注意阿司匹林的出血倾向和免疫球蛋白的过敏反应，一旦发生及时处理。

5. 心理护理 及时向家属介绍病情，给予帮助和心理支持；给患儿制订合理的活动与休息计划，适当安排床上娱乐活动，缓解焦虑与恐惧。

六、健康教育

护理人员应向家属及患儿介绍病情及预后，给予心理支持。指导家属观察病情，定期复查，无冠状动脉病变者出院后1、3、6个月及1年进行1次全面检查；有冠状动脉病变的患儿密切随访，每3~6个月做1次超声心动图检查。多发或较大冠状动脉瘤尚未闭塞者不宜参加体育活动。

自测题

A₁/A₂型题

1. 风湿热与下列哪种细菌感染密切相关（　　）
   A. 金黄色葡萄球菌　B. A组乙型溶血性链球菌
   C. 大肠埃希菌　　　D. 结核分枝杆菌
   E. 支原体

2. 风湿热唯一的持续性损害器官是（　　）
   A. 皮肤　　　　　B. 关节
   C. 肾脏　　　　　D. 脑
   E. 心脏

3. 风湿性瓣膜病最常累及的部位是（　　）
   A. 二尖瓣　　　　B. 三尖瓣
   C. 主动脉瓣　　　D. 肺动脉瓣
   E. 静脉瓣

4. 患儿，女，5岁。患扁桃体炎1周后，出现膝关节和肩关节肿痛，确诊为风湿热。为彻底清除链球菌感染，首选药物是（　　）
   A. 阿奇霉素　　　B. 头孢克肟
   C. 青霉素　　　　D. 左氧氟沙星
   E. 甲硝唑

5. 下列哪项不属于风湿性关节炎的特点（　　）
   A. 常发生在大关节
   B. 呈游走性
   C. 多固定在某个关节
   D. 治疗后一般不留关节畸形
   E. 关节局部可出现红、肿、热、痛和功能障碍

6. 引起川崎病患儿死亡的主要原因是（　　）
   A. 热性惊厥　　　B. 黏膜充血水肿
   C. 心肌梗死　　　D. 并发肺炎
   E. 并发脑膜炎

A₃/A₄型题

（7、8题共用题干）

患儿，女，10岁。因"腹痛、呕吐、双小腿紫红色皮疹2天"就诊，患儿自述2周前曾患上呼吸道感染，自服感冒药后好转，门诊以"过敏性紫癜"收入院。

7. 对该患儿的治疗和护理错误的是（　　）
   A. 急性期卧床休息
   B. 饮食以高蛋白、高纤维的食物为主
   C. 指导其尽量避免接触可能的过敏原
   D. 遵医嘱使用泼尼松、阿司匹林等药物以缓解症状
   E. 进一步完善检查，寻找致病因素，评估患儿紫癜的类型，指导治疗

8. 该患儿若出现血尿、蛋白尿、高血压、颜面及下肢水肿，应首先考虑出现了哪个器官的损害（　　）
   A. 关节　　　　　B. 肺脏
   C. 肾脏　　　　　D. 肝脏
   E. 消化道

（云玉丹）

第15章 感染性疾病患儿的护理

第1节 麻疹患儿的护理

> **案例 15-1**
>
> 患儿,男,3岁。因发热、咳嗽、畏光、流泪4天,皮疹1天就诊。查体:体温40.5℃,精神萎靡,饮食欠佳。结膜充血明显,分泌物较多。全身皮肤满布红色斑丘疹,压之褪色,疹间皮肤正常。双肺未闻及干湿啰音,心脏未闻及杂音。血常规示:白细胞4.0×10^9/L,中性粒细胞占比32%,淋巴细胞占比65%。
>
> 问题:1. 患儿可能患有何种疾病?
> 　　　2. 患儿目前主要的护理问题有哪些?

麻疹是由麻疹病毒引起的一种急性出疹性呼吸道传染病,以发热、上呼吸道感染(咳嗽、流涕)、结膜炎、口腔麻疹黏膜斑(科氏斑,Koplik spot)、全身斑丘疹及疹退后遗留色素沉着伴糠麸样脱屑为主要特征。

麻疹患者是唯一的传染源,主要通过呼吸道飞沫传播,出疹前后5天均有很强的传染性,易并发肺炎。多见于6个月至5岁的儿童,冬春季发病率较高,病后大多可获得终身免疫。随着麻疹减毒活疫苗的普遍接种,麻疹的发病率和病死率显著下降。

一、概　述

(一)病因

麻疹病毒为RNA病毒,球形颗粒,仅有一种血清型。人是唯一宿主。该病毒不耐热,对紫外线和消毒剂均敏感,在流通的空气中或阳光下半小时即失去活力。

(二)发病机制

麻疹病毒通过鼻咽部进入人体,在呼吸道上皮细胞和局部淋巴组织中繁殖并有少量病毒侵入血液,形成第一次和第二次病毒血症,侵犯脾、肺、肝、肾、结膜和皮肤等,引起广泛损伤而出现一系列临床表现。

二、护理评估

(一)健康史

询问有无麻疹患者密切接触史,有无麻疹减毒活疫苗接种史及接种时间;询问患儿的营养状况;询问发热与皮疹的关系、皮疹的出疹时间、出疹部位和出疹顺序等。

（二）身心状况

1. 症状和体征

（1）潜伏期　一般为10～14天。

（2）前驱期（出疹前期）　一般为3～4天。主要表现有：①发热：多为中度以上，热型不一。②上呼吸道感染及结膜炎：出现咳嗽、流涕、喷嚏、咽部充血等卡他症状，结膜充血、流泪、畏光等结膜炎表现。③麻疹黏膜斑：是麻疹早期的特异性体征。在发热2～3天后出现。开始见于第二磨牙相对的颊黏膜上，直径0.5～1.0mm，呈灰白色，周围有红晕，出疹后1～2天逐渐消失（图15-1）。④其他表现：常伴有精神萎靡、食欲下降、呕吐及腹泻等。

（3）出疹期　多在发热2～4天后出现。皮疹初见于耳后、发际，渐及额面、颈部，后自上而下蔓延至躯干、四肢，最后达手掌与足底。皮疹初为红色斑丘疹，呈充血性，疹间皮肤正常，不伴痒感（图15-2）。后部分融合，呈暗红色。此时全身中毒症状加重，体温可高达40℃以上，患儿精神萎靡、嗜睡，重者有谵妄、抽搐等。此期患儿咳嗽加剧，肺部可闻及干湿啰音。

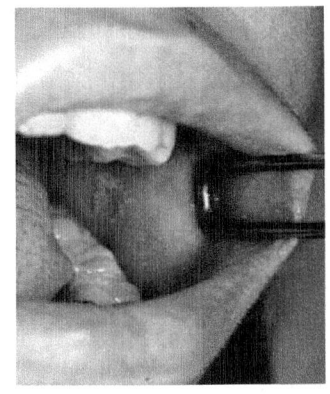
图15-1　麻疹黏膜斑

图15-2　麻疹皮疹

（4）恢复期　出疹3～4天后皮疹按出疹顺序逐渐消退，并有糠麸样脱屑及棕褐色色素沉着，一般7～10天消退。此期体温开始恢复正常，全身症状逐渐好转。

考点　麻疹的早期表现和皮疹的特点以及出疹顺序

2. 并发症　易并发肺炎、喉炎、心肌炎、麻疹脑炎及亚急性硬化性全脑炎、营养不良和维生素A缺乏，并可使原有的结核病恶化。其中肺炎是麻疹患儿最常见的并发症。

考点　麻疹的常见并发症

3. 心理-社会状况　麻疹传染性极强，患儿需隔离治疗，少数患儿可产生并发症，患儿及其家属可能产生焦虑、恐惧的心理；曾经与患儿密切接触过的儿童及其家属也会担心受到传染。

> **链接**
>
> ### 麻疹记忆口诀
>
> 麻疹病毒是病原，上感高热结膜炎。鼻涕眼泪脸上挂，高热哭闹不说话。
> 口腔麻疹黏膜斑，出疹多在第三天。耳后发际及颜面，自上而下三天全。
> 疹退色素多沉着，糠麸样屑为特点。合并肺炎中耳炎，隔离住院最安全。

（三）辅助检查

1. 血常规　白细胞总数减少，淋巴细胞相对增多。

2.病原学检查　从呼吸道分泌物中分离出麻疹病毒可做出特异性诊断。

3.血清学检查　血清麻疹特异性IgM抗体阳性，有早期诊断价值。

三、治疗要点

目前尚无治疗麻疹的特效药物，主要为加强护理、对症治疗和防治并发症。

四、主要护理诊断/问题

1.体温过高　与病毒血症、继发感染有关。

2.皮肤完整性受损　与麻疹病毒引起的皮疹有关。

3.营养失调：低于机体需要量　与高热消耗增加、食欲下降有关。

4.潜在并发症：肺炎、喉炎、心肌炎、脑炎等。

五、护理措施

1.维持正常体温　保持室内空气新鲜，体温没超过40℃者一般不需退热。体温＞40℃时可用温水擦浴或使用小剂量退热药降温，以免引发高热惊厥。忌用乙醇擦浴和冷敷，慎用退热药，以免影响皮疹透发而加重病情。

2.保持皮肤完整性

（1）保持皮肤清洁，勤换内衣，剪短指甲，防止抓伤皮肤导致继发感染。

（2）评估患儿的出疹情况，如出疹不畅，可用鲜芫荽煎水服用以利于透疹。

（3）及时用生理盐水清洗眼部分泌物，遵医嘱应用抗生素眼药水或眼膏，加服维生素A预防眼干燥症。保持口腔清洁舒适，多喝白开水，用生理盐水或2%硼酸溶液漱口。

3.保证营养供给　给予易消化的流质、半流质饮食，少量多餐。鼓励多饮水，利于排毒、退热和透疹。呕吐、腹泻严重及摄入过少者可给予静脉输液。恢复期予以高蛋白、高能量及高维生素的饮食。

4.观察病情，防治并发症　如患儿出现咳嗽明显加重、持续高热、呼吸困难、肺部湿啰音增多等，可能并发肺炎；当患儿出现声音嘶哑、犬吠样咳嗽、吸气性呼吸困难等，提示并发喉炎；如患儿出现嗜睡、惊厥、脑膜刺激征等提示并发脑炎。出现上述情况时应予以相应护理，并及时报告医生协助救治。

考点　麻疹患儿高热的处理

链接

专业与坚守，一名传染病护士的爱心演绎

王新华是第45届南丁格尔奖获得者、解放军302医院妇产科护士长。她自1991年从军校毕业后就一直从事传染病护理工作，还参加过抗击"非典""甲流"的传染病防控工作。她作为我国首批援助塞拉利昂医疗队防控组护士长，出色完成了埃博拉疫情防控任务并实现了医务人员"零感染"、留观患儿"零交叉感染"。她深刻地领会到：当护士要细致，当传染病医院的护士更要一丝不苟。她深知肩上的责任和使命，多年来带领团队始终奋战在一线，为人民健康保驾护航。

六、健康教育

1. 控制传染源　隔离患儿至出疹后5天，合并肺炎患儿要延长至出疹后10天。接触麻疹的易感儿应隔离检疫3周。

2. 切断传播途径　病室每天紫外线消毒或通风30min。患儿衣被及使用物品在阳光下暴晒2h，减少不必要的探视。医护人员接触患儿前后应洗手、更换隔离衣或在空气流通处停留30min。

3. 保护易感人群　①主动免疫：采用麻疹减毒活疫苗在儿童8个月时进行预防接种。②被动免疫：易感儿接触麻疹患儿后5天内注射免疫血清球蛋白，可预防发病或减轻症状。

4. 知识宣教　无并发症者无须住院，可在家治疗护理。指导患儿家属有关麻疹的消毒隔离、发热的护理、皮肤黏膜护理、病情观察等知识。讲解协助透疹的方法和空气清新、流通的重要性。

考点　麻疹患儿的隔离期限，以及预防麻疹时，主动和被动免疫的时间和制剂

第2节　水痘患儿的护理

案例15-2

患儿，男，5岁。因低热、咳嗽3天，皮疹2天来院就诊。查体：体温38.1℃，神志清，精神可。躯干部见较多红色斑丘疹，以及3～5mm椭圆形清亮的小水疱，周围有红晕，部分结痂，瘙痒明显。心肺听诊未闻及异常，肝、脾肋下未触及，腹部无压痛，神经系统检查未见异常。血常规示：白细胞$7.0×10^9$/L，中性粒细胞占比32%，淋巴细胞占比65%。

问题：1. 患儿可能患有何种疾病？
　　　2. 患儿目前主要的护理问题有哪些？
　　　3. 该患儿入院后应做哪些护理工作？

水痘是由水痘-带状疱疹病毒感染引起的一种儿童常见急性传染病。临床表现为皮肤黏膜相继出现和同时存在斑疹、丘疹、疱疹和结痂，全身症状轻微。水痘患者是唯一的传染源，主要通过呼吸道飞沫传播或疱液的直接接触传播，出疹前24h至疱疹结痂为止均有很强的传染性。冬、春季节多发，病后可获得持久免疫，但以后可发生带状疱疹。

一、概　述

（一）病因

水痘-带状疱疹病毒为DNA病毒，仅一个血清型。该病毒在体外抵抗力弱，对热、酸和有机溶剂敏感，在痂皮中不能存活。

（二）发病机制

病毒经上呼吸道侵入人体，在局部黏膜及淋巴组织内繁殖后侵入血液，形成第一次和第二次病毒血症，引起以皮肤损害为主等各器官病变。

> **链　接**
>
> **水痘与带状疱疹**
>
> 　　水痘和带状疱疹都是由水痘-带状疱疹病毒引起的传染病。人体第一次感染水痘后，病毒会潜伏在神经节，一旦机体免疫力下降，则可能激活为带状疱疹。带状疱疹在我国民间俗称"缠腰龙"。带状疱疹主要发生在身体一侧，以痒、痛为主，严重者可以引发神经痛。国内外流行病学调查发现，≥50岁的人群是带状疱疹的高发人群。目前带状疱疹疫苗已经研发成功，主要应用于中老年人，在全球部分地区已经上市使用，效果良好。

二、护理评估

（一）健康史

评估患儿2～3周前有无与水痘患儿或带状疱疹患儿接触史；评估患儿有无水痘-带状疱疹病毒减毒活疫苗接种史及接种时间；评估本次发病有无低热、不适、畏食等前驱症状；评估患儿本次皮疹的出疹时间和规律。

（二）身心状况

1. 典型水痘

（1）潜伏期　一般2周左右。

（2）前驱期　表现为低热、全身不适、头痛、食欲缺乏、流涕、咳嗽等。

（3）出疹期　1～2天后出现皮疹。水痘皮疹的特点是：①呈向心性分布，首发于头、面和躯干，继而扩散到四肢，末端较少。②皮疹分批出现，初始为红色斑丘疹或斑疹，迅速发展为清亮、卵圆形或泪滴状小水疱，周围有红晕。24h后水疱内容物变浑浊，形成脓疱，之后中央凹陷、易破溃，伴痒感。2～3天后开始干枯结痂（图15-3）。疾病高峰期可见斑疹、丘疹、疱疹和结痂同时存在是水痘皮疹的重要特点。③皮疹可出现在口腔、睑结膜、生殖器等处，易破溃形成浅溃疡。如无感染，痊愈后不留瘢痕。

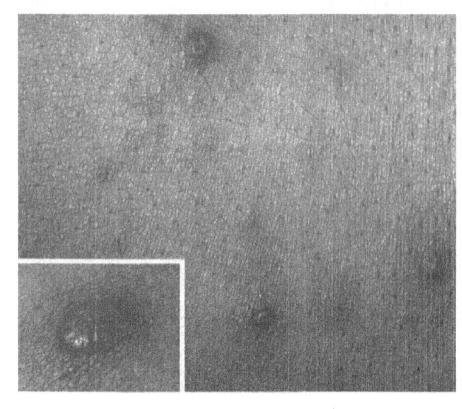

图15-3　水痘皮疹

考点　水痘皮疹的特点

2. 重型水痘　多发生于免疫功能低下或患有恶性疾病的儿童，易出现高热，皮疹分布广泛，常融合成大疱疹或出血性皮疹，可继发感染，病死率高。

3. 并发症　最常见的并发症是皮肤继发细菌感染，可出现脓疱疮、丹毒、蜂窝织炎甚至败血症等；亦可并发水痘肺炎、脑炎、心肌炎等。

4. 心理-社会状况　因水痘皮疹痒感重，会影响患儿休息；隔离期间患儿会感到孤独，心理压力较大；水痘传染性较强，家属缺乏对水痘相关知识的了解，易出现紧张、焦虑情绪。

（三）辅助检查

1. 血常规　白细胞总数一般正常，继发细菌感染时可增高。

2. 血清学检查　血清水痘病毒特异性IgM抗体检测，可早期帮助诊断；双份血清特异性 IgG 抗体滴度增高 4 倍以上可明确诊断。

3. 疱疹刮片　刮取新鲜疱疹基底组织和疱疹液涂片，可见多核巨细胞和细胞核。

三、治疗要点

本病为自限性疾病，主要是对症及支持治疗。阿昔洛韦是目前首选抗病毒药物，应尽早使用，在皮疹出现的 24h 内使用效果最佳。高热时使用退热剂，忌用阿司匹林，以免引起瑞氏综合征（Reye 综合征）。继发细菌感染时酌情应用抗生素。糖皮质激素可导致水痘播散，不宜使用。

> **链接**
>
> **Reye 综合征**
>
> Reye 综合征也称为瑞氏综合征，是儿童在病毒感染（如流感、感冒或水痘）康复过程中出现的一种罕见病，以服用水杨酸类药物（如阿司匹林）为重要病因。瑞氏综合征会影响身体的所有器官，但对肝脏和大脑带来的危害最大。在用药后 1～2 周患儿出现频繁呕吐，伴有腹泻、疲倦、精神欠佳等。之后逐渐影响到大脑，出现过度亢奋、惊厥或癫痫，导致脑损伤和肝、肾衰竭等。

考点　水痘患儿的用药

四、主要护理诊断/问题

1. 体温过高　与病毒血症有关。
2. 皮肤完整性受损　与水痘病毒感染出现皮疹和继发细菌感染有关。
3. 潜在并发症：肺炎、脑炎、心肌炎等。

五、护理措施

1. 维持正常体温　监测体温，低热时一般不必用药物降温。如有高热可口服退热药。供给足够水分和易消化食物。

2. 保持皮肤完整性　保持皮肤清洁、干燥，剪短指甲，小婴儿可戴连指手套，防止抓伤皮肤而导致继发感染；皮肤瘙痒者可涂炉甘石洗剂；继发感染者要遵医嘱使用抗生素。

3. 观察病情，防治并发症　水痘是自限性疾病，少数患儿可发生播散性水痘。如果患儿出现神志、呼吸、皮疹等异常情况改变时，应立即就医，并予以相应的治疗及护理。

六、健康教育

1. 水痘一般 10 天左右自愈。无并发症者可在家进行隔离护理，不宜到公共场所。

2. 水痘患儿要隔离至疱疹全部结痂为止，易感儿接触后应隔离观察 3 周。易感者接触水痘患儿后 72h 内肌内注射水痘-带状疱疹免疫球蛋白能预防或减轻症状。使用水痘减毒活疫苗可有效预防水痘，并可持续 10 年以上。

考点　水痘患儿的隔离期，易感儿的隔离期

第3节 猩红热患儿的护理

案例 15-3

患儿，女，7岁。因高热、全身皮疹3天来院就诊。查体：体温40℃，脉搏130次/分，呼吸23次/分。急性病容，精神萎靡，颜面及躯干皮肤出现鸡皮样充血疹，压之褪色，双侧球结膜充血、水肿，口唇干燥，咽部充血，扁桃体Ⅱ度肿大，杨梅舌。双肺未闻及干湿啰音，心脏未闻及杂音，腹部无压痛，神经系统检查未见异常。血常规检查示：白细胞$15.0×10^9$/L，中性粒细胞占比80%，淋巴细胞占比16%。

问题：1. 该患儿可能患有何种疾病？
2. 患儿目前主要的护理问题有哪些？
3. 该患儿入院后应给予哪些护理？

猩红热是由A组乙型溶血性链球菌感染引起的急性呼吸道传染病，临床以发热、咽峡炎、全身弥漫性鲜红色皮疹和退疹后皮肤脱屑为主要特征。猩红热主要是通过空气飞沫传播，患者及带菌者为主要传染源，直接密切接触也可传播。自发热前24h至出疹期传染性最强，人群普遍易感，以春末夏初（5～6月）、秋末冬初（11～12月）为流行的高峰季节。北方发病率高于南方。

一、概　述

（一）病因

A组乙型溶血性链球菌是本病的致病菌，对热及干燥环境抵抗力弱，经56℃加热30min或用一般消毒剂均可将其杀灭。

考点 猩红热的病原体

（二）发病机制

病原体侵入人体后，主要产生3种病变，即化脓性、中毒性和变态反应性病变。①化脓性病变：病原体从咽部和扁桃体侵入后引起局部化脓性炎症，引发咽峡炎和扁桃体炎。②中毒性病变：毒素经咽部丰富的血管侵入血流，出现发热等全身中毒症状。毒素可使皮肤和黏膜充血、水肿、上皮细胞增生和白细胞浸润，其中毛囊周围最明显，形成典型的猩红热皮疹。③变态反应性病变：在病程2～3周，少数患儿由于A组乙型溶血性链球菌可能与肾小球基底膜、心肌、关节滑囊的抗原产生交叉免疫反应，导致上述部位发生免疫损伤，主要表现为肾小球肾炎或风湿热。

二、护理评估

（一）健康史

评估患儿有无与猩红热患者的接触史；居住环境是否阴冷潮湿、空气不流通、拥挤等；有无发热、咽痛等病史。

（二）身心状况

1. 症状和体征

（1）潜伏期　一般平均为2～3天。

（2）前驱期　起病急，主要表现为畏寒、高热，伴头痛、恶心、咽痛、扁桃体化脓等。

（3）出疹期

1）典型皮疹：皮疹多在发热后第2天出现，始于耳后、颈部及上胸部，24h左右迅速波及全身。典型皮疹是全身皮肤出现分布均匀的弥漫充血性针尖大小的丘疹。用手按压皮疹，充血会暂时消退，出现苍白的手印，称为"贫血性皮肤划痕"，为猩红热典型特点。皮疹触之有砂纸感，疹间无正常皮肤，伴有痒感。皮疹约48h达高峰后按出疹顺序消失。

2）特殊体征：①帕氏线：在皮肤皱褶处，尤其是腋窝、肘窝、腹股沟处可见皮疹密集成线，称为帕氏线（Pastia line），为猩红热的典型特点。②口周苍白圈：患儿因面部充血潮红，而口鼻周围无皮疹，略显苍白，出现"口周苍白圈"，为猩红热典型特点。③草莓舌：病程初期因舌苔厚白、舌乳头红肿且凸起于白苔之上，称为"草莓舌"（图15-4）。④杨梅舌：因为舌苔脱落，舌面呈肉红色且光滑，舌乳头凸起，称为"杨梅舌"，为猩红热典型特点。

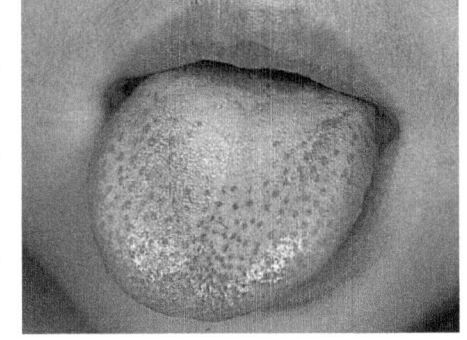

图15-4　猩红热的草莓舌

（4）脱屑期　多数患儿于病后1周内，按出疹顺序开始脱屑。躯干为糠皮样脱屑，手掌、足底可见大片状脱皮，呈"手套""袜套"状。脱皮持续1～2周。无色素沉着。

考点　猩红热皮疹的特点和猩红热的特征性表现

2. 并发症
多发生于病程的2～3周，主要并发急性肾小球肾炎、风湿热等。

3. 心理-社会状况
患儿因皮疹的痒感较重而哭闹，影响休息；患儿病情较重时，家属可能产生焦虑、恐惧心理；家属由于缺乏相关的护理和康复知识而出现急躁、退缩等。

（三）辅助检查

1. 血常规　白细胞总数增高，以中性粒细胞为主。
2. 病原学检查　咽拭子或其他病灶分泌物培养出A组乙型溶血性链球菌，可确诊。
3. 抗链球菌溶血素O（ASO）　当ASO效价＞200IU/ml时，被认为有诊断价值。

三、治疗要点

首选青霉素G，疗程7～10天，早期应用可缩短病程，减少并发症的发生。青霉素过敏者可用红霉素。中毒症状重或伴休克症状者，应给予相应处理，防治并发症。

考点　猩红热治疗首选用药

四、主要护理诊断/问题

1. 体温过高　与溶血性链球菌感染有关。

2. 疼痛：头痛　与高热有关。

3. 皮肤完整性受损　与猩红热皮疹及瘙痒有关。

4. 潜在并发症：急性肾小球肾炎、风湿热等。

五、护理措施

1. 维持正常体温　保持室内空气流通，维持适宜的温度、湿度，急性期注意卧床休息。监测体温变化，鼓励患儿多饮水，高热者给予物理或药物降温。

2. 减轻疼痛　保持口腔清洁，鼓励患儿多饮水或用淡盐水漱口。积极治疗咽炎和扁桃体炎，给予清淡的流质、半流质饮食。

3. 皮肤护理　保持皮肤清洁，及时更换汗湿的衣服。给患儿剪短指甲，不要搔抓皮肤。皮肤瘙痒严重者，可用炉甘石洗剂涂擦局部。出现脱屑时，应使其自然脱落。如果出现片状脱皮，不可以用手撕脱，可用消毒剪刀剪除，以免撕破出血，引发感染。

4. 观察病情，防治并发症　观察患儿有无耳痛、耳道流脓，有无发热、咳嗽、气促等表现，及时发现中耳炎、肺炎；观察患儿的排尿变化及尿色，遵医嘱留取尿标本进行检查，及时发现是否继发了急性肾小球肾炎；观察患儿有无关节疼痛、心肌炎等表现，及时发现风湿热并采取措施。

考点　猩红热的皮肤护理及并发症的观察

六、健康教育

1. 告知家属急性期患儿应严格卧床休息；讲解皮肤护理的注意事项，以及病情观察的要点；解释定期检查尿液、心脏对及时发现并发症如急性肾小球肾炎、风湿热的重要性。

2. 本病流行时，不要带儿童去公共场所。

3. 患儿应该进行呼吸道隔离至症状消失后1周，连续咽拭子培养3次阴性。被患儿的分泌物污染的物品，要采用消毒液浸泡、擦拭、蒸煮或日光暴晒等方式消毒。

考点　猩红热患儿的隔离期

第4节　流行性腮腺炎患儿的护理

案例 15-4

患儿，男，8岁。因发热、右腮部疼痛3天来院就诊。查体：体温38.7℃，神志清，精神稍差，右耳后部肿胀，右上颌第二磨牙旁可见红肿的腮腺导管。心肺未闻及异常，肝、脾肋下未触及，腹部无压痛，睾丸无肿胀及压痛。血常规检查示：白细胞 $4.0 \times 10^9/L$，中性粒细胞占比32%，淋巴细胞占比65%。

问题：1. 患儿可能患有何种疾病？

2. 患儿目前主要的护理问题有哪些？

3. 该患儿入院后应做哪些护理工作？

流行性腮腺炎是由腮腺炎病毒感染引起的儿童常见的急性呼吸道传染病，临床上以非化脓性腮腺肿痛为特征，可累及各种腺体及器官。患者和带病毒者为传染源，主要通过呼吸道飞沫传播和唾液接触传播，腮腺肿大前7天至消肿后2周均有传染性。5～9岁儿童多发，冬、夏季发病率较高，病后可获得持久免疫。

一、概　　述

（一）病因

腮腺炎病毒属副黏液病毒，仅一个血清型。人是病毒唯一宿主。该病毒抵抗力弱，对物理和化学因素敏感，加热到56℃时20min即失去活力，75%乙醇能在2～5min将其灭活。紫外线照射30s可将其灭活。

（二）发病机制

腮腺炎病毒经口、鼻黏膜侵入人体，在局部黏膜繁殖引起局部炎症和免疫反应，后进入血液导致第一次病毒血症，侵犯多个腺体和中枢神经系统，引起多器官的非化脓性炎症。在器官中，病毒再度繁殖后进入血液，后入侵第一次病毒血症未受累器官，造成第二次病毒血症。

二、护理评估

（一）健康史

评估发病前2～4周有无与腮腺炎患者接触史；发病前有无体温升高、头痛和肌痛等表现；既往有无腮腺反复肿大或腮腺炎病史；有无腮腺炎疫苗接种史。

（二）身心状况

1. 症状和体征

（1）潜伏期　平均18天。

（2）前驱期　一般为1～2天，症状轻微，表现为发热、头痛、乏力、食欲减退等。

（3）症状明显期　以腮腺肿大为首发症状，常先见于一侧，2～3天后累及对侧。腮腺肿大以耳垂为中心，向前、后、下发展，边缘不清，表面发热但不红，有轻度压痛，张口和咀嚼时疼痛加剧（图15-5）。腮腺管口（上颌第二磨牙对面黏膜上）早期可有红肿，但无分泌物。严重者下颌下腺、舌下腺、颈淋巴结可同时受累。

（4）恢复期　腮腺肿大持续3～5天达高峰，1周左右消退。

考点 腮腺肿大的特点

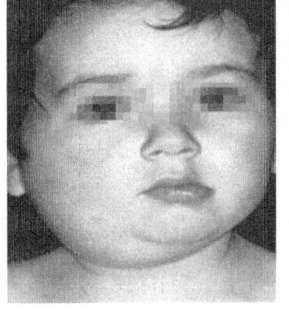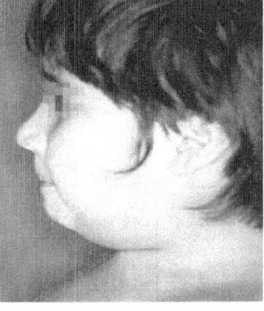

A. 腮腺肿大　　B. 下颌下腺受累

图15-5　流行性腮腺炎

2. 并发症　常见的是脑膜炎和脑炎。常发生于腮腺肿大前后1周，表现为发热、头痛、呕吐、颈项强直等，大多预后良好，重者可留有后遗症甚至死亡。男孩常并发睾丸炎，多为单侧，睾丸肿胀疼痛，一般不影响生育；女孩可出现卵巢炎。部分患儿可并发胰腺炎、心肌炎等。

考点 流行性腮腺炎的常见并发症

3. **心理-社会状况** 患儿因为腮腺疼痛影响进食、睡眠，易导致家属紧张不安；部分家属担心并发睾丸炎或卵巢炎会影响生育而出现焦虑情绪。

（三）辅助检查

1. **血常规** 白细胞总数正常或偏低，淋巴细胞相对增多。
2. **血清和尿淀粉酶测定** 发病早期血清和尿淀粉酶增高，增高程度常与腮腺肿胀程度相平行，2周左右恢复正常。
3. **血清抗体检测** 血清特异性 IgM 抗体阳性提示近期感染。
4. **病毒分离** 从患儿唾液、脑脊液、尿或血中分离出腮腺炎病毒，有助于诊断。

三、治疗要点

目前无特殊治疗，主要是对症和支持治疗。急性期避免刺激性食物，忌酸性食物，多饮水，保持口腔清洁。高热患儿可使用退热剂。严重头痛和并发睾丸炎者可酌情应用止痛药。也可采用青黛散、如意金黄散等中药内外兼治。发生脑炎者可短期使用肾上腺皮质激素。

> **链接**
>
> **如意金黄散**
>
> 如意金黄散具有清热解毒、消肿止痛的作用，常用于热毒瘀滞肌肤所致疮疖肿痛，亦可用于跌打损伤。参考《中华人民共和国药典》（2020年版）一部，如意金黄散为外用药，如果出现红肿、烦热、疼痛，用清茶调敷；如果有漫肿无头，用醋或葱酒调敷；亦可用植物油或蜂蜜调敷，一日数次。如意金黄散的主要成分包括姜黄、大黄、黄柏、苍术、厚朴、陈皮、甘草、生天南星、白芷、天花粉。因含有生天南星，本药不宜长期或大面积使用，用药一般不超过7天。

四、主要护理诊断/问题

1. **疼痛** 与腮腺非化脓性炎症有关。
2. **体温过高** 与病毒感染有关。
3. **潜在并发症** 脑膜炎、脑炎、睾丸炎等。

五、护理措施

1. **减轻疼痛**

（1）**疼痛评估** 及时发现疼痛症状，根据疼痛评分，采取相应措施缓解疼痛。

（2）**饮食** 给予清淡、易消化的半流质饮食或软食，忌酸、硬、辣等刺激性食物，以免因唾液分泌及咀嚼使疼痛加剧。

（3）**口腔卫生** 保持口腔清洁，进食后用生理盐水漱口，鼓励患儿多饮水，防止继发感染。

（4）**局部处理** 腮腺肿胀处可局部冷敷，以减轻充血及疼痛。亦可用青黛散或如意金黄散调醋外敷于腮腺肿大处。发生睾丸炎时可用丁字带托起阴囊，局部间歇冷敷以减轻疼痛。

考点 流行性腮腺炎患儿的饮食

2. **降低体温** 患儿应注意休息，多饮水，高热者给予药物降温。

3. 观察病情，防治并发症　严密监测病情，当患儿出现持续高热、头痛、呕吐、脑膜刺激征等时，提示可能并发脑膜炎，应做好相应护理；若发现男孩阴囊水肿，有睾丸肿大、疼痛及触痛，提示可能并发睾丸炎，给予清热解毒、止痛等对症处理。

考点　流行性腮腺炎缓解局部疼痛的方法及常见并发症的处理

六、健 康 教 育

1. 无并发症者可在家隔离治疗，采取呼吸道隔离，保持室内空气流通。患儿隔离至腮腺肿大完全消退，有接触史的易感儿观察检疫 3 周。

2. 观察病情变化，如果出现剧烈呕吐、头痛，男性患儿睾丸肿大等，应及时到医院就诊。

3. 易感儿可于 8 个月和 18 个月时各接种 1 剂次的麻腮风联合减毒活疫苗。腮腺炎流行期间，避免带孩子到人群密集的场所。

考点　流行性腮腺炎患儿隔离的时间

第 5 节　中毒型细菌性痢疾患儿的护理

案例 15-5

患儿，男，5 岁。因高热 4h、抽搐 1 次来院就诊。查体：体温 39.9℃，心率 120 次 / 分，呼吸 27 次 / 分，血压 70/35mmHg。精神萎靡，面色苍白，肢体发冷，皮肤花纹状。心肺未闻及杂音，肝脾肋下未触及。血常规检查示：白细胞 15×10⁹/L，中性粒细胞占比 83%，淋巴细胞占比 15%；大便常规示黏液脓血便，镜检有大量脓细胞、红细胞和吞噬细胞。

问题：1. 患儿可能患有何种疾病？
　　　2. 患儿目前主要的护理问题有哪些？
　　　3. 该患儿入院后应做哪些护理工作？

细菌性痢疾，简称菌痢，是由志贺菌属引起的肠道传染病，中毒型细菌性痢疾是急性细菌性痢疾的中毒型。起病急骤，主要表现为高热、休克、惊厥和神志障碍。初期腹泻症状轻或缺如。人群普遍易感，多见于 2～7 岁儿童，病死率高。菌痢是我国传染病防治法规定的乙类传染病。

一、概　　述

（一）病因

患者及带菌者是主要传染源。主要经消化道传播，亦可通过苍蝇污染的食物传播，流行季节也可因污染的水和食物引起暴发流行。痢疾杆菌对外界环境抵抗力较强，在瓜果、蔬菜及污染物上可存活 1～2 周，耐寒、耐湿，但不耐热和阳光，加热到 60℃时 10min 可灭活，对各种消毒剂均敏感。

（二）发病机制

痢疾杆菌经口进入人体后，侵入结肠上皮细胞并生长繁殖，释放出志贺菌内毒素，内毒素从肠壁吸收进入血液后，引起发热、毒血症及急性微循环障碍。中毒型细菌性痢疾可发生脑水肿甚至脑疝，出现昏迷、抽搐及呼吸衰竭，是患儿死亡的主要原因。

二、护理评估

（一）健康史

询问患儿本次发病前有无不洁饮食史和与腹泻患儿接触史；评估有无高热、惊厥的表现；了解患儿既往的身体状况。

（二）身心状况

1. 症状和体征　根据主要表现分为三种类型。

（1）休克型（周围循环衰竭型）　主要表现为感染性休克，可致多脏器衰竭。早期为微循环障碍，可见精神萎靡、面色灰白、四肢湿冷、脉细速、血压正常或偏低；后期微循环淤血，口唇及甲床发绀、皮肤有花斑、血压下降或测不出，伴有心、肺等多系统功能障碍。

（2）脑型（呼吸衰竭型）　主要表现为脑水肿、脑疝，可致中枢性呼吸衰竭。早期有嗜睡、呕吐、头痛、血压偏高、心率相对缓慢。很快出现昏迷、频繁或持续惊厥，两侧瞳孔大小不等，对光反射消失，呼吸节律不规则甚至呼吸停止。此型较严重，病死率高。

（3）混合型　既具有休克型表现，又有脑型表现，可迅速出现呼吸循环衰竭，是最为凶险的一种，病死率高达90%以上。

2. 心理-社会状况　患儿病情重且可能迅速恶化，家属会出现自责、焦虑、恐惧的心理；患儿病情进展迅速，易出现呼吸困难、剧烈头痛等症状，导致患儿烦躁、易怒、不配合等。

（三）辅助检查

1. 大便常规　病初可正常，以后出现黏液脓血便，镜检有大量脓细胞、白细胞、红细胞和吞噬细胞。未排便者可用冷盐水低压灌肠，必要时多次镜检大便。

2. 粪便培养　使用抗生素前，取新鲜粪便的黏液脓血部分或直肠拭子及时送检，培养出志贺菌属痢疾杆菌可以确诊。

3. 血常规　白细胞总数增高至（10~20）×10^9/L以上，以中性粒细胞为主。

4. 免疫学检查　可采用免疫荧光标记抗体等方法检测粪便的细菌抗原，有助于早期诊断。

5. 特异性核酸检测　可直接检测大便中的痢疾杆菌核酸，其灵敏性较高，特异性较强。

考点　留取粪便标本的时间和方法

三、治疗要点

1. 对症治疗　发热时以物理降温为主，体温大于38.5℃时可使用退热药物治疗，如布洛芬、对乙酰氨基酚等；剧烈腹痛时可使用解痉止痛类药物，如颠茄片、山莨菪碱、阿托品等。惊厥不止者，可用地西泮肌内注射或静脉注射或10%水合氯醛保留灌肠。

2. 治疗循环衰竭　扩充血容量，纠正酸中毒，维持水、电解质平衡，改善微循环。

3. 防治脑水肿和呼吸衰竭　保持呼吸道通畅，给氧。降颅内压首选20%甘露醇，可与利尿药交替使用，也可短期静脉注射地塞米松。若出现呼吸衰竭应及早使用呼吸机。

4. 病原学治疗选用对痢疾杆菌敏感的抗生素，如喹诺酮类、第三代头孢菌素等。可静脉给药，疗程 3～5 天。

考点 中毒型细菌性痢疾的用药

链接

细菌性痢疾的药物治疗

自抗生素广泛应用以来，痢疾杆菌耐药不断增多，故用药时应参考药物敏感试验。原则上疗程不宜短于 5 天，以减少恢复期带菌。喹诺酮类药物抗菌谱广，有强大的杀菌作用，是目前成人菌痢首选药物。常用诺氟沙星、环丙沙星、氧氟沙星。因影响骨骼发育，故孕妇、儿童及哺乳期妇女慎用。复方磺胺甲𫫇唑（SMZ）对多数患者有较好疗效。甲硝唑治疗婴幼儿菌痢有效，也可用庆大霉素、阿米卡星等。

四、主要护理诊断/问题

1. 体温过高　与痢疾杆菌感染释放内毒素有关。
2. 有心脏组织灌注不足的危险　与周围循环障碍有关。
3. 腹泻　与痢疾杆菌引起肠道感染有关。
4. 潜在并发症：脑水肿、呼吸衰竭等。

五、护理措施

1. 维持正常体温　保持室内空气流通，卧床休息。及时监测体温，防止热性惊厥致脑缺氧、脑水肿加重。
2. 维持有效血容量　密切观察患儿的神志、生命体征及瞳孔变化，记录 24h 出入量。迅速建立静脉通道，遵医嘱进行抗休克治疗。
3. 减轻腹泻　评估并记录大便次数、性状及量，估计水分丢失量作为补液参考。供给易消化的流质饮食，多饮水，不能进食者静脉补充营养。掌握采集粪便培养标本的时间，准确采集粪便标本送检。

考点 中毒型细菌性痢疾粪便标本的留取和送检

4. 观察病情，防治并发症　密切观察病情变化，当患儿出现面色苍白、四肢厥冷、脉搏细速等休克表现时，要及时报告医生进行急救。观察有无头痛、呕吐、视神经乳头水肿等表现，遵医嘱使用镇静剂、脱水剂、利尿剂等，控制惊厥，降低颅内压。

六、健康教育

1. 对患儿实施消化道隔离，至临床症状消失、粪便培养连续 2 次（间隔 24h）阴性后解除隔离。有密切接触者应医学观察 7 天。加强对饮食、饮水、粪便的管理。
2. 向患儿及家属讲解菌痢的传播方式和预防知识；注意饮食卫生，不吃生冷、不洁食物，养成饭前便后洗手的卫生习惯；说明本病隔离的重要性和隔离的要求，使其能积极配合。主动向患儿及家属解释病情，提供心理支持，减轻焦虑心情。

考点 中毒型细菌性痢疾隔离观察的时间

第6节　流行性脑脊髓膜炎患儿的护理

流行性脑脊髓膜炎简称流脑，是由脑膜炎奈瑟菌（又称脑膜炎球菌）感染引起的急性化脓性脑脊髓膜炎。主要表现为高热、剧烈头痛、频繁呕吐、皮肤黏膜瘀点和瘀斑，脑膜刺激征阳性，严重者可有败血症、休克及脑实质改变，脑脊液呈化脓性改变。6个月～2岁婴幼儿多发，冬、春季多见。流脑是我国传染病防治法规定的乙类传染病。患者和带菌者是主要传染源，经过呼吸道飞沫传播。暴发型流脑病情进展迅速，病死率和致残率高。

> **链接**
>
> **我国的法定传染病**
>
> 《中华人民共和国传染病防治法》规定，传染病分为甲类、乙类和丙类。甲类传染病是指鼠疫和霍乱2种。乙类传染病包含严重急性呼吸综合征（传染性非典型肺炎）、麻疹、肺结核、流行性脑脊髓膜炎、猩红热等共28种。丙类传染病包含流行性腮腺炎、风疹等共11种。规定以外的传染病，根据其暴发、流行情况和危害程度，需要列入乙类、丙类传染病的，由国务院卫生行政部门决定并予以公布。

一、概　　述

（一）病因

脑膜炎球菌仅存于人体，可在带菌者鼻咽部及血液、脑脊液、皮肤瘀斑中找到。对外界环境抵抗力差，对干燥、寒冷、高温及一般消毒剂均敏感。

（二）发病机制

病原体侵入鼻咽部后繁殖，多数感染者成为无症状带菌者，仅少数因机体抵抗力下降或细菌毒力过强使病原体进入血液循环并繁殖，产生菌血症、败血症。病原体继续侵入脑脊髓膜后引起化脓性脑脊髓膜炎。脑膜炎期，脑膜及脊髓膜血管内皮细胞水肿、坏死、出血及通透性增加，严重者脑实质发生炎症、充血或水肿，导致颅内高压，甚至发生脑疝。病原体亦可进入皮肤血管内壁，引起栓塞、坏死及出血，大量的细菌内毒素引起全身血管痉挛及血管壁通透性增加，造成微循环障碍及DIC。

二、护理评估

（一）健康史

询问患儿本次发病前有无接触流行区域患儿；有无流脑疫苗接种史；有无高热、惊厥的表现；了解患儿既往的身体状况。

（二）身心状况

1. 症状和体征　潜伏期为1～7天，一般为2～3天。感染后60%～70%为带菌者。轻者无症状，重者数小时内死亡。

（1）普通型　临床上最多见。①前驱期：症状多不明显，部分患儿可有低热、咽痛、咳嗽及鼻炎等上呼吸道感染症状，持续1～2天。②败血症期：常以突然畏寒、高热、头痛开始，伴有恶心、呕吐、乏力、全身关节痛及神志淡漠等症状。多数患儿的皮肤黏膜有瘀点、瘀斑，严重者可出现皮肤坏死，持续1～2天。③脑膜炎期：除上述症状外，表现为剧烈头痛、喷射性呕吐，脑膜刺激征阳性。重者有抽搐、昏迷等。此期持续2～5天。④恢复期：体温逐渐下降至正常，皮肤瘀点、瘀斑逐渐消退，意识及精神状态改善。

考点 流行性脑脊髓膜炎的皮疹特点

（2）暴发型 多见于儿童。起病急，病情凶险，抢救不及时常在24h内死亡。分为三型。①休克型：突起寒战、高热、头痛、呕吐，短期内（24h内）出现全身广泛性瘀点、瘀斑，以及休克等症状。休克加重，DIC、多脏器功能衰竭，可数小时内死亡。②脑膜脑炎型：为急促而严重的脑水肿，以脑膜和脑实质损害为主要表现，可在24h内出现频繁惊厥、昏迷，严重者出现脑疝。③混合型：兼有上述两型表现，是本病最严重的类型。病死率极高，少见。

2. 心理-社会状况 本病起病急，病情重，短期内变化迅速，常使家属产生自责、焦虑、恐惧等心理。

（三）辅助检查

1. 血常规 外周血白细胞计数及中性粒细胞明显增加。
2. 脑脊液 脑脊液压力增高，外观浑浊或脓性，细胞数明显增加，以中性粒细胞为主，蛋白质增多，氯化物和糖类减少。脑脊液沉淀物或瘀点组织液涂片可找到脑膜炎球菌。
3. 血培养及脑脊液培养 培养出脑膜炎球菌即可确诊。

三、治疗要点

抗感染治疗首选用药为青霉素。镇静止惊可选用地西泮，每次0.1～0.3mg/kg肌内注射或缓慢静脉注射。应用20%甘露醇每次0.5～1g/kg静脉注射以降低颅内压。

四、主要护理诊断/问题

1. 体温过高 与细菌感染有关。
2. 有心脏组织灌注不足的危险 与细菌内毒素导致微循环障碍有关。
3. 营养失调：低于机体需要量 与疾病引起呕吐或昏迷不能进食有关。
4. 潜在并发症：脑水肿或脑疝。

五、护理措施

1. 维持正常体温 保持合适的室内温度、湿度，监测患儿体温，遵医嘱物理或药物降温等，防止高热惊厥。
2. 维持正常组织灌注 遵医嘱迅速建立静脉通路以保证输液通畅，定期观察血压、脉搏、呼吸，判断有无血压下降等休克体征。备齐各种抢救药品和液体，配合医生抢救。
3. 合理饮食，改善营养 给予营养丰富、易消化的流质或半流质饮食。呕吐频繁者，少量多次进餐，以减少呕吐。
4. 观察病情，防治并发症 观察病情，监测生命体征，如出现颅内压增高或脑疝症状，立即通知医生及时给予降颅内压治疗。保持呼吸道通畅，准备好抢救药物或物品，做好气管切开的准备。

六、健康教育

1. 对家属进行流脑知识宣教，流行病多发季节不带儿童去公共场所。

2. 早期发现患儿应立即就地隔离，呼吸道隔离至症状消失后3天，但不少于发病后7天。15岁以下儿童可接种疫苗。接触者医学观察7天。

第7节 手足口病患儿的护理

案例15-6

患儿，男。2岁。因发热2天，手足、口腔疱疹1天来院就诊。查体：体温38.5℃，精神烦躁。手、足、口部出现较多疱疹，疱疹周围有红晕。心肺未闻及杂音，肝脾肋下未触及。血常规检查示白细胞$9×10^9$/L，中性粒细胞占比38%，淋巴细胞占比60%。

问题：1. 患儿可能患有何种疾病？
　　　2. 患儿目前主要的护理问题有哪些？

手足口病是由肠道病毒感染引起的急性传染病，多好发于5岁以下儿童，可引起手、足、口腔、臀部等部位的疱疹，少数患儿可出现肺水肿、心肌炎、无菌性脑膜炎、脑干脑炎等并发症，重症患儿可致死亡。我国各地全年均有发生，发病率为37.01/10万～205.06/10万，病死率为6.46/10万～51.00/10万。手足口病是我国传染病防治法规定的丙类传染病。

一、概　　述

（一）病因

手足口病是由肠道病毒引起，以柯萨奇病毒A16型（CV-A16）和肠道病毒71型（EV-A71）最为常见。患者和隐性感染者为该病的主要传染源，感染途径主要是消化道、呼吸道及接触传播。该类病毒对外界的抵抗力较强，适合在湿、热的环境中生存。病毒不耐强碱，对紫外线及干燥敏感。高锰酸钾、漂白粉、甲醛、碘酊等能使其灭活。

（二）发病机制

肠道病毒侵入机体后，在扁桃体、咽部和肠道等淋巴结中大量复制后释放入血液，然后进一步播散到皮肤及黏膜、神经系统、呼吸系统、心、肝、胰、肾上腺等，引起相应组织器官发生一系列炎症反应，从而出现相应的临床表现。少数患儿因神经系统受累导致血管舒缩功能紊乱，以及IL-10、IL-13、IFN-γ等炎性介质大量释放引起心肺衰竭。神经源性肺水肿及循环衰竭是重症手足口病患儿死亡的主要原因。

二、护理评估

（一）健康史

评估患儿有无与手足口病患儿接触史；患儿既往的身体状况；既往有无其他慢性疾病史。

(二)身心状况

1. 症状和体征　根据疾病发展将手足口病分为5期。

第1期(出疹期):主要表现为发热,以及手、足、口、臀等部位散发性皮疹和疱疹(图15-6),可伴有咳嗽、流涕、食欲缺乏等症状。部分病例仅表现为皮疹或疱疹性咽峡炎,个别病例可无皮疹。此期属于手足口病普通型,绝大多数在此期痊愈。

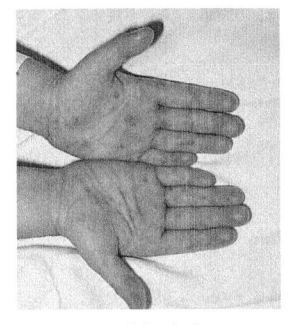
A. 手部疱疹

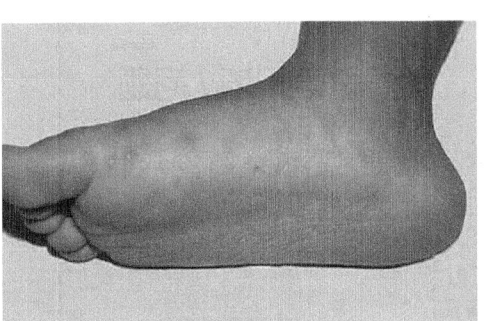
B. 足部疱疹

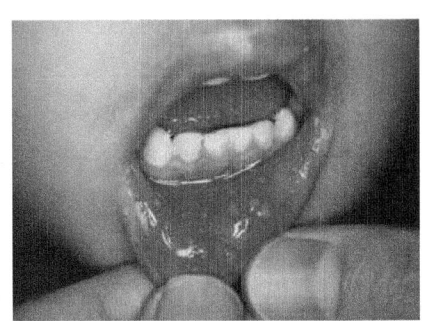
C. 口腔疱疹

图 15-6　手足口病

考点　手足口病的皮疹特点

第2期(神经系统受累期):少数病例可出现中枢神经系统的损害,多见于病程1~5天,表现为精神差、烦躁、嗜睡、头痛、呕吐、吸吮无力、易惊、肢体抖动、肌无力、颈项强直等。此期属于手足口病重症病例重型,大多数可痊愈。

第3期(心肺功能衰竭前期):多见于病程5天内,表现为心率和呼吸增快、出冷汗、四肢末梢发凉、皮肤发花。此期属于手足口病重症病例危重型。

第4期(心肺功能衰竭期):可在第3期的基础上迅速进入该期。主要表现为口唇发绀、心动过速(个别患儿心动过缓)、呼吸急促、咳粉红色泡沫痰或血性液体、血压降低或休克。亦有病例主要以严重脑功能衰竭为表现,临床可见抽搐、严重意识障碍等。此期属于手足口病重症危重型,病死率较高。

第5期(恢复期):体温逐渐恢复正常,神经系统受累症状和心肺功能逐渐恢复,少数可遗留神经系统后遗症。部分手足口病例(多见于CV-A6、CV-A10感染者)在病后2~4周有脱甲的症状,新甲于1~2个月长出。

大多数患儿预后良好,一般在1周内痊愈,无后遗症。少数患儿发病后迅速累及神经系统,表现为脑干脑炎、脑脊髓炎、脑脊髓膜炎等,发展为循环衰竭、神经源性肺水肿的患儿病死率高。

2. 心理-社会状况　患儿因疼痛会导致焦虑、烦躁等。家属因为护理不当易出现焦虑、自责的心理,重症病例往往使家属产生恐惧心理。

(三)辅助检查

1. 血常规　普通病例的白细胞计数正常,重症病例白细胞计数可明显升高。
2. 病原学检查　留取咽拭子和粪便标本进行病毒学检测,阳性或分离到肠道病毒可确诊。
3. 血清学检查　急性期与恢复期血清CoxA16、EV71等肠道病毒中和抗体较之前有4

倍以上升高。

三、治疗要点

目前尚无特效抗病毒药物和特异性治疗手段，主要是对症治疗。可选用广谱抗病毒药物治疗。注意消毒隔离，避免交叉感染。适当休息，清淡饮食，做好口腔和皮肤护理。重症患儿可静脉注射免疫球蛋白，酌情应用糖皮质激素治疗。

四、主要护理诊断/问题

1. 体温过高　与病毒血症有关。
2. 皮肤完整性受损　与手足口病的皮疹有关。
3. 疼痛　与口腔疱疹有关。
4. 潜在并发症：心肌炎、脑炎等。

五、护理措施

1. 维持正常体温　密切监测体温，鼓励患儿多饮水。体温≥38.5℃时，遵医嘱给予退热药。出汗后及时更换衣服，避免受凉。

2. 维持皮肤完整性　保持皮肤清洁，剪短指甲，戴连指手套，以防抓破皮疹。保持臀部清洁、干燥。手、足部皮疹初期可涂炉甘石洗剂止痒，待疱疹形成或疱疹破溃时可涂0.5%碘伏预防感染。

3. 缓解疼痛　保持患儿口腔清洁，每日清洁口腔2～4次，以餐后1h为宜，再涂以锡类散、鱼肝油等，以促进溃疡愈合。

六、健康教育

1. 本病流行期间不宜带儿童到人群聚集、空气流通差的公共场所；注意保持环境卫生，勤洗手，居室要经常通风，勤晒衣被。患儿所用的物品要进行消毒处理。

2. 严格执行消毒隔离措施，一般隔离7～10天，至皮损消退为止；密切接触患儿的易感者可肌内注射丙种球蛋白，以增强免疫力。

自测题

A₁/A₂型题

1. 护士门诊分诊，早期发现麻疹的最有价值的依据是（　　）
   A. 发热、呼吸道卡他症状及结膜充血
   B. 口腔黏膜科氏斑
   C. 颈部淋巴结肿大
   D. 1周前有麻疹接触史
   E. 身上有皮疹

2. 小儿，3岁，入院前曾与水痘患儿有接触，应采取的措施是（　　）
   A. 多饮水　　　　　B. 静脉点滴抗生素
   C. 进行检疫　　　　D. 隔离

E. 晒太阳
3. 典型中毒型细菌性痢疾患儿的粪便呈（　　）
   A. 黏液脓血便　　B. 陶土样便
   C. 柏油样便　　　D. 果酱样便
   E. 米汤水样便
4. 流脑患儿的皮疹特点是（　　）
   A. 斑丘疹　　　　B. 斑疹
   C. 荨麻疹　　　　D. 丘疹
   E. 瘀点、瘀斑
5. 关于水痘的叙述，以下哪项不正确（　　）
   A. 水痘是由水痘带状疱疹病毒引起的疾病
   B. 以全身出现水疱疹为特征
   C. 感染水痘后一般可持久免疫，但可发生带状疱疹
   D. 水痘只通过飞沫传染
   E. 四季可发病，以冬春季为高
6. 猩红热患儿应隔离到（　　）
   A. 体温正常
   B. 症状消失
   C. 青霉素治疗后10天
   D. 咽拭子培养3次阴性后
   E. 症状完全消失1周，咽拭子培养3次阴性后
7. 防止痢疾感染的措施，以下哪项不合适（　　）
   A. 隔离患者和带菌者
   B. 大便培养1次阴性可解除隔离
   C. 患者的食具用物煮沸15min消毒
   D. 做好环境、水源、粪便管理及食品卫生
   E. 饭前便后要洗手
8. 患儿，女，3岁。因突然高热、进行性呼吸困难入院，疑为中毒型细菌性痢疾。为早日检出痢疾杆菌，护士留取大便标本，正确的做法是（　　）
   A. 标本多次采集，集中送检
   B. 可用开塞露灌肠取便
   C. 患儿无大便时，口服泻剂留取大便
   D. 如标本难以采集，可取其隔日大便送检
   E. 选取大便黏液脓血部分送检

A_3/A_4型题

（9、10题共用题干）

患儿，男，6岁。发热39℃来院就诊。查体：流涕、咳嗽、结膜充血、畏光流泪及眼睑水肿。口腔第二磨牙对应的黏膜上可见0.5～1mm白色斑点。

9. 该患儿最可能的诊断是（　　）
   A. 麻疹　　　　　B. 水痘
   C. 风疹　　　　　D. 幼儿急疹
   E. 猩红热
10. 预防该病最有效的措施是（　　）
    A. 注射干扰素　　B. 输注丙种球蛋白
    C. 输注血浆　　　D. 输注全血
    E. 接种疫苗

（李启立）

第16章 儿童危重症患儿的护理

第1节 儿童心肺复苏

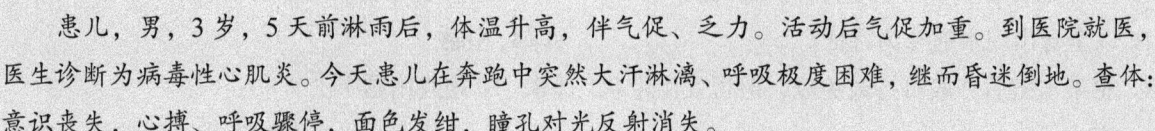

案例 16-1

患儿,男,3岁,5天前淋雨后,体温升高,伴气促、乏力。活动后气促加重。到医院就医,医生诊断为病毒性心肌炎。今天患儿在奔跑中突然大汗淋漓、呼吸极度困难,继而昏迷倒地。查体:意识丧失,心搏、呼吸骤停,面色发绀,瞳孔对光反射消失。

问题:1. 如何对患儿进行抢救?
2. 如何对患儿家人进行健康教育?

一、概述

心肺复苏(CPR)是针对突发心搏骤停或呼吸停止的儿童所采取的一系列紧急救治措施。即用心脏按压或其他方法形成暂时的人工循环,用人工呼吸代替自主呼吸,以达到挽救生命的目的。与成人心肺复苏相比,儿童心肺复苏在按压部位、按压深度、呼吸支持、除颤等方面有所区别。

心搏、呼吸骤停是指患儿突然呼吸及循环功能停止。

(一)病因

引起心搏、呼吸骤停的主要原因,一是疾病,二是意外伤害。各种原因造成的窒息是儿童心搏、呼吸骤停的主要原因,其次是严重的心脏疾病、中枢神经系统疾病、代谢性疾病、各种意外伤害(如外伤、中毒、淹溺和电击)等。

(二)发病机制

缺氧、心肌缺血和心律失常是心搏、呼吸骤停最常见的三种机制。

(三)病理生理

心搏、呼吸骤停可分为4个阶段:心搏骤停前期、无血流灌注期、低血流灌注期、复苏后阶段。

(四)生存链

生存链为院外和院内两条急救体系。院外心搏骤停(OHCA)生存链包括预防、启动应急反应系统、高质量心肺复苏、高级心肺复苏、心搏骤停恢复自主循环后治疗、康复。院内心搏骤停(IHCA)生存链包括及早识别与预防、启动应急反应系统、高质量心肺复苏、高级心肺复苏、心搏骤停恢复自主循环后治疗、康复。本节主要阐述院外心搏骤停。

二、护理评估

(一)健康史

先进行抢救,生命体征平稳后再收集资料,尽快明确引发心搏、呼吸骤停的原因。

(二)身心状况

1. 症状和体征　①意识突然丧失或伴有短暂抽搐。②呼吸停止或呈叹息样呼吸。③大动脉搏动消失,血压测不出。④面色灰暗或发绀。⑤瞳孔散大,对光反射消失。⑥心音消失。

心搏、呼吸骤停的诊断并不困难,但在上述紧急情况下,触诊不确定有无大动脉搏动亦可在10s内诊断,不必反复触摸脉搏或听心音,以免延误抢救时机。

考点 心搏、呼吸骤停的症状与体征

2. 并发症　①低血压。②心力衰竭。③心律失常。④脑损伤。

3. 心理-社会状况　患儿濒临死亡,家长对突然发生的事情难以接受。家长由于对本病的认知程度不足和担心预后情况,可能会出现恐惧、焦虑,甚至自责心理;注意评估家长对医护人员的要求,避免家长由于情绪激动而妨碍医护人员抢救。

(三)辅助检查

心电图显示:①房室均无激动波,呈一水平直线或仅有P波。②心电-机械分离。③心室颤动。

三、治疗要点

心搏、呼吸停止后,血液循环停止,各组织器官缺血、缺氧。由于脑细胞对缺氧十分敏感,一般在循环停止4~6min后,大脑将发生不可逆的损害。一旦确定心搏骤停,应立即就地抢救。强调黄金4min,即在4min内进行基础生命支持(PBLS),并在8min内进行高级生命支持(PALS)。

四、主要护理诊断/问题

1. 不能维持自主呼吸　与心搏、呼吸骤停有关。
2. 恐惧(家长)　与病情危重及预后不良有关。

五、护理措施

患儿一旦出现意识丧失,呼吸、大动脉搏动消失,应迅速呼救或通知急救中心,同时立即抢救。

(一)施行心肺复苏

1. 基础生命支持(PBLS)

(1) 迅速评估和启动急救医疗服务系统　迅速评估现场对施救者和患儿是否安全。判断患儿意识(双手拍打患儿双肩并大声呼叫患儿或弹婴儿足底)、大动脉搏动(颈动脉、肱动脉等)、呼吸。在10s内触诊不到大动脉搏动即可确认心搏骤停,立即启动急救医疗服务系统。

（2）摆好复苏体位　患儿仰卧在坚硬、平坦的地面上；若在床上，必须去枕，垫木板。

（3）基础生命支持基本程序　基本程序为：C胸外按压（compression）→A开放气道（airway）→B人工呼吸（breathing）。

1）C胸外按压（compression）：①让患儿仰面平躺在结实的平面上。②充分暴露胸部。③按压部位：胸骨下半部。④按压手法：1岁以下婴儿用二指垂直按压法（两手指置于双乳连线与胸骨垂直交叉点下方1横指按压胸骨）或双拇指环抱法（两手掌及四指托住两侧背部，双手大拇指按压胸骨下1/3处）。1～8岁儿童用单手掌按压法（图16-1），8岁以上儿童用双手掌按压法（同成人，图16-2）。⑤按压深度：垂直向下、用力、快速按压，幅度至少为胸廓前后径的1/3（婴儿为4cm，儿童约为5cm，不超过6cm）。⑥按压频率：100～120次/分。⑦每次按压后，要让胸部回弹至正常位置。心脏按压与放松时间比为1：1。⑧保持按压连续性（中断时间限制在10s以内）。

注意：单手按压如果下压深度无法达到5cm，可使用双手掌按压法，不管采用哪种按压方法，使胸廓下压5cm即可。

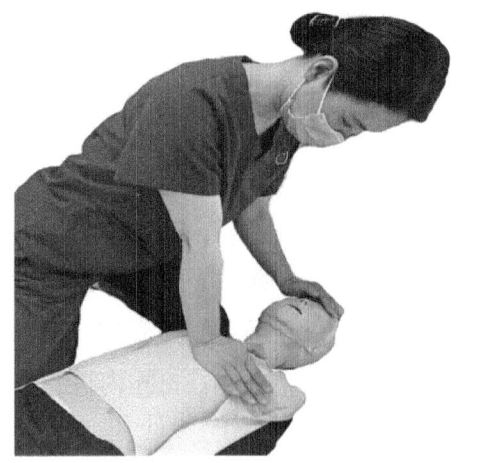 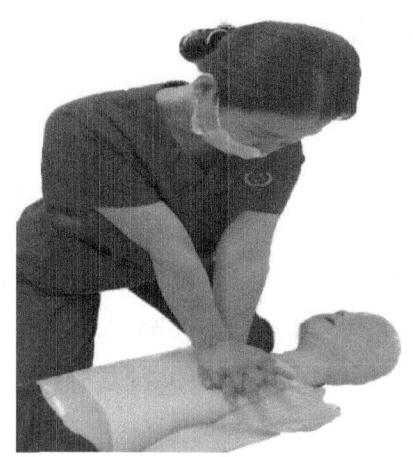

图16-1　单手掌按压法　　　　图16-2　双手掌按压法

2）A开放气道（airway）：①清除口、咽、鼻的分泌物、异物或呕吐物。②开放气道：仰头提颏法，一只手的小鱼际置于患儿的前额上，另一只手的示指和中指置于下颏将下颌骨上提，使下颌骨与耳垂的连线和地面垂直（图16-3）。疑有颈椎损伤者使用托颌法，将双手放置于患儿头部两侧，握住下颌角向上托下颌（图16-4）。

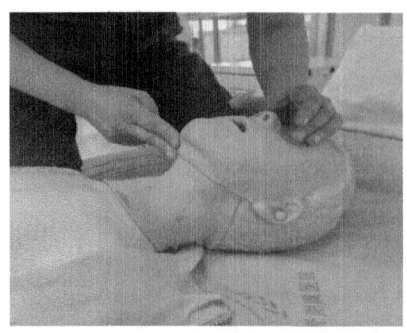 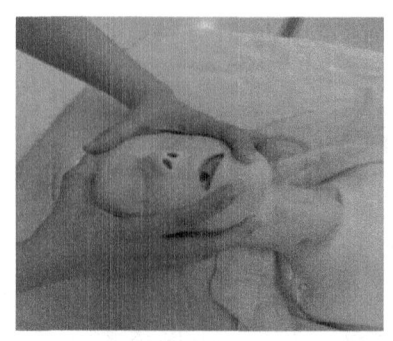

图16-3　仰头提颏法　　　　图16-4　托颌法

3）B人工呼吸（breathing）：包括口对口、口对鼻及口对口鼻人工呼吸。条件允许时可采用辅助呼吸的方法，如球囊-面罩通气。口对口人工呼吸适合于现场急救，在保证气道开放的同时，用按压前额的手的示指和拇指捏住患儿鼻孔。操作者吸一口气，用嘴包住患儿的嘴。进行两次人工呼吸（每次吹气持续1s）。吹气有效的标志是看到患儿胸廓抬起。

按压通气比单人复苏操作为30∶2，双人复苏操作为15∶2。每2min（约5个循环）后重新评估，判断有无改善。心肺复苏有效的标志：①扪及颈、肱动脉搏动。②瞳孔缩小，对光反射恢复。③口唇、甲床颜色转红润。④自主呼吸恢复。⑤听到心音。

考点 心肺复苏术

2. 除颤　能够获取自动体外除颤器（automated external defibrillator，AED）或手动除颤仪的条件下进行。医院外发生且没有目击人的心搏、呼吸骤停先给予5个循环的CPR（约2min），然后使用AED除颤；若有目击人的心搏、呼吸骤停或出现心室颤动或无脉性室性心动过速时，应尽早除颤。除颤的电击能量：第1次电击2J/kg，第2次电击4J/kg，后续电击≥4J/kg，最高10J/kg或成人剂量。

3. 高级生命支持（PALS）　在PBLS基础上，及时转运到医疗急救中心，建立血管通路、应用药物、高级气道通气、心电监护、对症处理复苏后的症状等。

（1）高级气道通气（advanced airway ventilation）　包括放置口咽或鼻咽气道、喉面罩通气道、气管插管、食管-气管联合导气管等。

（2）呼吸支持　短期内可吸入100%浓度的纯氧，也可用简易呼吸器。

（3）建立血管通路　增加心肺的血液循环。

（4）应用药物　抗心律失常，纠正休克，纠正电解质及酸碱失衡，维持心排血量等。目前常用药物有：肾上腺素（首选药物，静脉注射，用量为0.01mg/kg，最大剂量1mg，每隔3～5min重复1次）、利多卡因、碳酸氢钠、阿托品、纳洛酮等。

（5）病情观察　做好心电监护、神志、瞳孔、周围血液循环的记录；准确记录出入量等。

（二）心理护理

护理人员应做好患儿家长的心理支持，消除其恐惧心理，以利于配合抢救。

六、健康教育

护理人员应向患儿家长解释心搏、呼吸骤停的原因、主要表现、抢救步骤及预后等，告诉家长复苏后护理的重要性，以取得理解和配合。

第2节　儿童气管异物吸入

案例 16-2

患儿，男，2岁。患儿在进食香蕉过程中边吃边跑，突然跌倒，随之患儿出现剧烈咳嗽，呼吸困难。患儿家属不会处理，刚好他们家离医院很近，紧急送其入院。查体：体温37.6℃，脉搏154次/分，呼吸37次/分，口唇发绀，三凹征明显，双肺呼吸音增粗，可闻及少许哮鸣音。

问题：1. 如何对患儿进行抢救？
2. 如何对患儿家人进行健康教育？

一、概　　述

儿童气管异物吸入是指儿童在进食或口含物品时，因说话、哭、笑、跌倒等原因不慎将异物误吸进入气管和支气管。儿童气管异物吸入是临床急症，表现为突然呛咳、不能发音、呼吸急促、皮肤发紫，严重者迅速出现意识丧失，甚至呼吸、心跳停止。多见于5岁以下儿童。

（一）病因

常见异物种类有花生、黄豆、果核、笔帽、纽扣、硬币，还有幼儿果冻类食品的误吸。少数为全麻或昏迷患儿的呕吐物误吸所致。

（二）病理生理

异物进入气管后可引起全身性病理变化，与异物的性质、异物停留时间和异物形状有关。异物进入气管，可引起支气管黏膜发生炎症反应，分泌物增多，可出现部分堵塞或完全堵塞的情况，也可导致气管炎、支气管炎、肺脓肿、肺炎和脓胸等。

二、护理评估

（一）健康史

1. 儿童有无在进食或口含物品时，因说话、哭、笑、跌倒等原因不慎将异物误吸进入气管和支气管。

2. 全麻或昏迷患儿的呕吐物、异物等误吸进入气管和支气管。

（二）身心状况

1. 症状　①剧烈咳嗽、喘憋、面色青紫和不同程度的呼吸困难，片刻后缓解或加重。②阵发性、痉挛性咳嗽是气管、支气管异物的一个典型症状。大部分患儿可照常玩耍，在活动、睡眠时翻身及安静时均可有阵发性、痉挛性咳嗽，但发音正常，偶有咳嗽时咳出异物而症状缓解或消失，也可因咳至声门或声门下嵌顿停留，症状突然加重。③支气管异物主要症状是阵发性咳嗽伴喘息。④海姆立克征象：不能说话、不能呼吸、不能咳嗽。患儿会用一只或双手抓住自己的喉咙。

2. 体征　①吸气性呼吸困难，重者可出现三凹征、面色发绀等。②呼吸时胸廓运动不对称。③气管内异物因上下活动，听诊可闻异物拍击音，似金属声。④支气管异物由于病史时间长，可有肺部感染体征及血常规增高表现。

3. 并发症　肺不张、肺气肿、支气管肺炎、肺脓肿。

4. 心理-社会状况　家长对突然发生的意外难以接受。家长由于对本病的认知程度不足和对预后情况的担心，可能会出现恐惧、焦虑、甚至自责心理；注意评估家长对医护人员的要求，避免家长由于情绪激动而妨碍医护人员抢救。

考点　儿童气管异物吸入症状与体征

（三）辅助检查

1. 支气管镜检查　可明确诊断。
2. 影像学检查　X线、CT检查等可确定异物的位置、形状和大小。

三、治疗要点

原则：及时取出异物，控制感染，保持呼吸道通畅。

海姆立克（Heimlich）急救法是一种简便有效的抢救气道异物所致窒息的急救方法。

1. 俯卧背部叩击法（图16-5）　适用于婴儿。施救者一只手固定住患儿头部，将其面部朝下，保持头低足高，用另一只手掌根部连续叩击肩胛骨连线中点处5次。然后，将患儿翻转成面部朝上，保持头低足高，检查有无异物排出；如未发现异物，立即用中指和示指按压患儿两乳头连线中点处5次。反复交替操作上述两个步骤，直到异物排出。

2. 立位腹部冲击法（图16-6）　适用于1岁以上儿童。患儿意识清醒，可以站立时，首先让患儿站立，施救者站在患儿身后，患儿身高较矮者，施救者可跪在其身后，然后施救者一条腿在前，插入患儿两腿之间呈弓步，另一条腿在后伸直，双臂环抱患儿腰部，使其上身前倾。最后施救者一只手握拳，拇指放在患儿脐上两横指上方，另一只手包住拳头，并连续、快速、用力向患儿的后上方冲击，直到异物吐出。

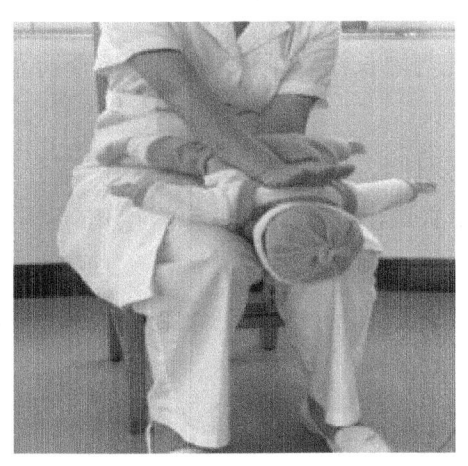

图16-5　俯卧背部叩击法

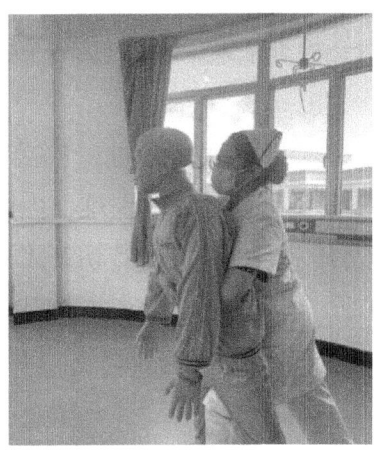

图16-6　立位腹部冲击法

3. 卧位腹部冲击法（图16-7）　适用于1岁以上儿童，意识不清或站立位不便于施救时。可让患儿平躺，首先开放患儿的呼吸道，将患儿头偏向一侧。然后施救者骑跨在患儿大腿外侧，一手以掌根按压脐上两横指的部位，两手掌交叉重叠，连续、快速、用力向患儿的后上方冲击，直到异物排出。

4. 自救法　身边无其他人且意识清醒的大龄儿童。一手握拳，握拳的手拇指放置于自己脐上两横指上方，另一只手包住拳头，靠在椅背、栏杆等地方，抵紧腹部快速而有力地反复推挤，直至异物吐出。

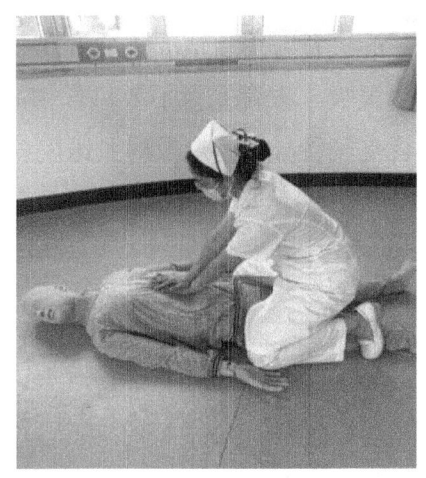

图16-7　卧位腹部冲击法

注意：海姆立克（Heimlich）急救法虽卓有成效，但也可产生合并症，如肋骨骨折、腹腔或胸腔内脏破裂。

考点 海姆立克（Heimlich）急救法

四、主要护理诊断/问题

1. 有窒息的危险　与气管、支气管内异物有关。
2. 气体交换受损　与异物阻塞气管、支气管有关。
3. 有感染的危险　与异物刺激有关。
4. 知识缺乏：患儿或家长缺乏气管、支气管异物的预防知识，对其危害性认识不足。

五、护理措施

1. 减少患儿哭闹，以免因异物变位，发生急性喉梗阻，出现窒息而危及生命。
2. 做好手术宣教，使家长了解气管异物的治疗方法，减轻家长焦虑情绪。
3. 密切观察患儿病情，如有烦躁不安、呼吸困难、三凹征明显、口唇发绀、出大汗等情况，应及时通知医生。
4. 配合治疗护理　异物现场排出无效者应内镜下取出异物。
（1）备氧气、气管切开插管包、负压吸引器、急救药品等。
（2）支气管镜检查术采用全麻，应告知患儿与家长注意事项和要求，检查前需禁食6～8h，吃奶的婴儿禁食4h。
（3）术后护理：了解手术经过，包括手术时间、异物取出情况等；观察有无喉头水肿、纵隔气肿、皮下气肿引起的呼吸困难，内镜检查取出异物后，患儿需在4h后方可进食。
（4）气管切开术后患儿按气管切开术后常规护理。
5. 心理护理　认真向患儿家长交代病情，稳定其情绪，并取得配合，亲切耐心地安慰患儿，取得家长的信任和支持。

六、健康教育

护理人员应向患儿或家长等介绍气管、支气管异物吸入的相关知识。预防为主，养成良好的进食习惯，成人不要在小孩进食时对其责备、挑逗、追逐等，防止因哭、笑、跌倒而发生误吸。教育儿童不要口含物品玩耍。3岁以下儿童避免进食硬壳类、果冻类食物，疑似气管支气管异物时应及时到医院就诊。

自 测 题

A_1/A_2 型题

1. 判断心搏骤停最主要的指征是（　　）
 A. 面色苍白　　　B. 瞳孔散大
 C. 皮肤发绀　　　D. 尿量减少
 E. 大动脉搏动消失

2. 医护人员判断患儿心搏骤停的首要操作是

( )

A. 呼叫患儿有无反应

B. 观察患儿瞳孔有无散大

C. 触摸患儿颈动脉搏动情况

D. 听诊患儿心音

E. 测患儿血压

3. 患儿,男,5岁。因心搏、呼吸骤停进行心肺复苏。胸外心脏按压操作中错误的是( )

A. 患儿仰卧在硬板上

B. 按压部位为胸骨下段

C. 按压力度使胸骨下陷5cm

D. 按压频率至少100次/分

E. 按压和放松时间为1∶2

4. 为7岁的患儿进行单人心肺复苏时,人工呼吸与心脏按压的比应为( )

A. 1∶10 B. 1∶15
C. 2∶25 D. 1∶30
E. 2∶30

5. 心肺复苏(CPR)CAB三个步骤中的"A"是指( )

A. 胸外心脏按压 B. 人工呼吸
C. 清理口腔污物 D. 开放气道
E. 头部降温

6. 患儿,男,8岁。不慎溺水,检查发现该男童面部青紫,意识丧失,自主呼吸停止,颈动脉搏动消失。护士实施抢救时首先应采取的措施是( )

A. 准备好给氧装置

B. 准备开口器撑开口腔

C. 清除口鼻分泌物和异物

D. 放清洁纱布于男童口部

E. 将男童双手放于其躯干两侧

7. 患儿,男,3岁。因不慎将花生米误吸入气管,表现为面色青紫,吸气费力,吸气时间延长,该患儿的呼吸异常属于( )

A. 吸气性呼吸困难

B. 呼气性呼吸困难

C. 呼吸过缓

D. 深度呼吸

E. 抑制性呼吸

8. 婴儿发生气道异物梗阻时,正确的急救方法是( )

A. 卧位颈部挤压法

B. 卧位腹部冲击法

C. 立位胸部冲击法

D. 立位腹部冲击法

E. 俯卧背部叩击法

9. 某护士在去药房领药的途中,突然一名儿童紧紧抓着自己的脖子,不能说话,满脸通红,嘴巴张得很大却哭不出声来。此时护士应( )

A. 立即呼叫急诊医生

B. 一边让人呼叫医生,一边用"海姆立克急救法"施救

C. 立即让周围人帮忙,将该儿童抬到急诊科

D. 立即呼叫邻近科室医生

E. 一边让人呼叫医生,一边用心肺复苏术施救

(钟丽明)

第17章 遗传性疾病患儿的护理

第1节 概述

遗传性疾病是指由于遗传物质发生改变而引起的或由致病基因所控制的疾病，其特征包括先天性、终身性和家族性。遗传性疾病种类繁多，涉及全身各个系统，导致结构畸形、组织和器官功能障碍，病死率和残疾率较高。

一、遗传的基本概念和物质基础

1. 基本概念　各种生物产生的子代，其形态结构和生理功能都与亲代存在很相似的现象，称为遗传。

2. 物质基础　人类的遗传物质包括细胞中的染色体及染色体上的基因，染色体是遗传信息的载体，基因是实现遗传功能的物质基础。

二、遗传病的分类

根据遗传物质的结构和功能改变的特点，可将遗传性疾病分为五类。

1. 染色体病　是由于染色体数目和（或）结构异常所致的疾病。数目异常是指整条染色体的丢失或者增加，结构异常包括缺失、重复、易位、倒位、插入等改变。可分为常染色体病和性染色体病两大类。

2. 单基因遗传病　是由于单个基因突变所致的遗传性疾病。

3. 多基因遗传病　是由于多对基因与环境因素协同作用下所致的遗传性疾病，如高血压、糖尿病、神经管缺陷、唇裂、腭裂等。

4. 线粒体病　是由于线粒体 DNA 发生突变所致的疾病，以母系遗传为特征。

5. 基因组印记　又称为遗传印记，是指基因根据来源亲代的不同而表达不同。

三、遗传病的诊断

遗传病的诊断是开展遗传咨询和进行防治的基础，需要仔细询问病史、评估临床特征和进行实验室检查，以获得确切的诊断。不同的遗传病由于遗传物质的缺陷不同，采用的检测技术可能不同，医生要结合实际情况综合考虑检测阳性率、费用和检测时效等因素进行选择。鉴于遗传病的复杂性且不同的技术有各自的局限性，应充分考虑到各技术的优势和互补性，合理选择适宜的检测方法。医生需要了解检测实验室关于具体检测方法的临床有效性，作出适宜的选择，并向家属说明进行遗传检测的益处和具体检测方法本身的局限性。

（一）病史询问

应仔细评估患儿母亲是否近亲婚配；妊娠史、孕早期感染史、自然流产史、用药史；患儿胎儿期发育情况、出生史、生长发育情况等。对某些如智力发育落后、生长发育障碍、先天性畸形、特殊面容、性发育异常或有遗传病家族史的患儿，应做详细的家系调查和家谱分析。

（二）身体评估

遗传代谢性疾病可导致全身多系统受累，临床特征多样，系统的身体评估可为其诊断提供重要的线索。应全面观察患儿的头部、眼部、耳部、鼻部、颈部等有无异常的表现。

（三）实验室检查

染色体核型分析是诊断染色体畸变的重要手段；荧光原位杂交技术主要用于染色体上的微小缺失或重复；微阵列比较基因组杂交技术在染色体微缺失、微重复检测上具有突出优势，常用于智力障碍、发育迟缓、孤独症和多发畸形的临床诊断；DNA测序能够在基因水平诊断遗传病，也可检测出携带者，是一种快速灵敏和准确的检测手段；生物化学测定可以测定血、尿等体液中的生物化学代谢物质；其他病理检查、影像学检查、神经电生理检查等，可以为相关疾病的诊断提供依据。

四、遗传病的治疗

随着基因治疗和干细胞治疗技术的迅速发展，部分遗传病的治疗有了突破性的进展。遗传病的治疗往往以多种方法结合进行，需要进行长期的检测和评价。

（一）对因治疗

对因治疗就是从根本上解决问题。主要通过基因技术，找到治疗靶点，纠正基因缺陷或用"好的基因"替代缺陷基因，对患儿进行个性化治疗。

（二）对症治疗

常用的治疗方法有酶替代治疗和酶增强型治疗、饮食治疗、药物治疗、免疫治疗、手术治疗和血浆置换等。通过改善内、外环境因素，如饮食、药物、手术、脏器移植等纠正代谢紊乱，缓解症状，提高患儿的生活质量。

（三）姑息治疗

姑息治疗包括症状管理、康复理疗、心理疏导和长期照护等。主要是指通过多学科团队对那些无法治愈的患儿提供控制症状，改善心理、社会和精神问题，提高患儿和家属的生活质量等的支持性治疗和护理。

五、遗传病的预防

遗传病是一类严重危害人类身心健康的难治性疾病，不仅给家庭及社会带来沉重负担，而且危及子孙后代，直接影响人口素质的提高，因此遗传病的预防尤为重要。建立遗传病三级预防体系，综合开展危险因素识别、评估检测及早期预警和干预，具有重要意义。

第2节 21-三体综合征患儿的护理

> **案例 17-1**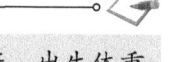
>
> 患儿，女，5个月，因发育迟缓伴特殊面容就诊。系 G_1P_1，自然受孕，足月顺产，出生体重 2620g。父母均体健，母亲40岁，父亲43岁，非近亲婚配，否认家族遗传性疾病史。
> 问题：1. 目前患儿的主要护理问题有哪些？
> 　　　2. 应该如何护理该患儿？

21-三体综合征又称唐氏综合征，是人类最早确诊的染色体疾病，也是最常见的常染色体疾病。以特殊面容、智能落后和生长发育迟缓为主要临床特征，也可伴有多种畸形。在活产婴儿中的发生率为1∶1000～1∶600，男女比例为3∶2，发病率随孕妇年龄增大而增加。

一、概　述

病因及发病机制主要有以下几方面。

1. 孕母高龄　孕母年龄越大，子代发生染色体病的风险越高。研究表明，孕母年龄在35岁及以上时，子代发病率明显增加；父亲年龄超过39岁时，子代患病率增高。

2. 环境因素　孕母接触如化学因素、放射线，以及病毒感染可使胎儿染色体发生畸变。

3. 其他因素　如遗传因素、自身免疫性疾病，也与疾病的发生有关。

二、护理评估

（一）健康史

评估患儿父母的年龄、健康状况、是否近亲结婚、有无遗传因素、自身免疫性疾病；母亲孕期是否接触过放射线、化学药物、病毒感染等；家族成员中是否有类似疾病发生。

（二）身心状况

1. 症状和体征

（1）智能落后　是本病最突出、严重的临床表现。绝大多数患儿都有不同程度的智能发育障碍，随年龄增长逐渐明显。

（2）特殊面容　出生时就可见明显的特殊面容：表情呆滞；头圆而小，前囟大且闭合延迟；眼裂小，眼距宽，双眼外眦上斜；鼻短，鼻梁低平；耳小而圆，耳位低；硬腭窄小，唇厚舌大，常张口伸舌，流涎多；颈短而宽。常呈现嗜睡状，可伴有喂养困难。

（3）生长发育迟缓　身材矮小，骨龄落后，头围小于正常值；出牙迟，且常错位；腹膨隆，肌张力低下，可伴脐疝；四肢短，关节可过度弯曲；手指粗短，小指向内弯曲；动作发育及性发育均延迟。

（4）皮纹特点　手掌出现通贯手。

（5）伴发其他畸形　30%～50%患儿伴有先天性心脏病，也可伴消化道畸形、唇、腭裂，多指/趾畸形等。女孩多无月经，仅少数可有生育能力。部分男孩有隐睾，成年后多无生育能力。

2. 心理-社会状况　家长对本病不了解，对预后焦虑、恐惧、茫然等。对严重畸形的患儿表现出厌恶甚至可能遗弃。

> **考点** 21-三体综合征患儿的症状和体征

（三）辅助检查

1. 染色体核型分析

（1）标准型　约占95%。体细胞染色体总数为47条，核型为47，XY（或XX），+21，有一个额外的21号染色体。

（2）易位型　占2.5%～5%。染色体总数为46条，有46，XY（或XX），–14，+t（14q21q）和46，XY（或XX），–21，+t（21q21q）两种核型。

（3）嵌合型　占2%～4%。其核型为46，XY（或XX）/47，XY（或XX），+21。

2. 荧光原位杂交　用荧光素标记的21号染色体的相应片段序列作探针，与外周血中的淋巴细胞或羊水细胞进行荧光原位杂交，可在患儿的细胞中出现三个21号染色体的荧光信号。

三、治疗要点

目前该病无特殊有效的治疗方法。主要是预防和治疗感染，如伴有先天性心脏病、胃肠道或其他畸形，可考虑手术矫治。提供综合的医疗服务和社会支持，对患儿进行长期培训教育，让其掌握一定的工作技能，提高生活自理能力。

四、主要护理诊断/问题

1. 自理缺陷　与智能低下有关。
2. 焦虑（家长）　与患儿患严重疾病有关。
3. 知识缺乏：患儿家长缺乏疾病的相关认识。

五、护理措施

1. 加强生活护理　细心做好患儿的生活护理，协助患儿穿衣、吃饭、洗澡等，保持皮肤清洁干燥，防止意外事故发生。

2. 培养自理能力　培训家长对患儿进行听力、视力、语言和认知动作训练，以及培养其好奇心和自理习惯，使患儿能从事简单劳动，逐步实现生活自理。

3. 心理护理　评估家长的心理状态，为其提供情感支持和心理疏导，从而缓解家长的焦虑、忧伤、自责等负性情绪，必要时请心理专业人员进行咨询与干预。

六、健康教育

护理人员应向家长讲述疾病相关知识及护理要点。对于高危孕妇（如高龄孕妇）及生育过21-三体综合征患儿的孕妇，应在孕早期进行羊水染色体产前筛查。孕期避免接触放射线、化学药物，预防病毒感染。

自测题

A₁型题

1. 下列关于21-三体综合征的症状和体征描述错误的一项是（　　）
   A. 智能落后随年龄增长逐渐减轻
   B. 智能落后、特殊面容和生长发育迟缓
   C. 可伴有多种畸形
   D. 身材矮小，头围小于正常
   E. 手掌出现通贯手

2. 21-三体综合征染色体核型分析多数为（　　）
   A. 嵌合型　　　　　　B. 易位型
   C. 标准型　　　　　　D. 异位型
   E. 不规则型

（刘兴琴）

参考文献

白永旗，崔文香，2016. 儿科护理学. 上海：上海交通大学出版社

崔焱，仰曙芬，2017. 儿科护理学. 5 版. 北京：人民卫生出版社

崔焱，仰曙芬，2020. 儿科护理学. 6 版. 北京：人民卫生出版社

崔焱，张玉侠，2021. 儿科护理学. 7 版. 北京：人民卫生出版社

程少贵，刘文娜，2021. 2022 全国护士职业资格考试辅导讲义. 北京：人民卫生出版社

程忠义，2018. 急救护理技术. 北京：科学出版社

江载芳，申昆玲，沈颖，2015. 诸福棠实用儿科学. 8 版. 北京：人民卫生出版社

李砚池，2018. 儿科护理. 北京：科学出版社

陕西省川崎病诊疗中心，首都医科大学附属北京儿童医院，上海儿童医学中心，等，2022. 糖皮质激素在川崎病治疗中的儿科专家共识. 中国当代儿科杂志，24（3）：225-231

孙锟，沈颖，黄国英，2020. 小儿内科学. 6 版. 北京：人民卫生出版社

孙琪，金志鹏，2021. 2020 年美国心脏协会心肺复苏及心血管急救指南——儿童、新生儿基础和高级生命支持更新解读（2021 年版）. 中华实用儿科临床杂志，36（5）：321-328

田洁，刘丽丽，2021. 儿科护理. 4 版. 北京：科学出版社

王之一，覃庆河，2016. 正常人体学基础. 4 版. 北京：科学出版社

中国新生儿复苏项目专家组，中华医学会围产医学分会新生儿复苏学组，2022. 中国新生儿复苏指南（2021 年修订）. 中华围产医学杂志，25（1）：4-12

中国医师协会新生儿科医师分会循证专业委员会，2021. 重症监护病房新生儿皮肤管理指南（2021）. 中国当代儿科杂志，23（7）：659-670

中华医学会儿科学分会神经学组，2016. 热性惊厥诊断治疗与管理专家共识（2016）. 中华儿科杂志，54（10）：723-727

中华医学会儿科学分会新生儿学组，中华儿科杂志编辑委员会，2022. 新生儿惊厥临床管理专家共识（2022 版）. 中华儿科杂志，60（11）：1127-1133

中华医学会儿科学分会心血管学组，中华医学会儿科学分会风湿学组，中华医学会儿科学分会免疫学组，等，2022. 川崎病诊断和急性期治疗专家共识. 中华儿科杂志，60（1）：6-13

自测题参考答案

第1章
1. E 2. B 3. E 4. A 5. C 6. D 7. A
8. E 9. D 10. B

第2章
1. C 2. E 3. B 4. C 5. E 6. E 7. C
8. E 9. C 10. B

第3章
1. C 2. C 3. B 4. D 5. C 6. E 7. C
8. E 9. C 10. D

第4章
1. B 2. A 3. A 4. A 5. A 6. B

第5章
1. E 2. C 3. B 4. D 5. D 6. D 7. C
8. A 9. C 10. B

第6章
1. A 2. A 3. B 4. D 5. E 6. E 7. E
8. C 9. E 10. D

第7章
1. B 2. C 3. A 4. A 5. D 6. E 7. E
8. B 9. C 10. C

第8章
1. E 2. B 3. D 4. C 5. E 6. B 7. B
8. B 9. C 10. E

第9章
1. C 2. B 3. C 4. E 5. D 6. D 7. C
8. D 9. C 10. A

第10章
1. A 2. A 3. D 4. C 5. E 6. D 7. C
8. D 9. A 10. C

第11章
1. A 2. D 3. A 4. D 5. E 6. B 7. E
8. B 9. E 10. A

第12章
1. D 2. A 3. E 4. A 5. C 6. D 7. B
8. B 9. C 10. B

第13章
1. B 2. A 3. A 4. D 5. C 6. A 7. A
8. E 9. D 10. C 11. C 12. A 13. B
14. D 15. C

第14章
1. B 2. E 3. A 4. C 5. C 6. C 7. B
8. C

第15章
1. B 2. C 3. A 4. E 5. D 6. E 7. B
8. E 9. A 10. E

第16章
1. E 2. C 3. E 4. E 5. D 6. C 7. A
8. E 9. B

第17章
1. A 2. C